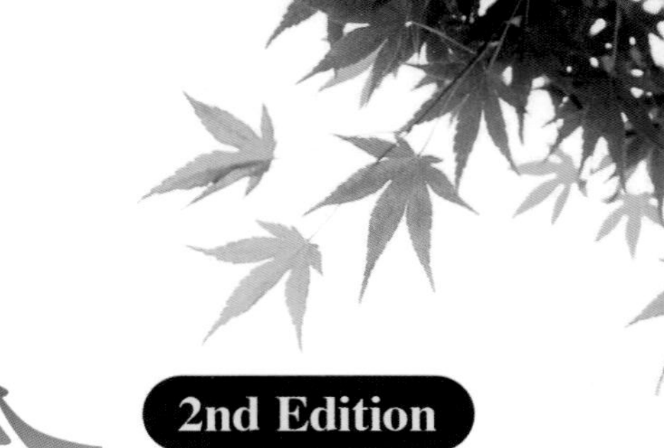

2nd Edition

綠色飲食概論與設計

Green Diet Introduction and Plan

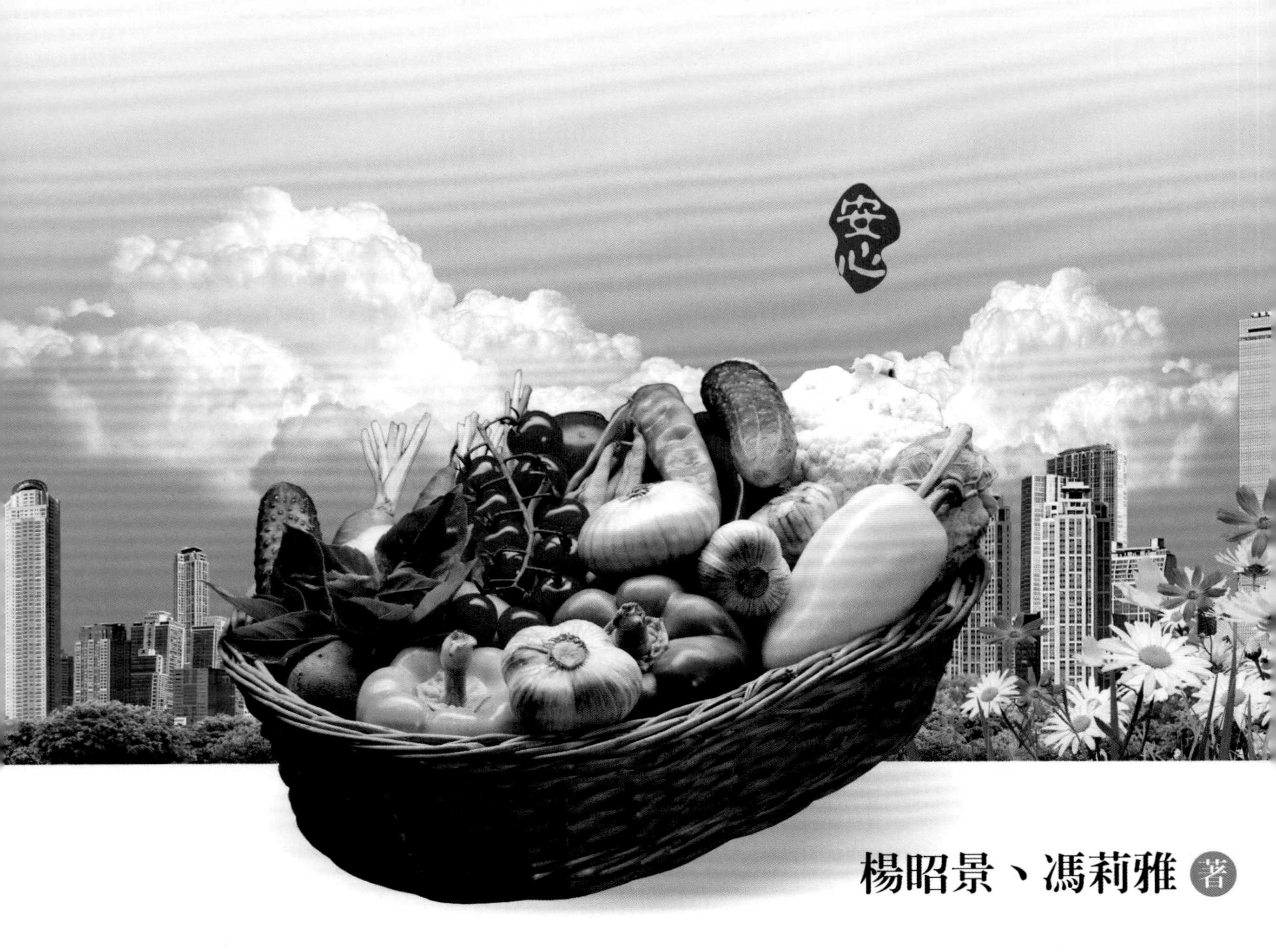

楊昭景、馮莉雅 著

二版序

猶記得八年前剛出版本書時，當時國內連年爆發一些重大的食安事件，如2011年查獲飲料中違法添加有毒的塑化劑（磷苯二甲酸二酯），台灣幾近三分之一食品廠誤用違法添加物，許多知名的飲料或食品廠商全被攻陷；2013年毒澱粉事件，不肖業者為了讓產品Q彈、拉長防腐期，非法使用順丁烯二酸於澱粉類食材及食品中；2013年還爆發了黑心食用油事件，知名油品廠商以混用低價油加香精或色素來謊稱高價油品而牟取暴利的情形，當時台灣飲食安全問題叢生，人心惶惶。「危機也是轉機」，因為這些事件的發生，讓政府去修正改變許多法規和政策，也使得消費者對飲食的安全性能夠更加注意。

然而觀察這幾年國內的食物供應鏈或飲食趨勢的變化，台灣的食材生產和飲食型態距離天然、環保、安全的綠色飲食尚有很長的路。農業生產端被劇烈變化的氣候攪亂了應有的生產時序；為了栽培出受消費者喜愛的食材風味或口感，如柔嫩的雞肉組織或香甜的水果，原先應飼養90天的雞隻可能縮短飼養期至35天，鳳梨、西瓜和芒果的甜度可以是一樣的甜蜜。地球暖化、海洋溫度升高及嚴重的汙染情形，也已衝擊台灣附近海洋中可食的資源。再者因2019年底爆發新冠病毒（Covid-19）疫情的關係造成食物外帶外送的風氣盛行，使得一次性使用的食物包材氾濫，必然造成環境的重大負擔。在這段期間也加速了美食食品化的趨勢，料理包、方便醬業績蓬勃，簡單的食物變成食品後，其所含的組成內容物變得更複雜了，例如由麵粉、糖、牛奶、奶油、雞蛋製作美味的甜點餅乾，變成除了天然的食材外，還有一、二十種非天然的食品添加物所構成，更別說牛肉泡麵和薑母鴨料理包了，組成的成分高達三十多種。影響的不僅僅是健康問題，也是「品味」的學習。

「吃出健康，吃出快樂」是飲食的終極目標。吃對的食物、好的食物是具備健康身體的第一步。慶幸的是國內《食農教育法》終於在2022年4月間通過，象徵政府將以全民力量支持在地農業，台灣的農漁牧生產能夠更自然、環保、永續。好食材是好食物的重要基礎條件，接著就是消費者自己本身對食物選擇和食用的價值觀與知識了！這也是筆者再提筆敘寫第二版的主要原因，希望藉著本書傳遞一些良好飲食的觀念和資訊給讀者或學生。

「吃得少、吃得對、吃得好」是筆者二十多年來飲食行動的守則，注意綠色飲食資訊的吸收和運用，透過自然飲食，倒也讓筆者在耳順之年仍保有良好的健康紀錄，屢屢在飲食生活中感受到恩典、滿足和喜悅，於此也期待你一起來體驗綠色飲食所帶來的快樂和正向的力量！

楊昭景 謹識

序

約莫十年前，在一次暑假的教師研習營中，接觸了台南環境保護聯盟團體，瞭解有這麼一群教師、醫師娘、家庭主婦們，為家園環境的安全及家人飲食的健康積極地奔走，呼籲政府當局及企業重視環境保護，並推動社區資源分類回收工作。她們親身的故事和積極投入社會關懷的行動，令我感動佩服，也影響了我將研究教學的方向轉向了「綠色飲食」議題的關注。

對一位從事餐飲教育二十多年的教師而言，我想從飲食的教育改變起是我能切入的面向，「綠色飲食」的影響不只是對環境安全的維護，更是對人體身體健康的守護和心靈力量的提升。「綠色」代表的是健康的、自然的、安全的、環保的概念。飲食的初級目的乃在提供人體生命生存所需的養分，飲食的材料來自於土地的孕育，當土地環境過度地被使用而趨於貧乏時，靠著許多人為的添加物質不斷地強化土地的養分，及自然界不可避免的侵害，食材的樣貌雖不改，但內在卻是完完全全地改變了，它不再是我們所認知的食材，甚至許多被改造過和不自然成長的食材，反而成為掠奪身體健康的罪魁禍首，查衛生署每年公布的死亡原因，再看看健保局歸納出的國人看診用藥的情形，如果再對照每年媒體報導的飲食安全事件，當可明白今日台灣飲食問題之嚴重，或許可以用「病入膏肓」四字形容亦不為過啊！

高餐大是培養餐廚人才的重要基地，這些年我在「食材認識」及「綠色飲食概論」相關的課程，帶領學生透過植栽的種植、農園的參觀、愛心餐盒製作，讓我們的學生在學習廚藝之時，能關注安全食材、健康飲食設計及烹調的重要性，衷心體會食物得來不易的辛苦，繼而關愛土地、環境的發展使用，播下這樣的種子，只期盼未來這些種子能在飲食相關行業中成為創造安全健康美食的廚藝團隊，發揮影響力。

從事綠色飲食的研究和教學多年，期間因緣際會接觸了許多相關的人、事、物，不論生產者或推廣者，他們都有一份良善的初心，朱慧芳、黃仁棟這對有機界的神鵰俠侶；鳳招夫婦辛苦經營「有機誌」；遠在奧地利的米千因，千里迢迢地跑到蒙古、西藏去推動綠色希望小學；還有滿滿活力的吳美貌，信誓旦旦地訴說如何實現山地原住民的綠色奇蹟的願景；李秋涼老師勇敢撐著不便的身體到處演講作菜，只為了帶給大家正確的飲食觀念和體驗。

這些人、一些故事，涓涓滴滴刻入心靈深處，影響著我在工作上、生活上、心理上的思維與行動，並從中獲得許多正向的力量和快樂，也促成了此書的寫作。本書撰寫期間國內不斷地爆發驚人的食安事件，令人痛心不已。政府、商人、消費者都應為台灣惡性的飲食消費循環負責，尤其是消費者更要積極地為自己的飲食安全充實知識，唯有理性的消費行動，才能捍衛自己獲得安全飲食的權利。台灣應有很多美好合理的食物，絕對不是只有廉價的小吃。希望本書能幫助讀者建立正確的飲食消費觀念並改變行為。

最後要感謝我研究上的導師邱文彬和萬金生兩位教授，啟發我研究的靈感和動力，帶領我、協助我，讓我有更理性的思維和好的研究成果；莉雅、雅慧、敏慧、惠珍、雅玲等好友在工作上的全力支持與協助，特別是陪伴我三十年的生活導師——郭士民教授，感謝他的鼓勵與包容，我才能在研究教學領域中恣意地悠遊學習，也才能在行政工作中積極融入推展綠色飲食，發揮影響力。

二〇一四年的新開始，且讓我們一起追求綠色飲食所帶來的健康和快樂！

謹識

目 錄

Part 2 綠色食材 55

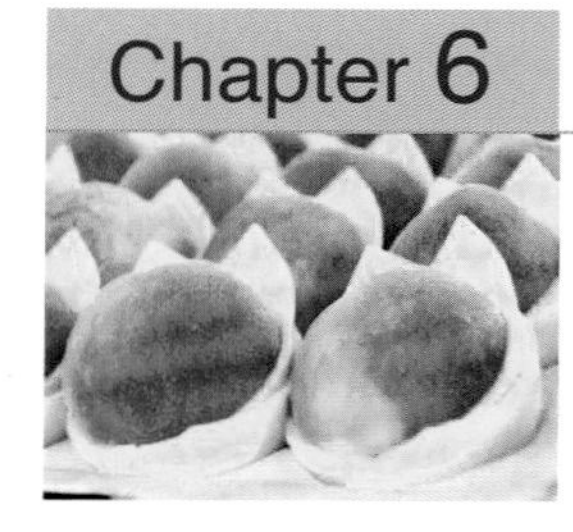

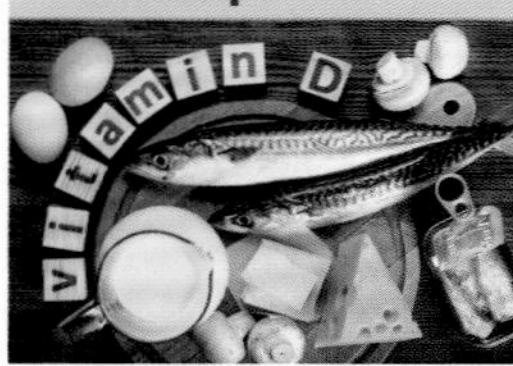
vitamin D

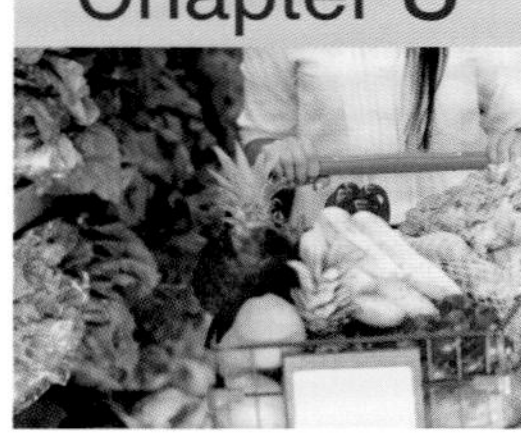

Chapter 9　綠色飲食製備系統介紹　245

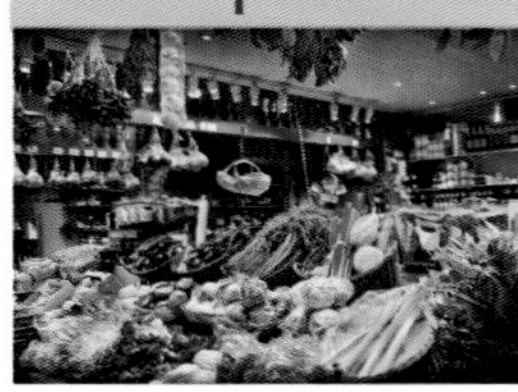

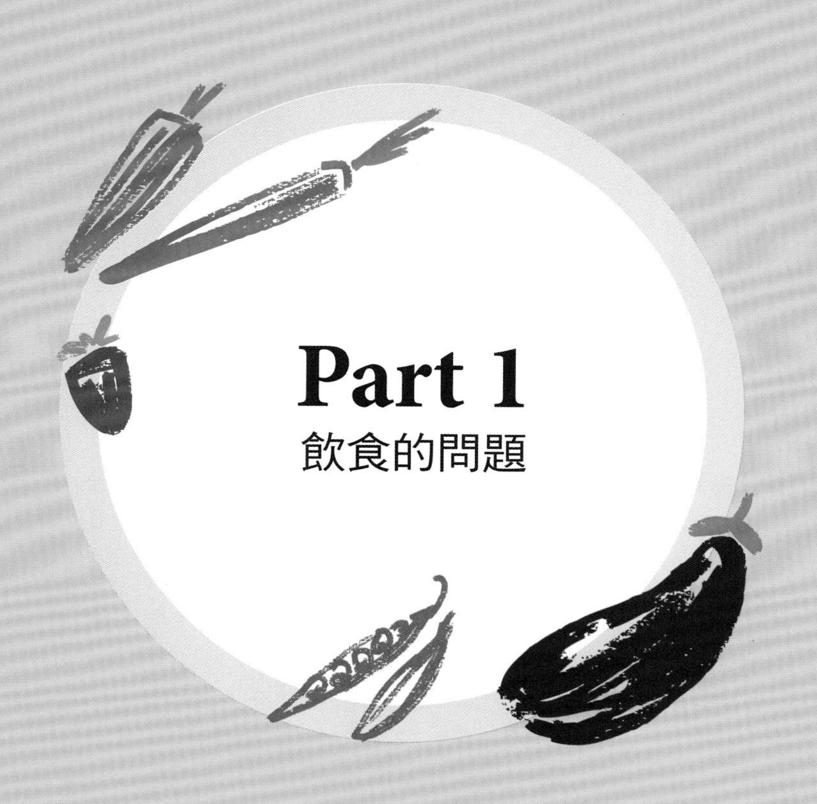

Part 1
飲食的問題

人法地，地法天，天法道，道法自然——老子

飲食、環境與身心

飲食是人生活中一件大事，眾所皆知飲食最基本的功能是維持生命生存的能量，但在物質文明高度發展的世界，人們早已不安於從食物中獲得溫飽的功能，這百年間整個地球的生態和環境，因著人類生活上的過度需求和消耗，導致氣候劇烈變遷，明顯的已影響到人們的生活。2019年底Covid-19病毒開始肆虐全球，威脅世界各地人民的生命和建康，截至2022年9月，全球超過六億人確診，六百五十多萬人死亡。世界各國所努力的疫苗研發仍無法完全阻遏病毒不斷變異進化的速度，與此同時全球性的糧食短缺危機又已然形成。十七世紀工業革命以後到現在，幾百年間未曾有的糧食恐慌，卻在這兩年之間影響全球。環境破壞了，大自然變化了，人病了，人類真做對了嗎？或許是每個人應該思考飲食生活的方式和心態，才能為自己未來的生活甚至下一世代找到延續生存的機會。

第一節　飲食的危機

從前暗藏在飲食中的危機莫過於食材的不新鮮或菜餚中的蟲和異物，農業耕作困難處是在病蟲危害、雜草橫生和地利衰竭的問題上，過去農夫耕作多以自然的方法克服這些困難，利用驅蟲性的礦物及植物驅蟲、人工努力除草、施以牲畜糞肥等方式，現在則多以機器和化學合成的肥料或藥劑，去處理這些耕作上的問題，固然省卻很多人力成本及病蟲害的損失，甚至創造更多的產值與更美觀的作物，但是卻也帶給土地和人體無法估計的傷害，尤其是農藥氾濫的問題。農藥依用途區分為殺蟲劑、殺菌劑、殺草劑、殺蟎劑、殺鼠劑、殺線蟲劑、殺螺劑、植物生長調節劑。台灣屬溫暖多濕的亞熱帶氣候，因此病蟲害特別嚴重，所以農民對農藥的依賴程度頗深，經常性使用，高濃度使用，更可怕的是混合不同的農藥噴灑，透過植物根系的吸收或殘留在葉片上，讓食材隱含著不安全的危機。除國內生產的問題外，國際流通的農產品或食品同樣也有類似含毒的問題，非法或合法的人工合成食品添加物，大量運用於食物中，去改變原有食物的口感、外觀、樣態，製造更多有毒的食品，今天科技文明促使人類飲食生活更加多元豐富，可是卻也增加許多不可知的毒害機會於飲食攝取的過程中。

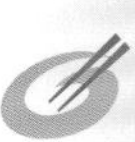

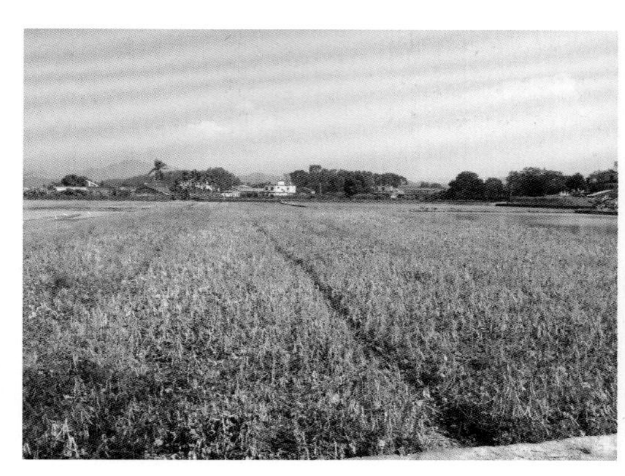
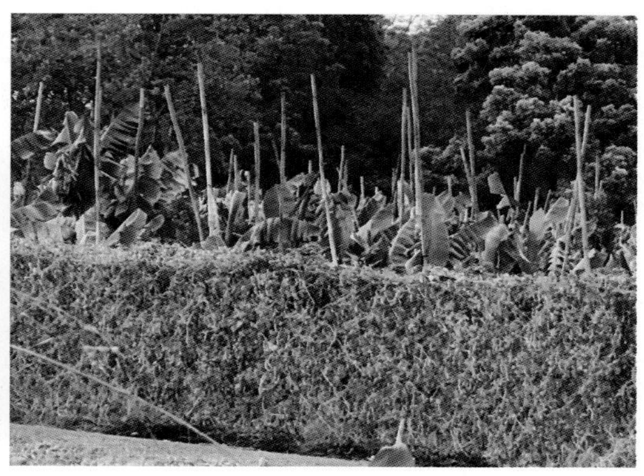

圖1-1　使用除草劑的土地

略舉近二十年在世界各地及台灣所發生的有關於食材與飲食的重大事件，及幾個觀點的提醒：

1. 二〇〇八年九月中國生產的三鹿牌奶粉三聚氰胺污染事件：為滿足中國商品檢驗上含氮量的標準，不具道德感的中國商人以廉價的三聚氰胺添加在奶粉中，卻毒害了上千幼兒的健康與使用者的生命，影響層面擴及世界，尤其是港、中、澳、台，造成我國內股票連跌一星期，數十家知名食品廠中箭，而中國境內有數千名小嬰兒需終生洗腎。這些事件爆發時，世界各國均視為國際間重大事件加以追蹤報導，對崛起中的經濟大國——中國，飲食安全的評等似乎又打回「第三世界——未開發的國家」，但諷刺的是，各國又貪求其因廉價勞力而成的產品價格，紛紛搶進中國繼續利

小專欄

三聚氰胺

三聚氰胺（melamine，化學式 $C_3H_6N_6$，是一種三嗪類含氮雜環有機化合物，用作化工原料，主要的用途是和甲醛反應聚合成美耐皿樹脂，常用於製造日用器皿。但不肖業者因三聚氰胺的高含氮量和低價，把它添加在奶粉或其他食品原料中，捏造產品中蛋白質含量較高的假象。三聚氰胺遇到胃酸轉變成三聚氰氨酸，由小腸吸收進入血液，到了腎臟，還原成三聚氰胺的固體結晶，便會阻塞腎小管，產生腎結石，甚至需洗腎治療。

用勞資，荼毒土地，創造更多價廉的食品、產品供全世界取用，視之為「全世界的工廠」。

動機：使用廉價的方式製成商品，降低食物成本取得較高利潤，或是以較便宜的價格取得商品競爭力、

2.養殖水產品類的危機：國內衛福部會不定期對市售水產品進行藥物安全檢驗，抽驗市售石斑魚、吳郭魚、鱸魚、蝦子等水產品，發現仍有部分市售養殖水產品是不安全的。不合格者檢出了孔雀石綠、還原型孔雀石綠及硝基呋喃等不得檢出的藥物。孔雀石綠有殺菌的功能，也具有肝毒性，魚體吸收後會代謝成還原型孔雀石綠，長時間殘留在魚體中，隨著飲食進入人體，就會造成肝臟毒害。

問題：國內近二十年除了傳統的田間魚池養殖外，也增加了許多引海水入池養殖的方式。池養的方式要注意水質的更新和變化，所以養殖的密度、池子的清潔消毒和飼料的合宜配方及補充，都會影響水產品的品質與安全。可以試著以水泥池子代替泥土水池，在魚池的衛生安全維護上較容易，只是造價會較高。另外海上箱網養殖的方式，成本較高但可去除以上的疑慮，只是時間長久後，投放的飼料有部分融入海水中，造成水域藻類增生，優養化的污染問題已明顯產生。

3.節慶食物的安全性：衛福部每年會對重要節日的應節食物做出抽檢的動作，以維護國內消費者的飲食安全。但是每年總是抽驗出許多不合格的食物，令人提心吊膽，如端午節的粽子，常會發現粽葉、蝦米、蘿蔔乾檢驗不合格。有些蝦米二氧化硫和色素過量（為了預防蝦米潮濕發霉並增加色澤）；蘿蔔乾則有過白和添加苯甲酸鈉（防腐劑）以防發霉；甚至在鹼粽中添加硼砂，以使口感更佳並能久存。春節前還有許多來自海外的乾貨和應節食品，也存在著非法添加物的問題，在享受假日放鬆和美食的時候，

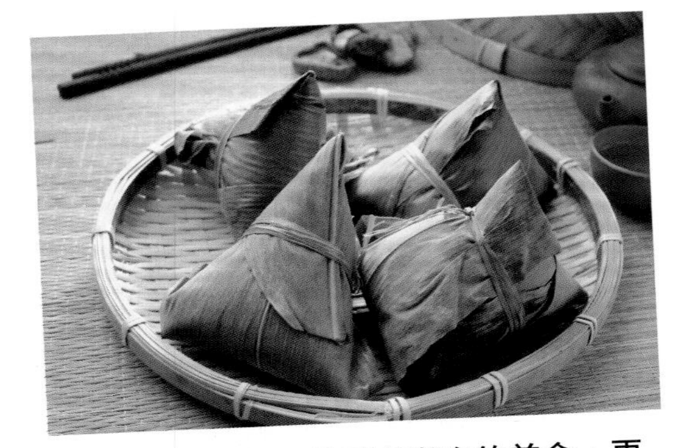

圖1-2 粽子是台灣民間常吃的美食，更是端午節代表的食物，應注意是否含有對人體健康有害的添加物

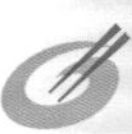

對於食品的安全也要有所注意。

問題：節慶的食物消費量大，需進口大量乾貨的商家若求成本降低，將來路不明或以極低價格購入的商品轉售給消費者，雖然衛生單位會加強抽驗，但仍可能潛藏食安的問題，應該要從源頭就進行管制，要求進口食材的檢驗證明資料。另外在大量製備時，製作過程及製備環境的安全性，都可能影響產品的衛生安全。

4.炸物美食所隱藏的危機：炸物（炸雞）是台灣很受歡迎的日常食物，炸雞排和許多炸物還都列名為台灣代表食物。二〇〇九年六月台北縣（現新北市）消保官到國內數家知名的連鎖速食餐廳調查，發現業者只有用濾油的方式或添加抗氧化劑、濾油粉進行油品清潔，而沒有天天換油，只為了節省用油的成本，殊不知此舉將使消費者吃到有質變可能的油品，進而影響健康。連鎖速食餐廳如此，眾多的夜市攤販或市場內的油炸物是否能注意油品的安全性，每天更換用油呢？

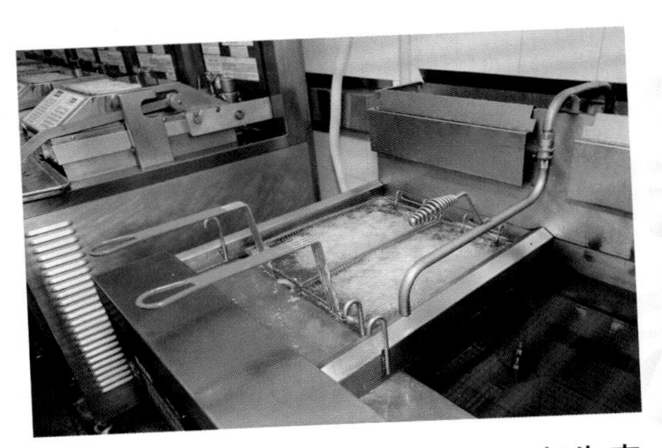

圖1-3　餐廳所使用的油品是否衛生安全，值得消費大眾關心

問題：主要在於油品的新鮮度和安全來源。油品的成本普遍居高不下，商人可能購買來源不明的廉價油品或運用添加新油到舊油中，去降低油品的消耗量，但此舉並不能消除舊油油品品質已經劣變的事實。

5.塑化劑的危害：二〇一一年五月間，台灣社會發生了不肖業者將塑化劑（DEHP）加入起雲劑中，造成食品污染事件，DEHP是塑膠製品中常用的一種塑化劑，一種無

> **小專欄**
>
> **起雲劑**
>
> 起雲劑是合法的食品添加物，是常添加在食品中的品質改良劑。由天然植物膠、乳化劑、精緻食用棕櫚油等合成，可使不互溶成分能夠互相乳化，維持液體的安定性，調整液體的密度，可用於運動飲料、果汁等調製。

色無味的環境荷爾蒙，食用後會影響內分泌系統的運作，可能影響生育。事件剛起全世界嘩然，因為DEHP雖早已存在於許多塑膠製品中，嗜用免洗餐具、講求簡便的台灣人民早已不知吃下多少劑量入肚，但此項事件發生在可食的食材中，令人匪夷所思！社會因此事件爆發而紛擾不安，然而事件過去了，台灣消費者依然常使用免洗餐具，或用塑膠袋裝放熱食食用，「無所懼」的勇氣，令人啞然。飲食後立即產生反應的中毒事件會讓人恐懼警戒，但沒有立即反應而是不斷累積最後爆發為身體重大病害的飲食，被消費者漠視才是最可怕的事情。

問題：塑膠製品因為價廉，所以成為人類最緊密的生活夥伴，在飲食方面最常用塑膠製品來裝盛食物，除了添加塑化劑或不同化學成分變化塑膠的使用功能外，塑膠製品有不易分解處理的特性，靠燃燒銷毀會產生戴奧辛，丟棄後掉入海洋中又成為海洋所有生物的殺手，減塑、廢塑和以可重複使用之安全材質，如玻璃、不銹鋼等，才能降低塑膠製品對環境的污染和人體的傷害。

> **小專欄**
>
> **塑化劑**
>
> 塑化劑（Plasticizer），或稱增塑劑、可塑劑，是一種增加材料的柔軟性或是材料液化的添加劑，常添加於塑膠製品中。塑化劑種類多達百餘種，但使用最普遍的即是一群稱為鄰苯二甲酸酯類的化合物（DEHP）。塑膠添加塑化劑依據使用的功能、環境不同，製造成擁有各種韌性的軟硬度、光澤的成品，其中愈軟的塑膠成品所需添加的塑化劑愈多。一般常使用的保鮮膜，一種是無添加劑的PE（聚乙烯）材料，但其黏性較差；另一種廣被使用的是PVC（聚氯乙烯）保鮮膜，有大量的塑化劑，以讓PVC材質變得柔軟且增加黏度，非常適合生鮮食品的包裝（資料來源：維基百科）。國內研究發現，塑膠中常添加的「塑化劑」屬「環境荷爾蒙」，若長期暴露過量，不但會干擾內分泌，還可能使男童容易出現女性化行為傾向，女童亦會出現性早熟症狀。

6.二〇一一年德國芽菜引起出血性大腸桿菌O104疫情，造成歐洲及北美洲

超過四千名報告病例，五十人死亡；九月美國科羅拉多州哈蜜瓜引起的李斯特菌症疫情，二十八人死亡。後來美國又爆發疑似狂牛症疫情，二〇一二年含瘦肉精的美牛強勢要進入台灣消費市場，迫使國人接受，增加飲食選擇風險。但在國內肉品中也檢出瘦肉精的成分存在；羊肉中含有戴奥辛；鴨農撿拾高麗菜葉餵養的鴨子居然暴斃了；黑心公司以工業鹽充當食鹽廉價販售，賺取暴利。國內外食材安全事件頻頻發生，人心惶然！

問題：中外皆然，都可能因為生產者或商人的道德感不足而使產出的食物潛藏危機，消費者要有選購的知識，判斷的能力，不要一味迷信進口的商品會比國產的安全美味。

7.用金錢資源和健康換取的口腹滿足：在商業媒體的宣傳下，這幾年餐飲市場上流行著「吃肉」，燒肉店、吃到飽火鍋店到處林立，其中最吸引人的肉品莫過於牛肉，國內牛肉的進口國主要是美國、澳洲、紐西蘭等，美牛的進口一直是台灣政壇上十幾年來爭議的焦點，因為美牛中的瘦肉精及萊克多巴胺劑量的問題。此外牛肉的換肉率非常低，需要大量的玉米穀物餵食，犧牲可食的穀物資源，且牛隻所排放出來的廢氣（甲烷）易造成空氣汙染與暖化。另外有一個昂貴的季節性特產——烏魚子（市場上標榜著野生的烏魚子價格又貴上好幾倍），因為暖冬、海洋升溫，量越來越少，近年來年菜中的烏魚子都是漁民養殖取卵製成的，有些養殖戶以施予荷爾蒙藥劑快速地獲取豐厚金黃的魚卵，然而含有荷爾蒙藥劑的烏魚是否會影響人體的自然生長發育？氣候變遷影響了海洋所提供的自然資源，以及魚類的成長與數量，漁民若毫不節制地獵取海洋中的魚群，也會促使魚群和海洋資源快速減少，未來我們可能需要花費更多的金錢代價，才能享受海洋自然的魚鮮，雖然可用人為的方式蓄養，但是沒有循著安全的養殖方式，最後影響

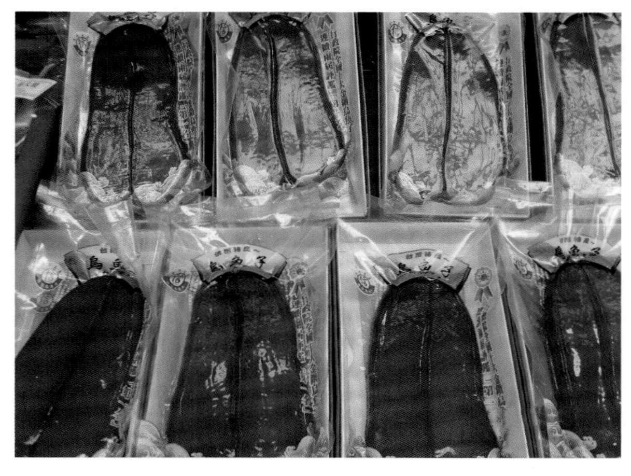

圖1-4　市場中販售的烏魚子（林子正攝）

的不只是漁產的供應量、價格，還有人體的飲食安全及土地、環境惡化的代價。

8.全球化的食物鏈製造更多的碳排放：五星級飯店的尾牙宴中，有來自墨西哥的鮑魚、美國波士頓大龍蝦、南極紅蝦與冰魚、法國松露與勃根地紅酒、澎湖海水養殖的海鱺魚和澎湖絲瓜、武陵農場的高麗菜、新社的各式鮮採香菇、美國櫻桃、紐西蘭的奇異果，聯合國式的食材交會而成的盛大饗宴，不看食材價格的高低，最引人側目的是在非夏季產出西瓜和來自遙遠的國度和地區南極的紅蝦、冰魚。西瓜原是夏日的水果，在冬日產出，與氣候、身體屬性不容；紅蝦、冰魚這些食材的出現，不正意味著人們需要耗費更多的能源來運送這些非當地的材料。

問題：全球化的鏈結也代表全球化的競爭，不只科技產品如此，農特產品也走向世界競爭。廉價的國外農產品進入可能也扼殺了本地的農民生計。更多農產品在世界各地流動，這意味著運輸上所產生的里程碳排放問題勢必越加惡化。

9.二〇一三年四月台灣發生的毒澱粉事件：影響遍及含澱粉之民生產品，如粄條、肉圓、黑輪、粉圓、豆花、粉粿、芡粉等，猶如毒奶事件的翻版，重挫台灣美食王國的聲譽。上游廠商罔顧道德，以工業用順丁烯二酸混入澱粉原料中，以增添相關產品的Q彈口感。順丁烯二酸會造成腎小管損傷，醫生質疑國內年輕人無糖尿病卻有尿糖現象，腎臟病患以米粉、粄條等低蛋白飲食治療，尿毒、腎臟功能卻更惡化等現象與此有關。此事件被國內外媒體大肆報導，使得外交部、觀光局必須對國外澄清說明，避免以美食吸引觀光客來台的政策受到更大的衝擊，對內則由衛福部在最短時間內重新修訂食品衛生管理法，並通過實施。

問題：加工食品擠壓了天然食材手工製作的空間，為擴大產品的銷售量，原為食物的產品透過機器大量製作，輔以合法或非法的食品添加物，變成食品而非食物，可以快速滿足市場所需。甚至為追求消費者求新求變及求口感上或視覺上的滿足，添加物的大量使用成了必要。

下列表格舉例了台灣二十多年間重大的食品安全事件，讓讀者們可更瞭解與警惕：

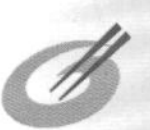

表1-1　著名的台灣黑心食品事件

事件發生或曝光時間	黑心食品名稱	簡介
1998-2002年間	黑心米酒	不肖業者私釀米酒並添加工業用甲醇作為酒精，造成多人眼睛失明及數十起死亡案例。
2004年6月	黑心素食	台北市關懷生命協會在台北市虎林街、吳興街市場採購並送檢二十一種傳統市售的加工素料食品，衛生署藥物食品檢驗局發現其中有十五種攙雜有動物肉品成分，超過送檢種類的70%。之後抽檢市售素料，發現部分素料也攙雜了動物成分。
2005年	黑心澱粉、糯米粉	台北市的岡泉食品公司把本來用作餵豬的下腳料加工除臭，製成澱粉或者糯米粉後，冒稱是泰國進口糯米粉高價出售給食品加工業，估計已經獲利上億元台幣。市面有售的粽子、麵包、饅頭、湯圓等，都有可能是用黑心糯米粉、小麥粉所做成。
2005年7月	黑心冬瓜茶	台北縣樹林三俊街「東芳」冬瓜茶工廠將冬瓜精（香精）加上糖粉、防腐劑，製成黑心冬瓜茶出售。雖然工廠已經查封，但私下仍偷偷售賣。
2005年	孔雀石綠石斑魚事件	已經經過政府部門嚴格檢驗認證合格的石斑魚被檢測出含有「還原性孔雀石綠」殘留。負責認證的「台灣養殖魚產運銷合作社」在檢驗該養殖場一至兩池養殖池之後就先發給認證標章，但養殖業者魚目混珠，將未經查驗的石斑魚貼上認證標章，再和合格的魚貨一同出貨，而被抽查到殘留孔雀石綠。
2005年	毒鴨蛋事件	二〇〇五年六月，台灣衛生署發現彰化縣線西鄉所產的鴨蛋含戴奧辛。同年九月，位於伸港鄉的養殖場也爆發所產的鴨蛋遭戴奧辛污染。
2005年	餵食實驗用白老鼠的土虱	《壹周刊》第201期報導，有業者以實驗用過的白老鼠餵食土虱，傾銷全台。 二〇〇八年十月再度爆發以病死雞餵食土虱事件。
2006年	台糖用豬飼料製成食品賣13年	台南檢調發現，台糖用動物用的酵母粉當正常酵母粉製作健素、香健素及健素糖三種健素食品。消費者指責政府怠忽職守，未盡把關之責。
2007年	假鱈魚	賣場使用在香港禁止作為食用魚類販售的油魚冒充鱈魚，導致消費者腸胃發生不適，肛門排出油份。但台灣目前無相關法令可管。
2007年9月	鱒魚養殖場使用禁藥	台北縣抽檢十六家水產養殖場發現，有七家養殖場飼養的鱒魚有禁藥殘留，其中有一家的鱒魚已經流入市場。

（續）表1-1　著名的台灣黑心食品事件

事件發生或曝光時間	黑心食品名稱	簡介
2007年9月	瘦肉精鵝肉	行政院衛生署驗出桃園縣新屋鄉永裕鵝場出售的鵝肉含有高含量的沙丁胺醇瘦肉精。
2008年2月	假魚翅	許多假魚翅是用綠豆粉、冬粉或魚皮、明膠混合而成，為增加賣相，有些黑心業者還用雙氧水漂白。還有一種「冬絲翅」，實際上是用動物膠做的假魚翅。此外，還有麵粉加化學成分，再以機器噴製成的冬絲翅，價格非常便宜。
2008年3月	毒茼蒿	產地不明的毒茼蒿，被檢驗出含四種違規的劇毒農藥殘留，其中最毒的是致癌和引發抽搐的芬普尼和雙特松。
2008年10月	可導致失明的有毒工業用酒精用來製酒	台中縣太平市一家合法釀酒工廠，將可導致失明的有毒工業酒精假冒食用酒精，調製高粱酒、米酒等。
2009年5月	工業防腐劑福馬林菜脯	雲林縣水林鄉的一間農產加工廠的菜脯（蘿蔔乾），被驗出添加禁用的工業用防腐劑甲醛「福馬林」。至少已違法添加「福馬林」達三年以上，年產量約十三萬公斤。
2009年11月	戴奧辛鴨事件	繼二〇〇五年有毒戴奧辛鴨蛋事件之後，高雄縣又發現有養鴨場遭到「世紀之毒」戴奧辛污染，立委質疑四年來可能已經有十萬隻毒鴨流入市場。
2009年11月18日	上萬公斤致癌的工業用鹽充當食用鹽	桃園環海公司以致癌的工業用鹽混充食用鹽販售，估計已有數萬包、上萬公斤，透過家樂福、大潤發等賣場流入市面。由於事態嚴重，檢方同時通知廿一縣市衛生局及消保單位，採取因應措施。
2010年6月	黑心油豆腐、干絲	消基會在抽檢三十二件市售豆製品時，發現油豆腐中含有防腐劑苯甲酸的比率最高，超過標準，經常食用不但導致肝出問題，還可能引起流口水、腹瀉、心跳加快等症狀。另外干絲含有過氧化氫殺菌劑過多殘留，可能會導致腸胃癌。
2011年3月	台灣本土黑心奶粉	不肖業者以紐西蘭奶粉為噱頭，四年來一直製造以動物用的奶粉代替的黑心奶粉。吃下輕則會讓嬰兒腹瀉，嚴重恐影響身體健康。
2011年5月	校園午餐食材中有瘦肉精與四環素	新北市政府抽驗校園午餐，三十三件樣品當中，六件被驗出含有瘦肉精、四環素。

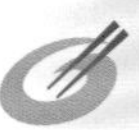

（續）表1-1　著名的台灣黑心食品事件

事件發生或曝光時間	黑心食品名稱	簡介
2011年5月	2011年台灣塑化劑事件	台灣衛生署查獲全球首見的飲料食品違法添加有毒塑化劑DEHP（鄰苯二甲酸二酯）事件。台灣最大的起雲劑供應公司，為降低生產成本，持續三十年來一直使用被列為第四類有毒物質的工業塑化劑代替棕櫚油生產起雲劑，向至少四十五家飲料、乳品製造商供應，甚至包括生產健康食品的生物食品科技公司以及藥廠。總計有上萬噸的違法起雲劑製成濃縮果粉、果汁、果漿、優酪粉等五十多種食物香料，台灣恐有三分之一市場被違法添加物攻佔，包括多家知名飲料、食品廠商產品在內。
2011年12月	過期原料重新貼標	烘焙原料商竄改西點原料有效期限，將商品重新銷售，部分產品甚至過期九年以上。
2012年8月	牲畜奶粉	台紐乳品台灣分公司蓋有「非供人食用」的過期奶粉，被業務員轉賣給號稱連續五年獲食品金牌獎的冠欣食品，及不知情的清涼食品和亞世佳食品公司，再製成羊奶、牛奶、調味乳和兒童奶粉，賣到全國各地的早餐店等供人食用，約有十公噸黑心奶粉流入市面，這些遭淘汰的過期奶粉，對人體健康一定有影響。
2013年4月	毒澱粉	2013年4月下旬起，開始發現有不肖業者為了讓產品口感Q彈，久煮不爛，並利於久放防腐，將不能用在食品中的順丁烯二酸，添加在澱粉頭食材及食品中，影響所及的市售澱粉類食材包括地瓜粉、番薯粉、酥炸粉、黑輪粉、清粉、澄粉及粗粉等，可能含毒澱粉的市售食物則有粉圓、芋圓類、板條、肉圓、豆花、粉粿及關東煮、天婦羅等魚肉加工製品。
2013年8月	混充米	農委會抽查發現有近兩成的市售小包裝米，有以泰國米或越南米混充台灣米，或以低等劣質米混充良質米的狀況，國內小包裝米三大品牌（山水米、中興米、三好米）皆被發現有賣混充米、標示不實的情形。
2013年10月	黑心食用油	食用油品大廠大統公司所生產的百分之百純橄欖油，被發現摻雜低價的棉籽油或沙拉油，還添加染色劑銅葉綠素，該公司其他產品，也都是以低價油加香精或色素調製而成。另外追查出富味鄉、福懋、頂新（味全）等公司亦有混用低價油來謊稱高級油而牟取暴利的情形。
2014年	鹽酥雞椒鹽粉事件	製造廠為節省成本，使用含重金屬「砷」且恐致癌的工業級碳酸鎂製作鹽酥雞的椒鹽粉，銷售至夜市及各大商家。
2015年2月	飼料雞血混成問題鴨血	鴨血是很受國人喜愛的麻辣火鍋中的主角，國內大型鴨血加工廠，去屠宰場購買飼料用雞血混充鴨血，製作成品銷售，且製作環境甚差。

（續）表1-1　著名的台灣黑心食品事件

事件發生或曝光時間	黑心食品名稱	簡介
2018年	外來食安威脅	非洲豬瘟，日本核食進口，中國戴奧辛大閘蟹等。
2018年	元山蛋品液蛋事件	液蛋供許多烘焙商或團膳餐廳使用，大型蛋品供應場卻用劣質雞蛋製成液蛋，在市場上流通。
2019年	毒蛋風波	約有4.6萬公斤的被污染的毒雞蛋（含超過劑量芬普尼）流入蛋商、餐廳及早餐店。

資料來源：整理自維基百科。

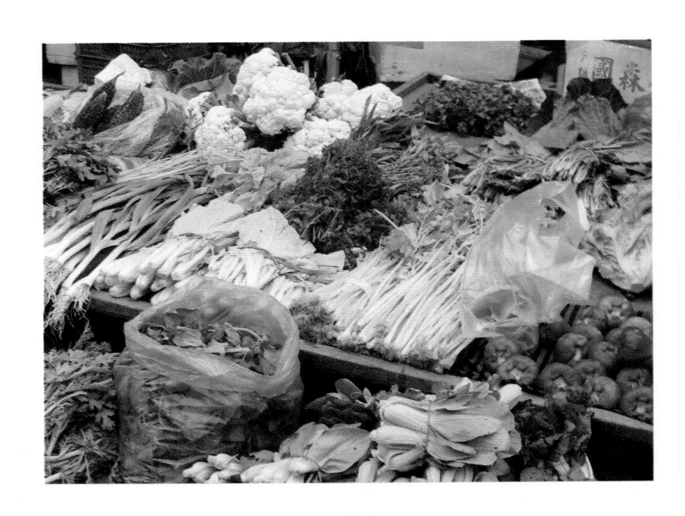

圖1-5　因為氣候的影響，某些蔬菜的價格有時會因量少而貴得嚇人，但有時又會因盛產跌價而讓農民血本無歸

以上事例暴露出許多隱而未顯的飲食危機，人類使用人為的力量去改變食材成長的時間、自然生產的定律、改變產品品質或食材產量，引發潛在的食品毒化或環境惡化的危機，尤有甚者，商人為賺暴利罔顧食品安全，農人無知貪取便利，已使人類飲食安全及生活環境遭受空前威脅，彈丸之地的台灣實無如此恣意而為的籌碼啊！

第二節　環境的危機

一九六二年卡爾森女士的著作《寂靜的春天》（*Silent Spring*）中提到，殺蟲劑以驚人的速度消滅了鳥類、魚類和其他野生的動物，使用數年後有些動物

將會頻臨滅種的憂慮。卡爾森女士觀察到美國越來越多的地區，當春天來臨時也不見候鳥南返的現象，過去清晨時分即有盈耳美妙的鳥語，很快地，不知不覺中就被一片靜寂所取代，因此追蹤發現人類大量使用戰爭時使用的化學藥劑製成的殺蟲劑、農藥，來殺滅農作物中的蟲病害，造成整個生態環境和食物鏈裏殺蟲劑氾濫，而發表了此書。該書出版前後均受到各方勢力的攻擊與阻擾，化學工業界、政府官員、杜邦公司、孟山都公司、美國氰胺與聯合碳化物公司等團體的威脅，但該書後來卻引起極大的迴響，終於促使美國國會立法，全面禁止DDT的使用。

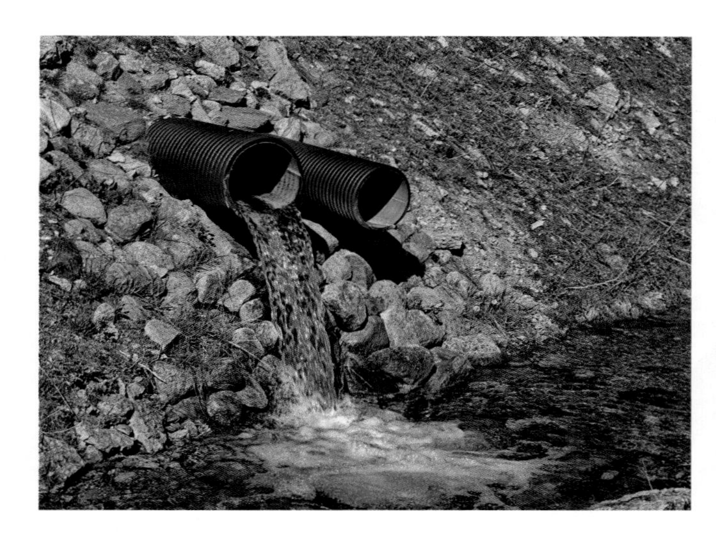

圖1-6　工廠排放廢水污染土壤、河川和海洋，還有空氣的污染、農藥的濫用，都使環境受到嚴重的破壞

《新世紀飲食》一書的作者約翰·羅賓斯在書中寫道：早期的殺蟲劑DDT在美國政府宣告禁用後的四年，有關機構在曾經使用DDT的農地上測試土壤時，發現土壤中DDT的含量並未減少，甚至在禁用十二年後，還能在加州海岸的鯨魚身上發現高濃度的DDT，由此可見其藥性之頑強，也由此可知整個自然界的環境被污染的速度及情況，遠超乎我們所能想像的範圍，這也就是為何今日人類生活中，並沒有因為人類醫學、科技、文明的發達而減低了疾病的糾纏。 六十年的光景過去了，當年的這些警語真的一一實現了。為了七十多億地球人口，除了肆無忌憚地大量使用殺蟲劑、除草劑、荷爾蒙、各式農藥與肥料，期能在最短的時間內獲得最大量的收成物之外，尚且迅速地開發地球上的雨林和林地。少了雨林的調節功能，地球的溫度逐年增高。讓我們環視一下今天地球之面貌，兩極的冰層已不是默默地融化中，螢光幕上播放著真實拍攝的景象，冰山大片大片崩落，冰層漂浮於海上的畫面令人觸目驚心；有「地球之肺」之稱的熱帶雨林，以驚人的速度被砍為平地，改為種植生產全球最受歡迎飲品的咖啡樹；不僅是當地的環境受到殘酷的破壞，影響生活資源與品質，更甚者，大財團以廉價勞力種植收成的物產，當地人所能得到的回饋與經濟改善卻是相當有限，實在是「剝削」善良的當地人民。雖說有道德團體提倡「公平交易」，但能將世界消費產生的龐大利益回饋當地人民的財團又有多少？

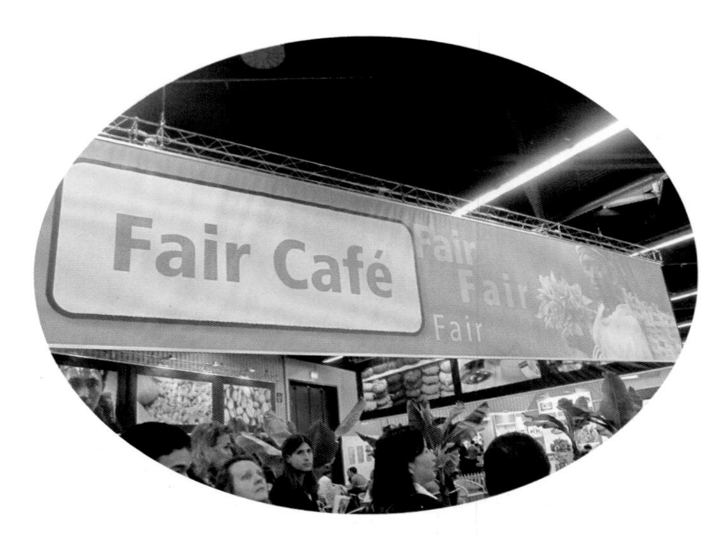

圖1-7　「公平交易」的口號真能挽救消失中的雨林和改善當地人民的生活嗎？

電影「明天過後」拍攝出一旦環境劇變時可能產生的慘況，令人觸目驚心，「氣候的變遷正在影響我們的生存，從昆蟲、動物、植物到人類，無一倖免，幾乎都成為氣候的新難民」（天下雜誌，2009），像南亞大海嘯（二〇〇四年十二月二十六日印度洋大地震引發強大海嘯，造成三十萬人死亡）；美國卡崔娜颶風（二〇〇五年八月侵襲美國的超級颶風，造成上千人死亡，紐奧良棄城）；台灣莫拉克颱風（二〇〇九年八月颱風帶來強大的風雨，造成山崩、土石流、高雄縣甲仙鄉小林村滅村慘劇）；二〇一一年泰國發生半世紀以來最大的洪災；二〇一一年最慘的災難莫過於日本大地震引起的海嘯及福島核能外

洩事件（三月十一日）所帶來的破壞，不論對人、對環境乃至於對經濟低迷已久的日本，真是雪上加霜。當初世界各國為因應工業發展所需供應的電力而建造不少核能電廠，稱之為最乾淨強大的電力，但卻是最具威脅性的能源，核能的外洩，除了讓土地及人民受到無止盡的污染傷害，當地已有突變的物種產生，也讓向來對食材要求最有口碑、最有主宰權的日本，有許多的食材是無法輸出的。 二〇一二年初的歐洲遭逢有史以來最酷寒的氣候，零下20~30℃冰封大地，有人稱之為小冰河時期的到來。二〇一二年夏，美國面臨嚴重的旱災，最大玉米產地愛荷華州天氣異常，開年暖冬，四月天寒，致使黃豆、玉米皆嚴重歉收，枯黃的玉米田讓人誤以為深秋已至，世紀大旱的結果是全球糧價飄漲，創二十年的新高。二〇一四年初，輪到美國東部冰封，好幾個月均在零下30~40℃，而同時間澳洲世界網球公開賽卻是在45℃以上的酷暑下進行，專家預言，這可能是未來地球常態。

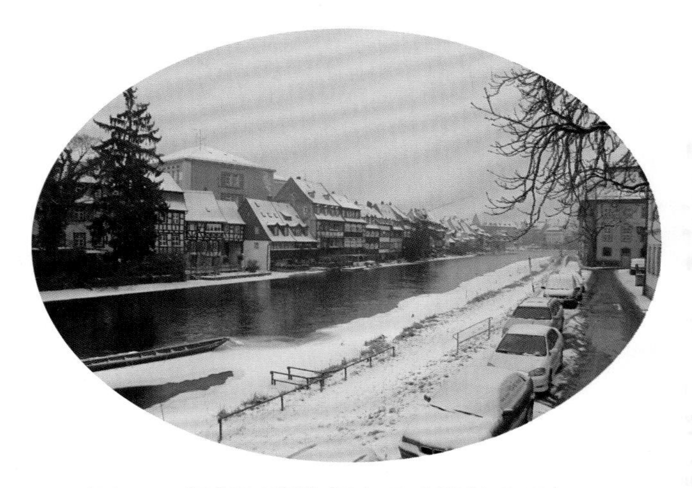

圖1-8　氣候異常使得春天時居然大雪紛飛

圖片來源：2012年2月12日作者攝於德國漢堡

時序來到2022年，從媒體或全球網路資訊上，可看到極地冰山融化的速度遠超過預期，世界各地都籠罩在極端氣候的影響下；歐洲遭遇五百年來的大旱；中國流經十九個省分的長江，也處在157年來最低水位，乾裂的農地，作物無法生長，鄱陽湖、洞庭湖的水位急降，影響灌溉；航運越來越頻繁，海洋溫度升高，使許多生物種類瀕臨滅絕，澳洲大堡礁白化速度加劇；再加上海洋受到塑膠、重金屬和垃圾的污染，以及人類的濫捕，也使得海洋中天然漁獲量越來越少。

再回頭看看台灣的環境，台灣的高山林地紛紛遭砍伐，變成民宿和高山茶園、菜園，林地改種蔬菜，當夏天日光直射溪谷，許多高山魚類如櫻花鉤吻鮭，便因溪水溫度提高而死亡；而改種蔬菜的農地因無足夠強壯的根系穩住山上泥土，因此每逢雨季，從政府官員到百姓就要擔憂土石流是否會發生。二

○○九年莫拉克颱風已造成高雄小林村滅村的慘劇；另外許多知名的高山風景區常在颱風來臨時遭受慘重破壞，從媒體轉播的鏡頭看到山裏的道路塌陷，從山上傾盆而洩的土石流淹沒了民房，東部知名溫泉飯店在湍急的泥流中應聲倒塌，台灣的民眾年年都可以在颱風來臨的季節，看到這些大自然毀滅的可怕場景，許多人的身家甚至性命喪失的悲劇，總令人嗟嘆：「天地不仁，以萬物為芻狗」，但事件過後，大家還是不斷地往山上消費，有人潮就有商機，所以山林的破壞開發從來沒有停止過，政府的作為只是宣傳山上的住民離家躲避可能發生的災難，而百姓呈現的景象就是一邊遷離一邊唾罵政府的無能，但如果仔細想想，政府慢如牛步的法規和百姓以利為先的考量，才是造成了今日台灣山林破碎的主因。老子明訓：「人法地、地法天、天法道、道法自然」，千百年前，先賢已有如此智慧，何以科技昌明之現代世界，人類喪失了與自然對話、和平共處的能力？

《天下雜誌》二○○九年十二月專題製作「預警6℃食物大逃亡」，分析了當地球平均溫度升高1~6℃時，對世界和人類會造成什麼樣的影響（**表1-2**），

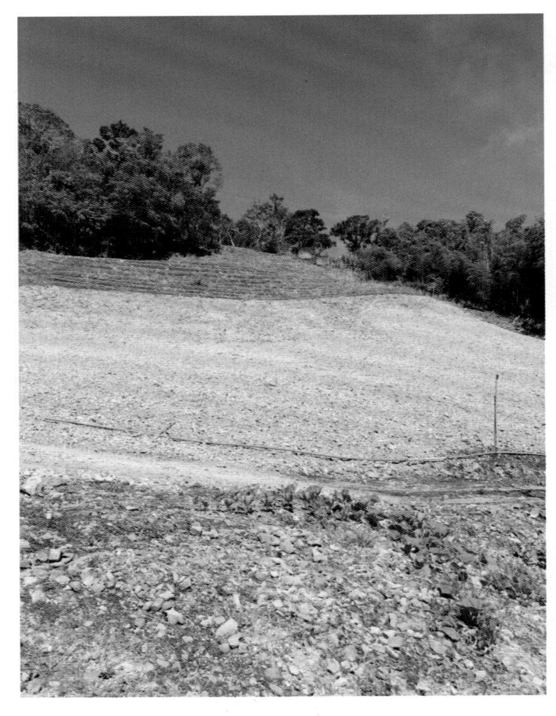

圖1-9　樹木被砍伐後光禿禿的山坡地

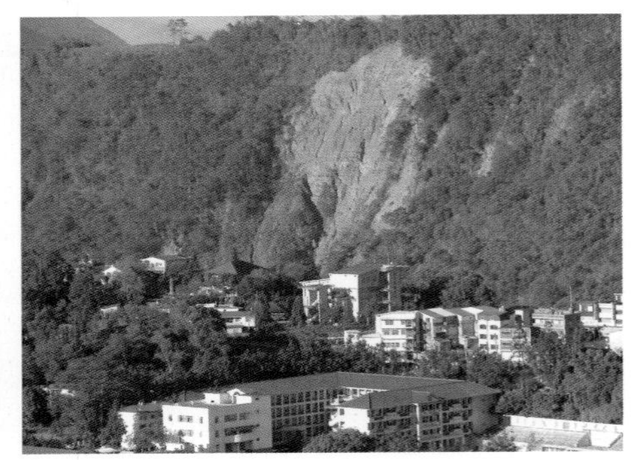

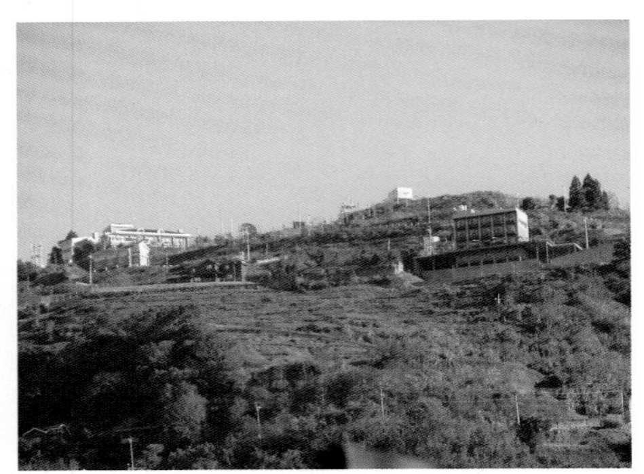

圖1-10　山上密集開發的房舍

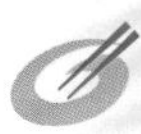

同時也整理了在氣候變異之中，國內部分食材生產變化的情形如**圖1-11**。

當地球平均溫度升高1℃到6℃時，對世界與人類會造成什麼影響？**表1-2**是林納斯（Mark Lynas）預測的結果（註：林納斯關注氣候變遷，曾閱讀數千篇科學論文，走訪許多國家，發現6℃是人類存亡的臨界點，製作了「改變世界的6℃」影片，吸引670多萬觀眾，曾任馬爾地夫總統顧問，協助該國解決氣候升溫暖化問題）。

從**表1-2**的說明中我們應有所警覺，想想地球——人類賴以生存的星球，需經過五十億年的時間才能孕育成功人類生存的環境和豐富的資源，但是自

表1-2　6℃的世界

當地球平均溫度升高1℃到6℃時，對世界與人類會造成什麼影響？以下是萊納斯預測的結果：	
增溫低於2℃	北極冰帽消失，北極熊無家可歸，劇烈改變地球的能量平衡。因海水溫度上升，熱帶地區珊瑚礁嚴重白化、死亡，打擊海洋生物多樣性。澳洲大堡礁面臨死亡命運。乾旱蔓延亞熱帶地區，伴隨熱浪與森林大火。影響最大的是地中海周遭、美國西南部、非洲南部與澳洲。預期在2030年或更早就會發生。
增溫2℃到3℃	2003年席捲歐洲、造成三萬人死亡的夏季熱浪，每年都將出現，英國南部的溫度將超過40℃。亞馬遜雨林跨越臨界點，大規模森林野火，雨林將被沙漠和稀樹草原取代。二氧化碳濃度過高，造成海水酸化，摧毀剩餘的珊瑚礁，多數浮游生物滅絕，破壞海洋食物鏈，鯖魚、鬚鯨等魚類，面臨絕種危機。格陵蘭冰原消失，海平面上升七公尺。
增溫3℃到4℃	高山冰河融化，使得下游城市與農地無水可用，影響最大的是加州、秘魯、巴基斯坦與中國。歐洲、亞洲與美國受乾旱、熱浪之苦，農作物大面積受損，全球糧食供應出現危機。瑞士夏季溫度可能突破48℃，倫敦周遭夏季溫度將達45℃。
增溫4℃到5℃	西伯利亞凍土層溶解，釋放大量甲烷（溫室氣體甲烷造成的溫室效應，比二氧化碳高25倍），加速全球暖化速度。南歐、北非、中東與其他亞熱帶地區因極端熱浪與乾旱而不適合作物生長，人類往極地地帶遷徙。安地斯山脈、阿爾卑斯山、洛磯山脈冰河消失。
增溫5℃到6℃	地球溫度已是過去五千萬年最高，北極地區溫度高於20℃，全年無冰。熱帶地區、亞熱帶地區與部分中緯度地區，熱得不適合人居住。沙漠入侵中歐，甚至接近北極圈，海平面急速上升，多數沿海城市成為廢墟。
增溫6℃或更高	暖化失控，地球表面會不會像金星那樣，完全不能住人？海洋生物大半死亡，氣候難民只能待在高原與極地，全球人口大減，90%物種可能滅絕，情境有如地球四十五億年歷史的幾次大滅絕。

整理：蕭富元。

資料來源：引用自〈預警6°C　食物大逃亡〉，《天下雜誌》，第436期，二〇〇九年十二月二日。

氣候變遷、全球暖化，不是在遙遠的未來才會應驗的夢魘，而是每分每秒影響你我的生活。首當其衝，就是我們的食物。你能想像，一個買不起米、吃不起肉、買不到牛奶、烏魚季捕不到烏魚的未來嗎？它，正在發生……

九孔
十億變一億：
九孔養殖業由年產量1,500公噸、產值超過10億元，下降至2007年139公噸以下、產值不到1億。

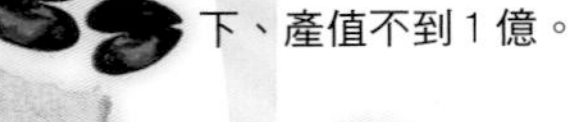

沸騰的海水　冷水魚不來：
過去27年，在全球暖化衝擊下，台灣沿海水溫不斷升高；台灣東北部水域上升0.85℃、西南部上升0.71℃、東部水域上升0.65℃。台灣人愛吃的冷水魚種，愈來愈難捕撈。

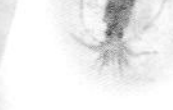

透抽
減產四分之三：
十五年前每網次可捕撈200公斤以上，現在不到50公斤。

蜂蜜
減產三分之二：
蜂群神秘消失，蜂蜜產量大跌，市面上難買到純正蜂蜜。

台灣長牡蠣（蚵仔）
減產五分之一：
26年來台灣牡蠣減產21.4%。

稻米
水源供應吃緊，影響稻米產量：
夜溫上升1℃，稻米減產10%。

黑鯧
減產九成：
由1981年每年11,231公噸，下降至2000年以後1,182公噸。

雞蛋
變小：
天氣變熱、雞蛋體積變小。

牛奶
鮮奶買不到：
天氣愈熱，牛乳產量愈少，鮮奶漲價甚至缺貨。

烏魚
減產超過九成：
由1980年每年273萬尾，降至2000年以後20萬尾以下。

牛肉
肉牛體重下降、肉變少變貴：
溫度升高1℃，牛體重就會下降2.15-2.24公斤。

黑鮪魚
減產四分之三，漲價2.5倍：
漁場北移，產量不到十年前的四分之一，價格卻是十年前的2.5倍。東港黑鮪魚交易量，從1999年11,311尾，2009年只剩2,559尾。

減產的糧食　價格漲不停：
1987-2006年，台灣因天災造成的農業損失，平均每年126億台幣；聯合國指出，因全球暖化，全球主要糧食，如稻米、小麥、玉米等，未來100年將減產30%。

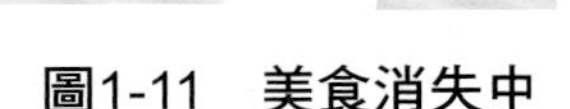

圖1-11　美食消失中

研究整理：蕭富元、洪家寧、彭昱融　繪圖製表：張培音

資料來源：柳中明、蕭代基主編，《國家通訊報告——氣候變遷趨勢、衝擊、脆弱度評估與調適措施》。轉引自蕭富元、彭昱融，〈預警6°C　食物大逃亡〉，《天下雜誌》，436期，二〇〇九年十二月二日。

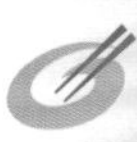

十七世紀工業革命後短短的三、四百年間，人類就讓它殘破如此，尤其是進入到西元2000年後，破壞的速度遠超過世人的預期。工業革命後開啟人類大量生產、大量消費的生活型態，隨著世界各地的開發及人口的急速增加，環境的使用和破壞就更加劇烈，工業生產所排放的廢氣汙染了呼吸的空氣和土壤、空中頻繁的交通運輸、生活中大量的電器製品消耗能源產出熱氣；農業上過度使用氮肥，分解過程中產生甲烷和一氧化二氮，破壞大氣臭氧層，使得地球氣候異變、溫度升高；施用化肥，使土壤中可以平衡更新土質的細菌、微生物及蚯蚓也死亡，土壤酸化的情形就更嚴重；肥料農藥或有毒的物質進入河川、湖泊，造成水質變差、魚類死亡或有毒地下水，皆因長期汙染所致。 以上種種正是造成了今天我們對不穩定的環境產生的憂慮與壓力之來源。

第三節　身心何處安頓

大自然的巨變常在人們無法預測之情形下，帶來一次次慘重的傷害或毀滅，但究其原因其實也是來自於人類對自然「恣意而為」的破壞傷害而引發，看看多少山林為了滿足人類的生活便捷和飲食遭受不當的開發和使用，山林失去調整氣候、保護水源的能力，動輒發生山崩或土石流，而高度密集的都市發展與經濟發展所需耗費的能源物資，遠超過人類所需要的生活需求，造成人們賣命工作和尋求發展，卻也淪於盲目生活消費和浪費的迷思中，終致身體敗壞、心靈空蕩，不知如何自處。 根據衛生署每年公布的台灣死亡原因統計分析報告，發現長達三十九年的時間（至2020年），惡性腫瘤均位居國內十大死亡因之首（次之為心臟疾病、肺炎、腦血管疾病、糖尿病等），數據顯示癌症對台灣人民的威脅，並沒有因為醫學發達、醫術進步或醫療儀器的更加精良而有所減少，我們不需高談癌症治療的資源花費，倒是真實地想想癌症治療歷程的種種艱辛，任誰都不願是那28%中的一份子。

惡性腫瘤的可能成因來自於長期的工作或生活壓力，沒有適當的生活調適和正確安全的飲食，也有極大可能因素來自於環境中的危害，可說是集環境、生活壓力、飲食等因素於一體而致的病症。若再瞭解其他死亡因素，當能發現飲食的因素是絕大多數疾病的成因，此外環境污染、空氣污染也是台灣居民具影響力的死亡因素之一了。

前衛生署食品衛生處文長安技正對「癌」字有特殊的解釋：癌是由「品」「山」「病」組合而成，亦即食品吃得堆積如山，就容易罹患癌症了。以下幾個真實的案例，讓我們看到飲食原來不只是飲食，其實正確的飲食才是人類身心靈安頓的重要基礎。

案例一：美麗健康的女性友人因為每天喝鮮打果菜汁而農藥中毒送醫急救；救回來後她投入大筆金錢誓言推動無毒農業、有機飲食，而今再創人生事業的高峰。

案例二：七十幾歲，身影清鴝卻精神奕奕的愛德園李秋涼老師，歷經多次多處器官切除的痛苦，至今仍掛著尿袋，卻能帶領受她感召的一群志工，四處講演同時也製作健康的生機飲食給參與的群眾體驗，期望將生機飲食、尊重生命及愛惜資源的觀念，廣泛地推廣至社會各階層，她說「要把剩餘的殘生歲月全數奉獻給需要幫助的人」，令聽聞者莫不為之動容。

案例三：幾年前正值壯年的銀行經理在兩個月內不敵病魔的挑戰而離去，病因是肝硬化、腎衰竭、胰病變，當時正值國內爆發塑化劑風暴，加上前有三聚氰胺毒奶事件之陰影，對照其生前之飲食習慣，三餐多以香雞排、酥炸物和特大杯波霸奶茶為主食，或許不能全歸咎於飲食型態，但這樣的飲食型態絕不會讓人聯想到健康。

案例四：一位壯年醫師朋友正要升為部門主管之際，因胃部的不適去檢查，卻發現罹患癌症，且只有三個月的生命，他經常性的飲食是麻辣火鍋搭配高粱酒，如果再想想醫生工作上的壓力，不難瞭解這樣的生活工作和飲食型態可是高危險族群！

在你週遭也同樣有許多類似的故事，如果我們仍舊抱以那是別人的故事的心態，而未能從他人的體驗中去覺醒一些好的事理，思考自己飲食和生活的正確性，那麼苦難與折磨可能是自己日後必須面對的考驗了。

「飲食影響健康是不爭的事實，遠在古代的中國飲食經籍和印度聖哲更提出飲食還能影響心理和靈性的理論」，現在也有越來越多的醫學科學實驗研究證實，飲食對於人體的影響已不單單是身體熱量與營養素的提供，食物會直接參與腦部的工作，藉著所謂的神經傳導介質的化學性作用，參與心智與生理的功能。吃得對，飲食對個人情緒有良好的影響，悅性的食物讓人腦筋清醒、神

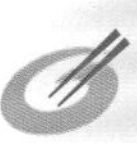

表1-3　民國101-110年國人主要死因統計

死因 年度	排名統計											備註
	1	2	3	4	5	6	7	8	9	10	總死亡人數	
101	惡性腫瘤 28.4%	心臟疾病（高血壓性疾病除外） 11.1%	腦血管疾病 7.2%	肺炎 6.1%	糖尿病 6.0%	事故傷害 4.5%	慢性下呼吸道疾病 4.1%	高血壓性疾病 3.2%	慢性肝病及肝硬化 3.2%	腎炎、腎病症候群及腎病變 2.8%	153,823	癌症死因共計 43,665
102	惡性腫瘤 29.0%	心臟疾病（高血壓性疾病除外） 11.5%	腦血管疾病 7.3%	糖尿病 6.1%	肺炎 5.9%	事故傷害 4.3%	慢性下呼吸道疾病 3.9%	高血壓性疾病 3.3%	慢性肝病及肝硬化 3.1%	腎炎、腎病症候群及腎病變 2.9%	154,374	癌症死因共計 44,791
103	惡性腫瘤 28.3%	心臟疾病（高血壓性疾病除外） 11.9%	腦血管疾病 7.2%	肺炎 6.4%	糖尿病 6.0%	事故傷害 4.4%	慢性下呼吸道疾病 3.9%	高血壓性疾病 3.4%	慢性肝病及肝硬化 3.0%	腎炎、腎病症候群及腎病變 3.0%	162,886	癌症死因共計 46,093
104	惡性腫瘤 28.6%	心臟疾病（高血壓性疾病除外） 11.7%	腦血管疾病 6.8%	肺炎 6.6%	糖尿病 5.8%	事故傷害 4.3%	慢性下呼吸道疾病 3.9%	高血壓性疾病 3.4%	腎炎、腎病症候群及腎病變 2.9%	慢性肝病及肝硬化 2.9%	163,574	癌症死因共計 46,829
105	惡性腫瘤 27.7%	心臟疾病（高血壓性疾病除外） 12.1%	肺炎 7.1%	腦血管疾病 6.9%	糖尿病 5.8%	事故傷害 4.2%	慢性下呼吸道疾病 3.9%	高血壓性疾病 3.4%	腎炎、腎病症候群及腎病變 3.0%	慢性肝病及肝硬化 2.7%	172,418	癌症死因共計 47,760
106	惡性腫瘤 28.0%	心臟疾病（高血壓性疾病除外） 12.0%	肺炎 7.3%	腦血管疾病 6.8%	糖尿病 5.7%	事故傷害 4.1%	慢性下呼吸道疾病 3.6%	高血壓性疾病 3.5%	腎炎、腎病症候群及腎病變 3.1%	慢性肝病及肝硬化 2.6%	171,857	癌症死因共計 48,037
107	惡性腫瘤 28.2%	心臟疾病（高血壓性疾病除外） 12.5%	肺炎 7.8%	腦血管疾病 6.7%	糖尿病 5.4%	事故傷害 4.0%	慢性下呼吸道疾病 3.6%	高血壓性疾病 3.5%	腎炎、腎病症候群及腎病變 3.2%	慢性肝病及肝硬化 2.5%	172,859	癌症死因共計 48,784
108	惡性腫瘤 28.6%	心臟疾病（高血壓性疾病除外） 11.3%	肺炎 8.7%	腦血管疾病 6.9%	糖尿病 5.7%	事故傷害 3.8%	慢性下呼吸道疾病 3.6%	高血壓性疾病 3.6%	腎炎、腎病症候群及腎病變 2.9%	慢性肝病及肝硬化 2.4%	175,424	癌症死因共計 50,232
109	惡性腫瘤 29.0%	心臟疾病（高血壓性疾病除外） 11.8%	肺炎 7.9%	腦血管疾病 6.8%	糖尿病 6.0%	事故傷害 3.9%	高血壓性疾病 3.9%	慢性下呼吸道疾病 3.3%	腎炎、腎病症候群及腎病變 2.9%	慢性肝病及肝硬化 2.3%	173,067	癌症死因共計 50,161
110	惡性腫瘤 28.0%	心臟疾病（高血壓性疾病除外） 11.9%	肺炎 7.4%	腦血管疾病 6.6%	糖尿病 6.2%	高血壓性疾病 4.3%	事故傷害 3.7%	慢性下呼吸道疾病 3.4%	腎炎、腎病症候群及腎病變 3.0%	慢性肝病及肝硬化 2.2%	187,172	癌症死因共計 51,656

資料來源：行政院衛生福利部。

清氣爽，惰性的食物反而造成人體負向的思維及心情。大家不妨練習從乾淨飲食、正確攝取開始，多安全蔬食，少胺基酸、油脂及精製澱粉，慢慢體會清淨的飲食改變思惟和健康的神效。

結　語

在1960年到2022年之間，世界人口已經倍增至七十幾億人，但根據聯合國農糧組織資料，世界食物產量也增加了二點五倍以上，糧食產量應足以供給一百二十億人口食用。而事實是地球上還是有人飽受飢荒之苦，問題顯然在於「患不均而非患寡」。高度發展的地區掌握了食物供應的遊戲規則及物資，卻苦了絕大多數的未開發地區住民。人類很努力地生產，把傳統的農業工業化，自然的食物也漸漸變成工廠出產的調味品或工業即食料理包；另外在這過程中因為過度使用化學肥料，運用科技開發新物種，卻毀滅了原有的生物物種，土地過度使用產生的酸化、毒化、沙漠化的情形，都讓食物無法在一個安全的土壤中正常地成長，當世界的科技文明越來越進步，使人類的生活似乎越來越便利、越豐富時，人類卻對未來世界不穩定性的憂慮更加加深，也許是我們該重新檢視我們的行為模式、環境生態、人類與大自然間的和諧與永續相處的發展模式的時候了！

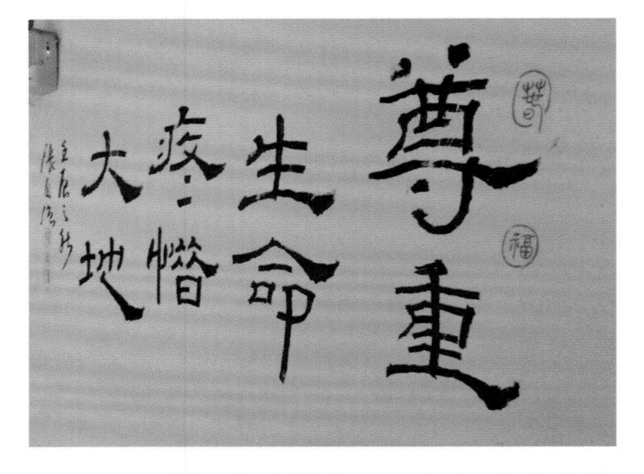

圖1-12　人類應該思考一下如何與大自然永續共存的問題

2 基因食物的探討

第一節　基因改造食物的定義

第二節　基因改造食物的原因和機轉

第三節　基因食物的優缺點分析

結　語

基因食物應稱之為「基因改造食物」，發展的時間雖不長，短到究竟它對人體有何影響的追蹤研究都還無法測定，但實際上基因食材卻早已經大舉進入到我們的飲食名單裏。基因食物中植入的異種基因，究竟會為人類帶來更多的口慾享受，還是為整個自然帶來萬劫不復的後果，有許多科學家也正在積極研究。但誠如電影「侏儸紀公園」或其他科技電影中所陳述的道理：人類基於好奇、野心嘗試創造新的生命物種，卻往往為自己帶來無限的危機。依稀記得電影「侏儸紀公園」最後一個驚悚的鏡頭，當大家以為已經全力消滅龐大可怕的恐龍族群時，森林中有一隻小恐龍卻從一顆遺留的恐龍蛋中破殼而出，此時銀幕上寫著「生命總有他的出口」。同樣地，當越來越多的基因食物被實驗改造出來時，強勢的基改食品變成餐桌上的主流後，人類的心性、身體是否也意味著可能會被所取食的食物基因影響呢？也別忘了西方有句名言：「We are what we eat!」

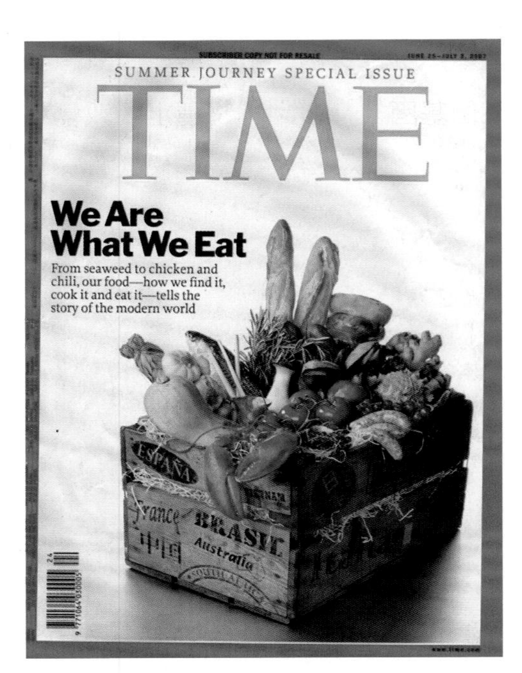

圖2-1　《時代雜誌》曾以We Are What We Eat為題進行專題報導

第一節　基因改造食物的定義

基因改造食物其實早已佈滿我們的飲食生活裏，聽來好像非常不可思議，但是事實是現在在我們的生活中已充斥著基因改造的各種食材或食品，黃豆、小麥、馬鈴薯、稻米、水果等不勝枚舉。各種生物都有其特定的基因組合，基因決定了個體的特性，並且代代相傳，確保生物傳宗接代的穩定性。依自然界的規律，生物間的繁殖只發生在相同物種之間，異種生物間難能媒合，即使可以媒合，也無法生育下一代，或即使可孕育出下一代，也無法產生第二世代，

如馬和驢可生出騾來，可是騾卻無法再生育下一代了。

所謂的基因改造，依據台大蘇遠志教授的定義說明：基因改造就是以人為的方法，改變物種的基因排列；利用生物技術取出甲物種的某個基因，移植到乙物種上，改變乙物種原來的特性；或者植入細菌或病毒，再透過植入的細菌病毒對該物種的感染，把特定基因運入該物種細胞中去改變它的原有特性，利用這種方式改造的作物製成的食物，就稱為「基因食物」或「基因改造食物」。

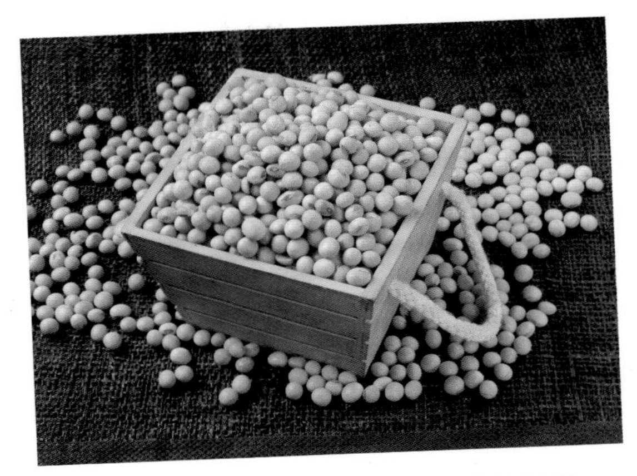

圖2-2　市售的黃豆多為基因改造的品種，有許多豆類製品會特別強調使用非基改黃豆

現在較為人知的基因食物是黃豆，全世界需求量最大的食物之一，因此透過基因改造工程可以讓黃豆的產量增加，提供更多的黃豆及黃豆製品，市面上常見特別標示著「非基因改造黃豆」製成的豆腐或豆漿，意味著一般的豆腐或豆漿所使用的多是基因改造後的黃豆，大量使用的情形可見一斑。還有各種因應人類需求而媒合出耐寒、抗蟲害的新物種，如北極魚番茄，將有防凍能力的北極魚基因分離、抽取，再植入番茄細胞中創造出耐寒番茄。或將沙漠中蠍子的一段基因轉殖到番茄體內，試著創造出一種可以耐旱、抗蟲的蠍子番茄。諸如此類的生物技術，人類發想新的品種或希望能解決現有品種的弱處，即可藉助基因改造的途徑去創造或改變物種。

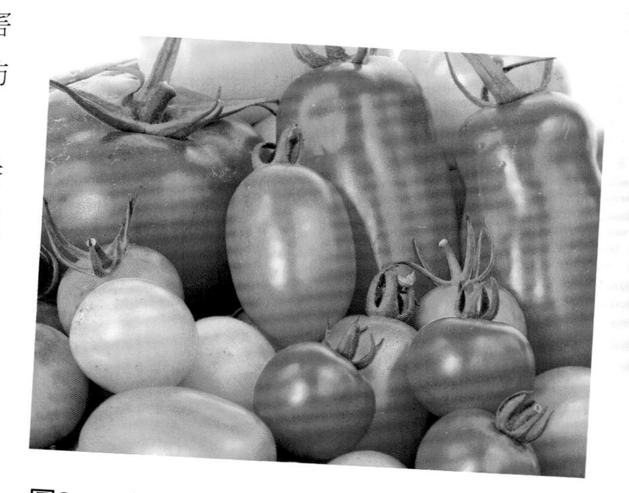

圖2-3　基因改造後的番茄可更抗蟲害、耐旱或耐寒

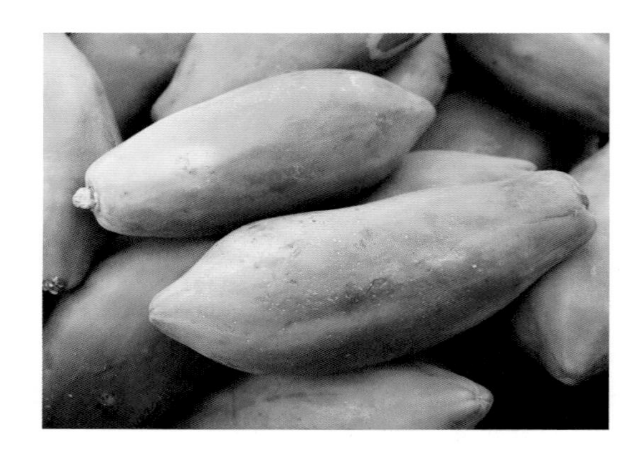

←圖2-4　基因改造的木瓜可以增加抗蟲、抗病毒的能力
↓圖2-5　馬鈴薯、蘋果、葡萄、玉米等食材均已有基因改造的作物在市場販售

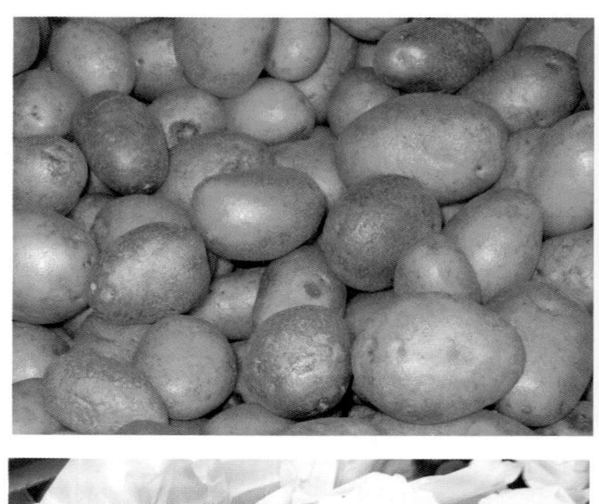

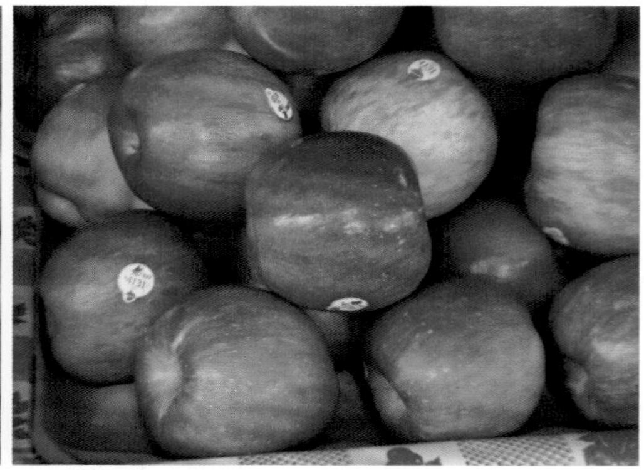

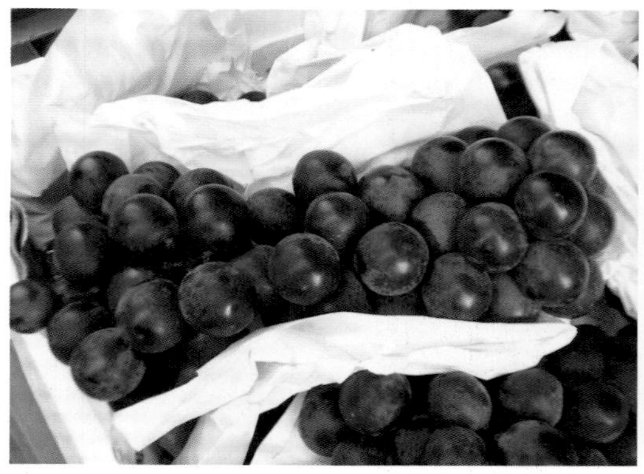

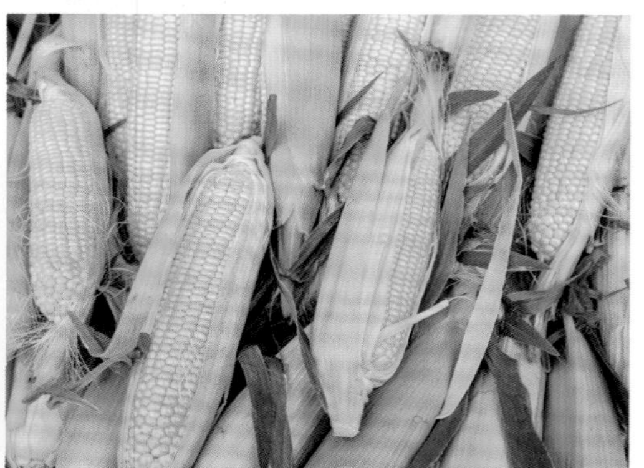

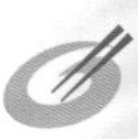

第二節　基因改造食物的原因和機轉

新的生物技術的發展得以持續進行必然源於此行動有其不可抹滅的功能，綜觀全球已實施基因轉殖作物田間試驗申請的件數已超過數萬件，而應用此技術進行栽種生產的國家達四十多國，其中種植面積最大者以美國和中國大陸為首。 利用基因工程改良作物僭越了自然倫理，其發展理由是：

第一，加速食材的生產，供應增加的世界人口飲食。擔心全球的農作生產力無法餵養日增的全球人口。二〇一一年全球人口為七十億，一九九八年約為五十八億，預估二〇二五年時會增加到八十億。希望以生物技術來改良作物，加速食材的生產，這是西方開發國家所定的遊戲策略。

第二，改善作物的品質，讓人類享有更多樣、更美味的食物。不富裕的時代，飲食能得溫飽是主要的目的，而在富裕且科技發達的時代裏，飲食已經不單純是為了果腹飽足，還有更多的需求透過飲食的行為而滿足，例如講究食物的口感、美味、外觀的變化。水果的甜度不夠，就研發甜度較高的品種；顏色不夠多元，也可以透過基因改造，變化出更多色彩的同一物種。

第三，幫助農民能較輕鬆地從事農耕，不必然全仰賴上天的庇祐「風調雨順」，並能提高種植的效益。例如發展較具抗蟲、抗寒甚至抗水的品種，就可以避免災害來臨時產生的農損。

第四，可以運用生物技術新品種改善環境的利用效率，使環境可以維持良好的狀態，不因持續性種植而失去地力。

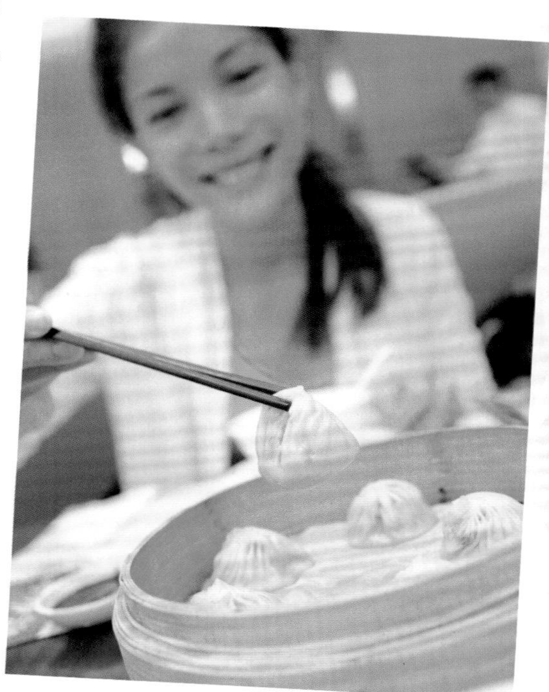

圖2-6　現代人對飲食的要求已不再是要求吃飽而已

目前基因改造的方法最常見者有兩種：一是從其他物種擷取適當的基因插入希望改造的植物內，使其產生新的植物特徵，這是最傳統的操作

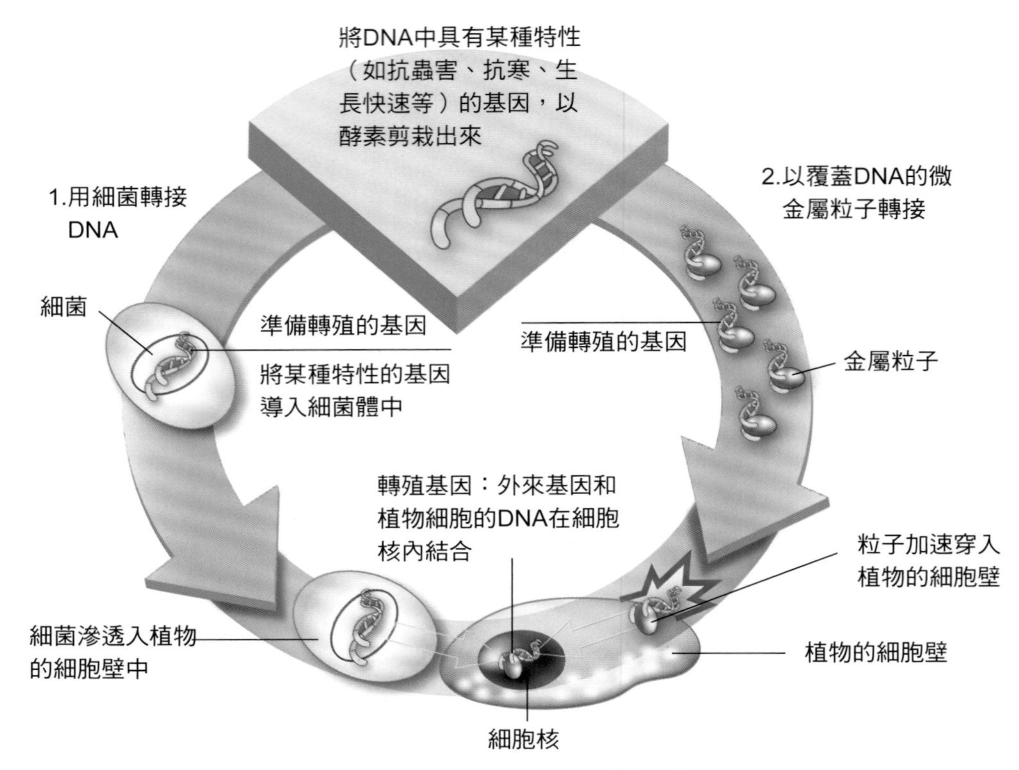

圖2-7　各種基因轉殖方法

資料來源：蘇遠志（2000），《基因食物面面觀》，元氣齋，第70頁。

方式。爾後澳洲的科學家利用各種不同成分融合而成的DNA，隨機植入植物的DNA中，使其新一代的基因產生突變，從而創造有特殊功能的新品種。目前全世界上有許多研究團隊積極地研究開發基因改變的科技奧秘，未來應用的層面不僅僅是食材飲食方面，更擴及醫療科技等。

第三節　基因食物的優缺點分析

許多科技的發展總有一體兩面，合理的運用與有效的控管才能完全享受科技所帶來的好處或便利，例如電腦科技不過短短幾十年間，已全面地攻略所有

人類的生活，我們運用網路可以獲得全世界的即時資訊和學習，也藉由它完成生活中許多購物、繳費的動作，但可能有些人完全沉浸於網路世界，反而失去了與人互動的能力。在上一節中說明了發展基因食物的普遍原因，其實也約略點出了基因食物發展的優點，當然同時也會有相對的負面影響。

一、基因食物可能的優點

(一)提高作物的附加價值

如改良作物多重效用的新品種，亦即所謂「多重性狀」之作物，可歸類為：

1.具有植物保護性狀：同一種作物品種兼具兩種以上的保護性狀，並提升作物產量，如**表2-1**，具有自我保護性狀的作物，可以避免一些病菌蟲害，減少殺蟲劑、除草劑的使用量，對降低農民的生產成本和環境的污染有所助益。

2.具有特殊功能性狀：可以讓作物的保鮮期更長、更具風味，避免作物採收後的儲藏運送問題，並且有特殊的風味以吸引消費者的喜愛，如**表2-2**。

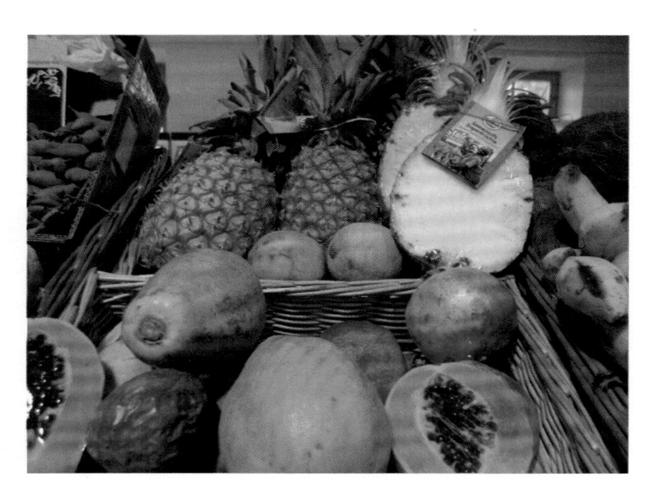

圖2-8　基因改造的鳳梨和木瓜可以更有抗蟲害、抗病毒的能力

表2-1　具植物保護性狀之基因轉殖作物

轉殖作物（食品）種類	性狀
玉米	抗除草劑、蟲、病、真菌等
蔬菜類（油菜、甜菜）	抗蟲
小麥	抗除草劑、蟲、病、直菌等
水稻	抗除草劑、蟲、病毒、直菌、細菌等
馬鈴薯	抗病毒、真菌、抗蟲等
糖用甜菜	抗除草劑、蟲、病毒等
萵苣	抗除草劑
番茄	抗病、細菌、抗蟲等
胡蘿蔔	抗真菌
甜玉米	抗蟲、真菌等
南瓜	抗病毒
大豆	抗蟲、真菌、抗除草劑等
香蕉	抗蟲、病毒等
鳳梨	抗蟲、病毒等
草莓	抗蟲、病毒等
葡萄	抗蟲、病毒、真菌等
蘋果	抗細菌
木瓜	抗病毒
花生	抗真菌

資料來源：《基因改造穀物與食物》，贊森財務公司，1998年（*Genetically Altered Crops & Foods. Thomson Financial Services*, 1998）。轉引自蘇遠志（2000），《基因食物面面觀》，元氣齋。

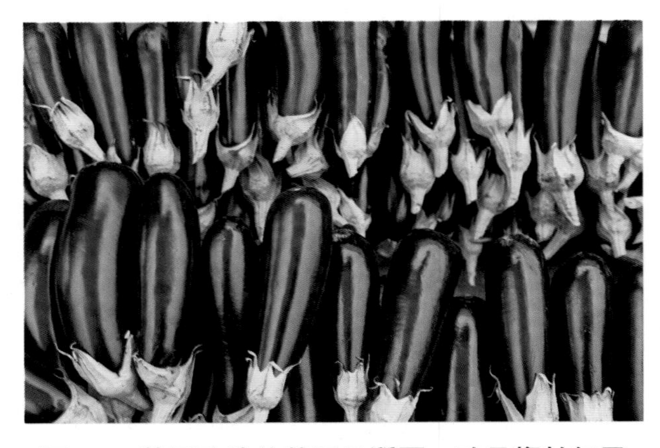

圖2-9　基因改造的茄子品質更一致且趨於無子

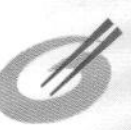

表2-2　具特殊功能、作用或風味性狀之基因轉殖作物

轉殖作物（食品）種類	性狀
番茄	延遲成熟，在加工成番茄糊之過程仍含有果膠，更具風味，質感更佳，新鮮期更久
小麥	增加glutenin含量，使麵糰更具彈性
青花菜	新鮮期更久
花椰菜	新鮮期更久
馬鈴薯	較能抵抗霜害；產生較少之生物鹼
櫻桃番茄	更具風味，顏色更鮮豔，增加固體含量，無子，品質一致
開口豌豆莢	更具風味
辣椒	新鮮期更久，無子，品質一致
茄子	無子，品質一致
南瓜	無子，品質一致
草莓	新鮮期更久，更具風味，採收後形狀不受影響，延遲成熟
香瓜	更具風味
香蕉	延遲成熟
鳳梨	延遲成熟
葡萄	較能抵抗低溫

資料來源：《基因改造穀物與食物》，贊森財務公司，1998年（*Genetically Altered Crops & Foods*. *Thomson Financial Services*, 1998）。轉引自蘇遠志（2000），《基因食物面面觀》，元氣齋。

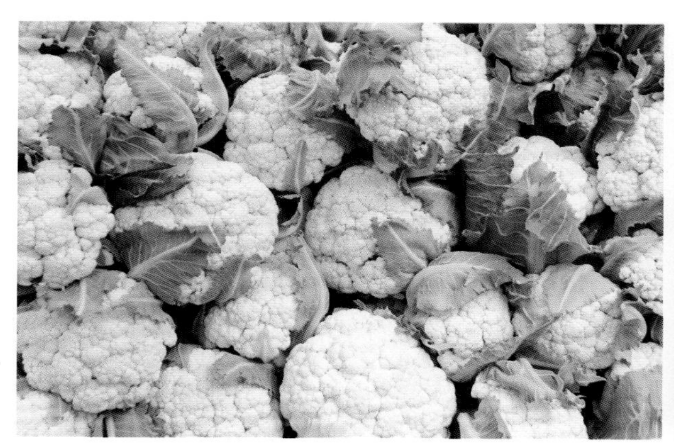
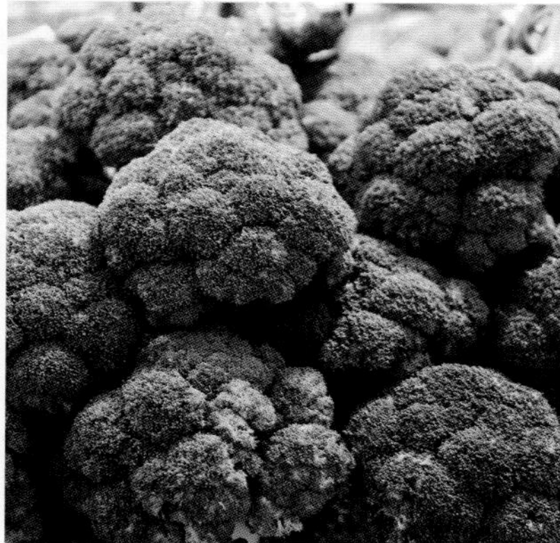

圖2-10　基因改造的花椰菜可使新鮮期延長

3.增加營養性狀：可利用此一營養改進性狀的技術提升作物的營養，同時也是增加消費者的飲食營養攝取或特殊療效的食材。例如透過基因轉殖技術，將胡蘿蔔素導入稻米或其他食材中，所以未來可以藉多吃轉殖基因的食材，得到更多胡蘿蔔素而避免夜盲症，如**表2-3**。

表2-3　營養改良性狀之基因轉殖作物

轉殖作物（食品）種類	性狀
玉米	蛋白質品質改良，碳水化合物代謝改變，增加維生素A、E含量
小麥	蛋白質品質改良
大豆	蛋白質品質改良
番茄	增加β胡蘿蔔素含量和茄紅素含量，增加抗氧化維生素含量
甜椒	增加β-胡蘿蔔素含量、維生素C和quercetin含量
胡蘿蔔	增加β-胡蘿蔔素含量
南瓜	增加β-胡蘿蔔素含量、維生素C和E含量
馬鈴薯	增加β-胡蘿蔔素含量、維生素C和E含量，改良碳水化合物代謝
黃瓜	增加維生素A含量
洋蔥	增加quercetin含量
大蒜	增加蒜頭素含量

資料來源：《基因改造穀物與食物》，贊森財務公司，1998年（*Genetically Altered Crops & Foods. Thomson Financial Services*, 1998）。轉引自蘇遠志（2000），《基因食物面面觀》，元氣齋。

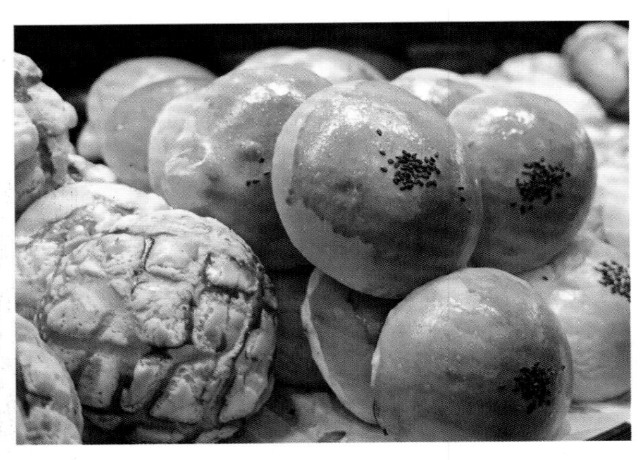

圖2-11　基因改造的小麥可以增加glutenine含量，使麵糰更有彈性，使麵包等產品的口感更佳

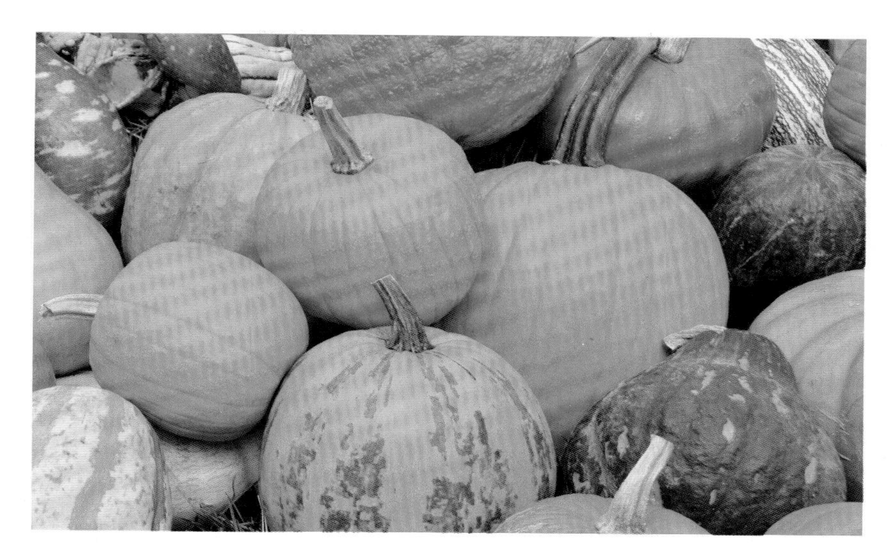

圖2-12　基改後的南瓜可強化β-胡蘿蔔素

(二)使農民減少種植成本與心力，獲得更大利益

傳統的田間耕作方式，農民工作時間相當長，且受制於自然氣候和蟲菌侵害作物因素甚多，因此除草殺蟲、施肥培植的事務繁多，讓收入與付出常不成比例，透過上述的作物性狀的改變，當可使農民較能獲得品質好、產量多的作物。

(三)減少化學藥劑的使用，可促進生態環境的維護和永續的利用

化學藥劑的使用對環境的傷害很大，也會影響到食用時的安全，所以如果能透過基因改造減少化學藥物在農作物成長的使用，土地就不會殘留過量的藥劑，變成毒化或酸化的土地，對於土地和環境的維護利用確實有極大的幫助。

(四)更貼近消費者的需求，創造商機

一般人對商品的需求心理，除了一致性、高品質、保新鮮（生鮮物品）、多樣化可供選擇外，也有獨特性商品的需求，如果能培植一種五彩兼具的玫瑰花，能引起消費者的喜愛而獲得更高的買賣價格。

二、基因食物可能的缺點

誠如科學家所言，基因作物的發展不過短暫幾十年，一些人類可吃進肚子裏的食物，是否可能對人體造成傷害的研究報告尚不得見，需要更多的時間及大量的樣本縱貫性的追蹤研究才能有基礎的數據判斷，因此今天所做的傷害分析，都只能是可能的假設性說法：

(一)可能對環境或生態有害

基因改造的物種對於其他物種及生態上的影響事例是有的，如美國康乃爾大學發現基因轉殖玉米花粉可能影響了黑脈金斑蝶的生存。紐約大學研究發現基因改造過的玉米根部會透出一種抗蟲毒物，該毒性不易為土壤分解，變成環境的殺手，可能殺死目標昆蟲或殺了其他生物。

(二)原有物種毀滅，強勢物種造成生態浩劫

有團體疑慮基因轉殖的作物可能為強勢物種，其基因藉著風力、水流或昆蟲的傳播，傳遞花粉，影響其他物種，或其強勢的競爭力會嚴重威脅其他作物的生長，使環境失去生物多樣性的平衡，造成生態的浩劫。物種趨向單一化，未來人類餐桌上的食物也就越來越簡單了。

(三)可能影響人體健康

很多用來改造食物的基因是取自於蠍子基因、細菌、蛾類、病毒，這些外來的基因強行植入日常食用的食材中——蔬果和肉類，長久下來可能影響人體健康，例如出現過敏反應，也許尚有未知對人體健康的影響，但可能需要更久的時間才能發現，而這部分更需要謹慎而行。

(四)權力集團支配掌握糧食，世界區域貧富、政治力差距更懸殊

美國孟山都公司掌握了食材的強勢種子，控管了上萬農民的種植及生產的分配。又這幾年因氣候的詭譎變化，世界各地頻傳天災，導致黃豆、小麥和玉米的收成嚴重減少，糧價上漲、也牽動了世界經濟的變化，各國物價指數節節上漲，未來能掌握糧食資源的國家、區域或組織，當能獲取更多的經濟和政治

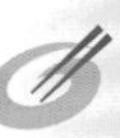

影響力。事實上，國際間的農產貿易也使得家庭餐桌或飲食生活中可吃的食材越來越單一，因為某些特定的食材，都被土地面積龐大的國家以大量的價格優勢的方式傳輸到各個國家區域，如咖啡、小麥、牛肉，也強勢地改變各個地區傳統的飲食型態，貧窮的地區出租或出賣了土地供財團運用，並受雇於旗下成為生產的員工，獲取固定的薪資，卻失落了自己的土地和生活飲食的自主權，這是值得台灣的消費者深思的！

結　語

基因改造作物自1990年代中期開始田間生產，在美洲及中國大陸等國家地區快速增加培植面積，未來栽培面積及品項可能超越傳統農作物及耕種的方式，目前世界飲食生活裏已廣泛地運用基因轉殖的技術，並且改寫整個食物供應鏈了，如果這是個回不去的「文明發展」的結果，那麼我們在此再次地提醒，利用基因改造作物的作法可說是一刀兩刃，好的結果固然有之，但面對尚不可確定的可能危害卻也是需要防範。人類常自詡為萬物之靈、有超高的智慧，可以成為救世主、創造者，然而真正面對大自然無情的反撲時，卻又顯得驚恐慌亂、手足無措。對於利用基因改造科技來解決世界糧食的問題，我們真的要呼籲科學界及世界集團確實遵守研究倫理、生態倫理、人類倫理，審慎研究及運用所發展之技術，並應積極追蹤研究基因改造作物對生態及人體的影響，尤其是對人體的健康。對消費者而言，要特別注意要求基因食品的標示，瞭解後才考慮是否選擇食用它，有許多食物的選擇，政府、生產者、銷售者應做到充分的安全資訊告知，而最後的把關者還是在於消費者本身的抉擇。

3 美味的危機——食品添加物的功與過

生活中有許多天然的和人為育養的食材，食材經過處理或烹調變成了食物，食物經過了工業製作程序大量生產化，方便現代人攜帶或食用，成了也可取代食材、食物的食品。食材、食物與食品都是人類飲食生活供應鏈上的一環，美味的食材如何育養？美味的食物如何烹調？我們將在後面的章節中仔細地介紹與討論，但美味的食品如何製成？因為食品產製的目的不同於現場製作與供應的食物，它有幾個被期待的要求：能久存、能廣泛傳播、能大量快速生產、能規格化、價廉又物美，尤其是後者，所以聰明的人類就發明了食品添加物，改變了整個食物供應鏈的生態，讓真食物的色彩不費力地更加吸引人、感覺更加美味，也可以依人類的需求而改變；更神奇的是，假食物也可以變成真食物，也可以隨心所欲地變化應用，這可全拜「食品添加物」之賜了！然而越是在工業化食品興盛的時候，自然食材真正的風味與感覺就越來越「不可求」了，也越顯得珍貴，飲食的問題其實也是考驗著人類的智慧與能力。

第一節　魔法阿媽似的食品添加物

在日常生活中大家對「食品添加物」一詞可能並不熟悉，可是在所有飲食的食物裏，若非天然的食材，就可能有它的身影存在，尤其在食品工業越發達時，生活中常吃的包裝食品，就越有可能使用了食品添加物。它像魔法阿媽或魔術師一樣，可以讓吃的東西變色、變味、變好看、變好吃。如一包牛肉泡麵如果不加那一小包的調味粉，會是香氣撲鼻、勾動飲食慾望的泡麵嗎？消費者可曾注意瞭解調味包上的成分呢？又一瓶芭樂果汁，如果沒有加入食品添加物，需要多少的芭樂才能製造出那濃稠的感覺？食品添加物平日總扮演默默付出的角色，製造商會淡化它的存在事實，而消費者也常視而不見、食之理所當然，可是當有一天突然在報章雜誌頭版條竄紅時，就變成「過街老鼠，人人喊打」，避之唯恐不及了，這就是人類飲食上的矛盾。

一、食品添加物的定義

食品添加物是領有身分證照的，在我國《食品衛生管理法》第三條明確地

規定：在食品的製造、加工、調配、包裝、運送、儲藏等過程中，用以著色、調味、防腐、漂白、乳化、增加香味、安定品質、促進發酵、增加稠度、增加營養、防止氧化……等用途，而添加或接觸於食品的物質。

若以此定義而論，則古時候阿媽的廚房中所見的鹽（粗鹽）、糖（黑糖）、醋（自釀），還有一堆調味增香的蔥、薑、蒜、丁香、豆蔻、八角、辛香料等，也都是所謂的食品添加物，屬於真正的天然添加物；另外還可以利用萃取的方式，從大自然的真實材料中提煉出許多濃縮的食材精華，如鮮味（如柴魚片）、顏色色素（如紅麴，**圖3-1**）、甜味（如甘蔗，**圖3-2**），及芳香的香氣（如迷迭香）等。因應工業時代的快速變化，食品科學家為了特定的需求，研發出各類化學合成的添加物，甚至化工業者也參與食品添加物的研發，將它擺放在化學材料行中，裝成瓶瓶罐罐的粉末罐，就成了廉價好用的化學添加物，雖可以做出符合商業利益的食品，但比較起天然的食材，真正的食物滋味，還是阿媽天然的料理令人魂牽夢縈。

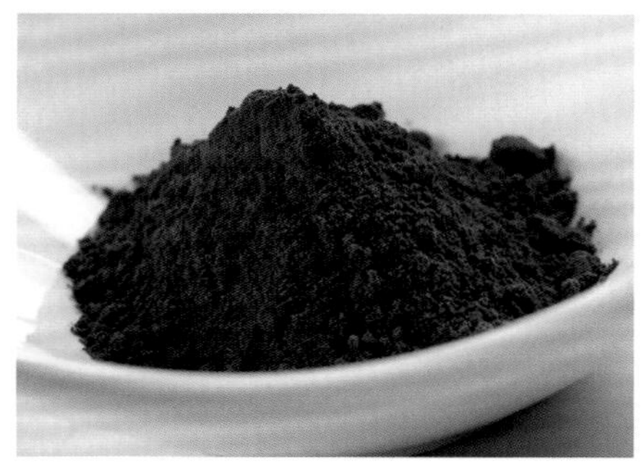

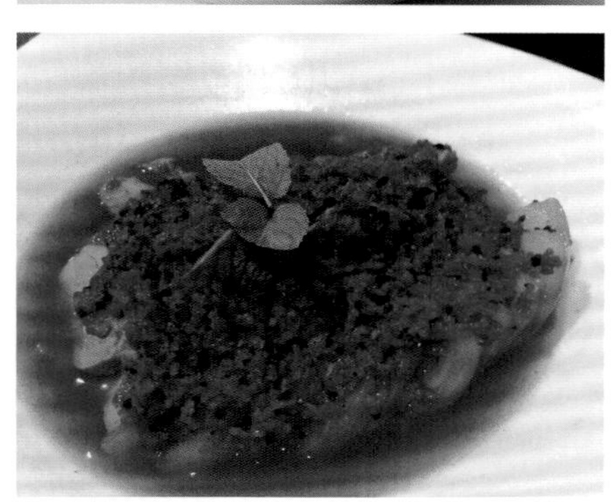

圖3-1　紅麴是天然的添加物，常被用來料理各種菜餚

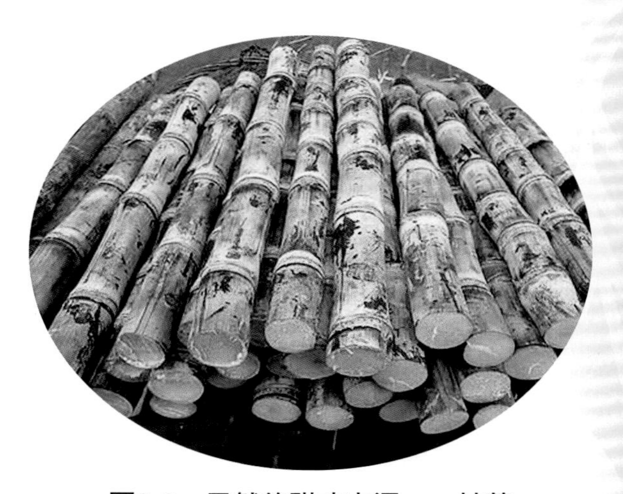

圖3-2　天然的甜味來源——甘蔗

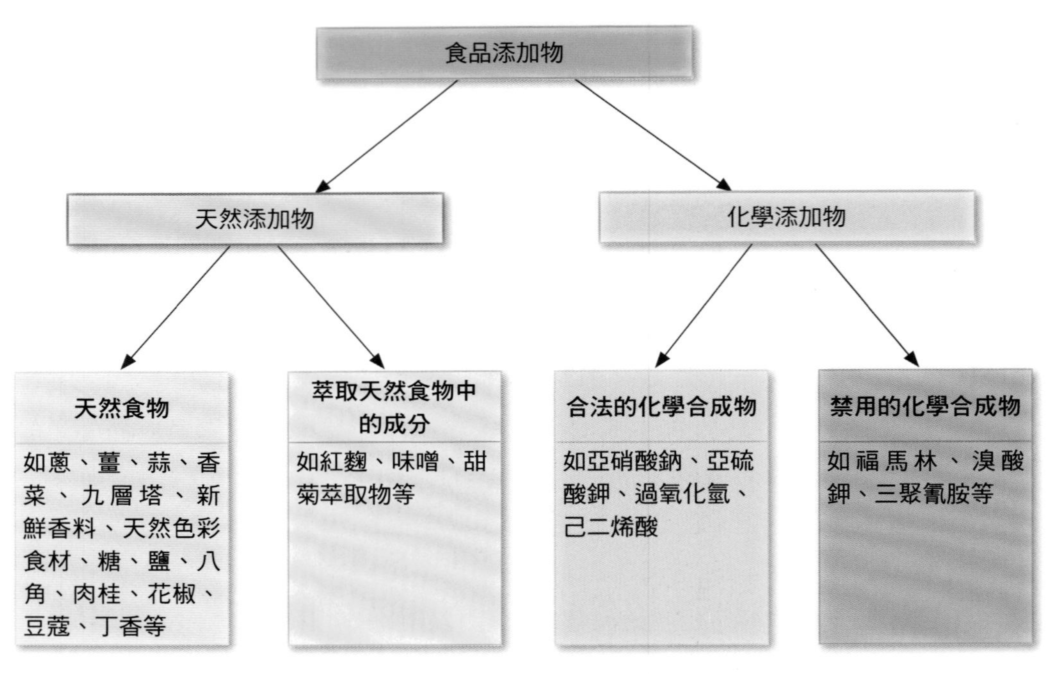

圖3-3　食品添加物的簡易分類

二、食品添加物的功用

(一)提高食物的保存性、預防食物中毒

食物都有一定的保鮮期，一般天然的食物不耐久放，原因是與空氣的接觸受到氧化而腐敗，或空氣中細菌的附生繁殖，產生大量的毒素而敗壞不可食用。隨著工業化的需求，全球食品的流通是必然的趨勢，因此如何延長食品的賞味期、保存期和安全期，就是商業要解決的問題。所以為了降低食物的腐壞損失，減少食物在採收、處理、運送時的自然毀損，食品添加物扮演著重要的角色。像肉製品臘腸、火腿、香腸、西式火腿（**圖3-4**），在製作時就得加入亞硝酸鹽預防肉毒桿菌的孳生，還可以保持肉體鮮紅的色澤，並且構成絕佳的風味，就這幾項功能，就可說明化學食品添加物的偉大貢獻了。但是在阿媽時代的香腸都是用醬油、鹽、五香粉去調味兼防腐，再透過日晒乾燥降低水分子活性以防腐，顏色烏黑，賣相不佳，但是很香、很有味道，吃上薄薄幾片搭配青蒜片，恰到好處，令人齒頰留香，反而勝過現在動輒以一根或一串入口的粉紅

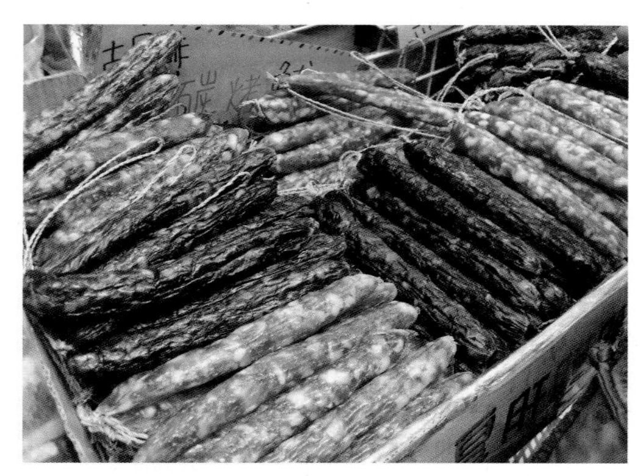

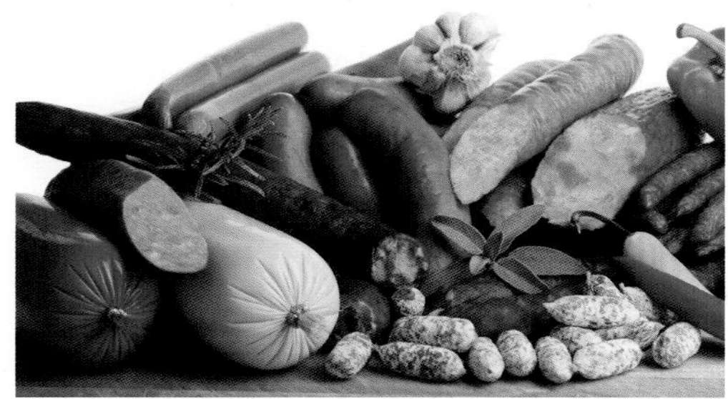

圖3-4　各種港式臘腸和西式火腿香腸

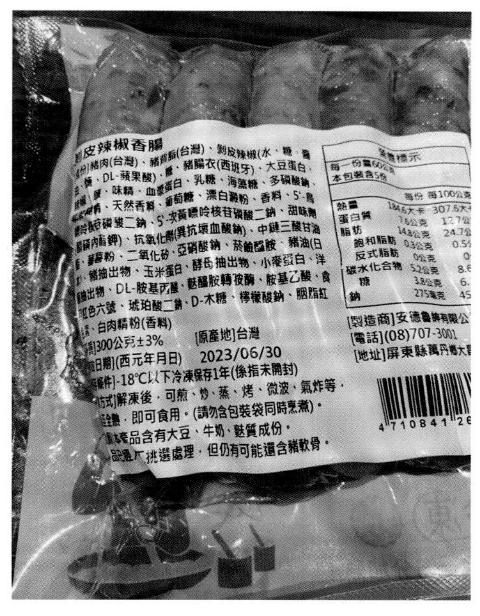

圖3-5　高達30多種添加成份的香腸製品

色甜香腸。

西式的火腿、香腸或熱狗除了原始的豬肉、鹽、糖等成分外，尚加入許多添加物，以期創造出柔軟均勻的口感，如磷酸鹽類作為乳化、結著用途；另有胭脂紅、抗氧化劑和亞硝酸鹽等多項食品添加物（**圖3-5**）。

(二)改良食品的品質（如風味、口感與外觀）

不知是商人因消費者對食物品質的要求提升所採取的行為，還是消費者被商人不正確地導引，掉入虛偽的飲食陷阱中，追求虛假的「真善美」食物來食用，也許兩者皆有責任吧！天然的食物有些品質（如口感、色澤）會隨著時間或處理的過程而產生變化，像金針，晒乾後自然變成顏色較深暗的乾金針，但更能發揮其酸香的風味（**圖3-6**），搭配排骨煮湯，簡單有味又有養生功效。現在的乾金針多以二氧化硫使之顏色變得鮮黃美觀，較易讓消費者心動而購買。二〇一三年發生的毒澱粉事件，沒有道德的上游廠商為了增加澱粉製品的Q彈口感，竟添加了工業用的順丁烯二酸。

此外，市售果汁中通常加入很多的甜味劑、酸味劑，以適當的比例調合成酸甜可口的假果汁，既可降低成本，又可保有一定品質的果汁口感，提升銷售，對商人而言何樂而不為？許多市售的茶水舖不正是以一些食品添加物，搖製出各色各樣的果汁嗎？然而也有些加工品必定得加入食品添加物才能完成，如豆腐須在豆漿內加入氯化鎂或碳酸鈣等凝固劑，製作人造奶油要加入乳化劑使質地更細膩，丸子中要加入黏著劑使丸子更有彈性，不管使用目的為何，務必記得使用合法添加物，同時更要謹守「能不加就不加，能少則少加」的使用原則。像豆腐勢必得加入凝固劑以成型，若再使用防腐劑或漂白劑，則不僅是多餘的作法，且是危害人體健康的行為。

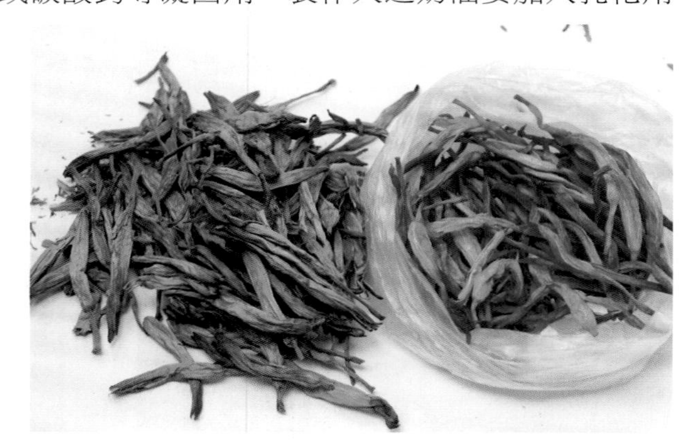

圖3-6　乾燥金針是否使用了二氧化硫，由顏色就可分辨出來

(三)添加營養提升食品附加價值

大部分現代人的飲食正處於「不患寡而患不均」的狀態，甚至飲食過量導致肥胖者多矣！正常的飲食當足可提供人體每日需求的營養、熱量，但商業經濟的社會，就是要想盡辦法推銷商品或創造更有競爭力的食品。所以有為孕婦推出的含鋅、含鐵奶粉，訴求給胎兒的腦部發育更多的營養，鐵質則是為母體考量的；胎兒出生後又變成DHA奶粉也是補腦的，「不可讓小孩輸在起跑點上」；還有為銀髮族群設定的商品，如高鈣食品等，加上廣告詞說得動聽，消費者的荷包可就失血了！食品添加物可提升商品的行銷附加價值是不容置疑的重要功能。

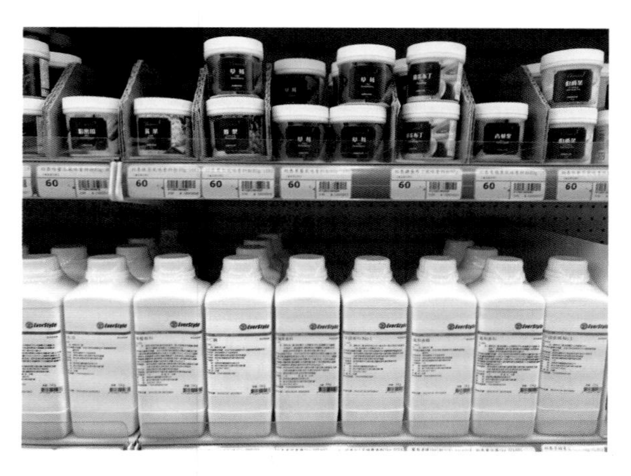

圖3-7　市售各種風味的香料

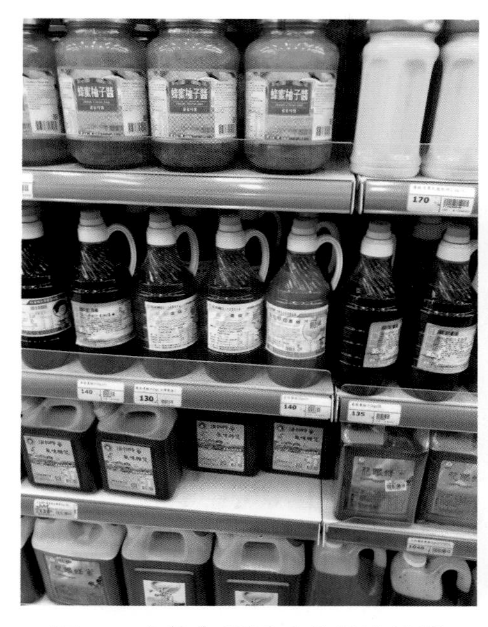

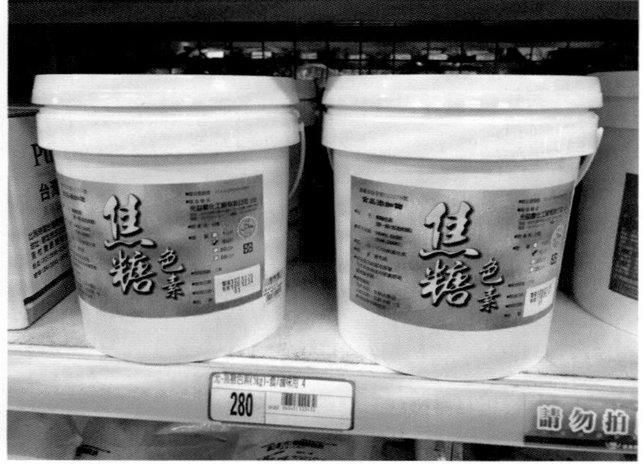

圖3-8　市售各種風味的果汁糖漿　　圖3-9　焦糖色素常被使用在飲料和食品當中

(四)製作特殊用途的機能性食品

有些疾病患者無法從正常的飲食中獲取足夠的營養，或不能盡情享受正常的食物滋味，所以必須藉助食品添加物發揮以假亂真的效用，以替代性的食品滿足這部分的需求者，例如減重的人或糖尿病患者可使用代糖食品，以減少糖分的攝取，又能從飲食中嚐到「甜頭」。

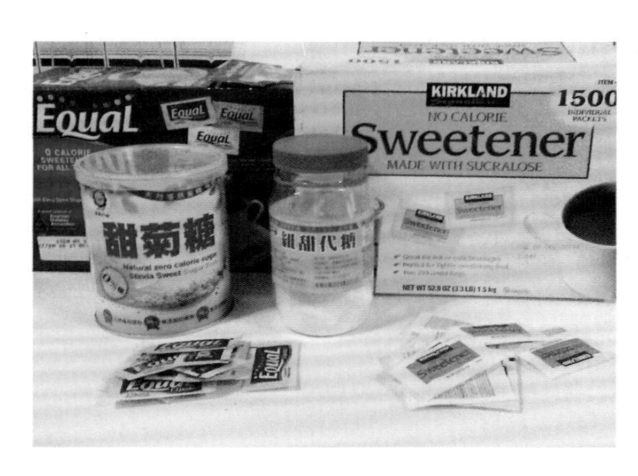

圖3-10　市面上有各種不同成分的代糖

第二節　化學合成食品添加物的分類

食品添加物有天然與化學製成兩種不同的來源。天然的食品添加物價格較高，導致食物成本提高，連帶著售價也會提高，因此價廉的化學食品添加物就成了最佳的替代品，許多沒有良知的商人毫不節制地濫用於攸關人體健康生命的飲食物質中，加上消費者本身的無知及欠缺飲食安全知覺，化學合成的添加物成了當今食品界的王道，甚至國際知名品牌藉著強勢行銷、避重就輕的訊息宣傳手法，或利用只看代言價碼卻不真實瞭解產品的明星藝人或網紅、部落客來說服消費者，讓錯誤的飲食烹調觀念變成真理，那才是可怕的現象。「只要一匙××雞粉，清水變雞湯，讓你省去熬高湯的麻煩。」「攝取鹽份太多不好，所以我用××雞粉來取代鹽，既鮮又美味。」影像中美麗賢慧的女主人調入一大匙，讓女性覺得我也可以如此輕鬆悠然地做菜！殊不知類似上述所說的鮮味劑不僅會麻木了舌頭對真正食材的感覺，更重要的是增加人體肝、腎的負擔甚多，長久下來肝病或洗腎之舉就成了無法避免的結果。

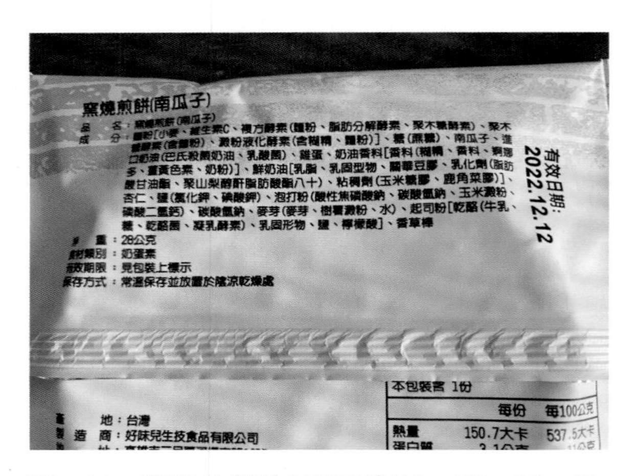

圖3-11　簡單的餅乾只需要麵粉、糖、蛋、奶油，但多數市售的品牌餅乾成分，已變得如此複雜

化學合成食品添加物的使用在商業飲食供應鏈上已是不可避免的趨勢，因為食品科技的發達可以不斷降低飲食成本，消費者以較低廉的價格取得飽足的快感，但卻也不得不承認不知何時得為過度依賴食品添加物製造出來的假食品、假食物，喪失對真實食材的品味能力，以及付出身體健康的代價。含三聚氰胺的毒奶事件及食品中添加塑化劑事件，更是讓我們看到生產者一心求利而罔顧人命的可怕作法（二〇〇八年中國大陸爆發奶粉中添加化工原料「三聚氰胺」事件，造成上千名新生兒腎衰竭及全世界含有奶製品成分的食品下架檢測及銷毀的損失，因為三聚氰胺不是食品級的添加物，不應出現在食品中，所以

全世界的食品檢驗均未將其列入檢查項目，直到毒奶事件爆發，而中國廠商將其加入奶粉中，只是為了提高奶粉中的氮含量以便通過檢驗），因此我們應該要充分瞭解化學合成的食品添加物的分類、使用的時機和可能帶來的不良影響，掌握這些重要的資訊，才能成為一個不受役於商業廣告的聰明消費者。

表3-1　化學合成食品添加物的分類、用途與影響表

種類	用途（使用目的）	常見品項	非法使用	影響
防腐劑	延長食品保存期限，常用於調味料、醬料、豆類及醃漬品等含水量高的產品	己二烯酸、苯甲酸、去水醋酸、丙酸及其鹽類等	硼砂、甲醛（福馬林）、水楊酸	有致癌風險，造成肝腎負擔
漂白劑	將食品中的色素褪色，常用於飲料、麵粉及其製品、乾貨等產品、免洗竹筷	亞硫酸鹽類及過氧化苯甲醯、過氧化氫等	吊白塊、螢光增白劑、甲醛	過敏、腹痛、噁心及嘔吐等症狀
著色劑（色素）	對食品產生著色作用，提供食品色澤，常用於生鮮食品、飲品、海帶等食品	食用藍色1號、食用黃色4號、食用紅色6號、金、葉黃素等	鹽基性介黃、桃紅精、蘇丹紅、奶油黃、銅鹽、銅葉綠素	肝、腎毒性，尿液著色，頭疼，心悸，癌症及染色體變異
調味劑	賦予食品風味，如：酸味、甘味、甜味等，常用於蜜餞、餅乾、糖果、即溶咖啡、飲料等各類食品	D-山梨醇、檸檬酸、琥珀酸、阿斯巴甜、L-麩酸鈉（味精）、糖精等	甘精（甜）	影響腦部發育、高血壓、腎臟病、致癌等風險；苯酮尿症患者無法代謝阿斯巴甜
品質改良劑	輔助食品加工、改良品質、釀造等使用，常用於烘焙食品、釀造及粉末食品等	氯化鈣、氫氧化鈣、三偏磷酸鈉、硫酸鈣、食用石膏等	溴酸鉀、氧化鉛	大部分為安全物質，氯化鈣長期食用會刺激食道以及胃腸道
抗氧化劑	防止食品氧化，常用於油脂、魚貝類、水產鹽漬品、乾燥穀物類產品	BHA、BHT、維生素E、維生素C等		對眼睛、皮膚有刺激性，可能對肝臟、腎臟和腸胃道有致癌性
保色劑	保持或促進食品的顏色，常用於肉製品或魚肉製品	亞硝酸鹽類及硝酸鹽類		可能產生畸胎，或導致突變、肝毒性以及誘發癌症
香料	賦予及增加食品香味，常用於飲料、麵包、餅乾等各類食品	乙酸乙酯、丁香醇、丁酸、香莢蘭醛等		噁心、嘔吐、呼吸急促、頭痛、暈眩、抑制中央神經系統、休克及死亡等症狀

（續）表3-1　化學合成食品添加物的分類、用途與影響表

種類	用途（使用目的）	常見品項	非法使用	影響
黏稠劑（糊料）	增加食品黏稠性或滑溜感，常用於啤酒、糖果、果醬、果凍、烘焙食品、飲料、冰淇淋等各類食品	阿拉伯膠、果膠、鹿角菜膠、玉米糖膠、海藻酸、CMC等		一般認為無毒或毒性極微，但大量攝取（50公克以上）可能導致腹瀉
膨脹劑	增加食品體積，使食品產生膨鬆效果，常用於麵包、餅乾、油條等各類膨化食品	碳酸氫鈉、明礬及合成膨脹劑等		頭痛、食慾不振、嘔吐、破壞呼吸系統、骨質疏鬆及貧血等
結著劑	增加食品保水性、乳化性、黏性，常用於肉製品及魚肉製品等	磷酸鹽類、焦磷酸鹽類、多磷酸鹽類等		阻礙鈣吸收，使血液中磷過多，影響體內鈣、磷平衡
乳化劑	讓水與油均勻混合的介面活性物質，常用於人造乳酪、口香糖、果醬、飲料、色素、冰淇淋、餅乾、巧克力、調味料等各類食品	脂肪酸甘油酯、脂肪酸蔗糖酯、羥丙基纖維素、鹼式磷酸鋁鈉等		一般認為無毒或毒性極微，過量危害較少發生
營養添加劑	補強或增加食品營養，常用於乳品、奶油、嬰兒食品、穀類食品、肉製品等	維生素、礦物質、胺基酸、檸檬酸鹽、番茄紅素等	三聚氰胺	噁心，口渴，多尿，肝、脾、心、腎等負擔及慢性中毒情形
殺菌劑	殺滅附著於食品上的微生物，常用於食用水及魚肉煉製品	過氧化氫、氯化石灰、次氯酸鈉及二氧化氯		胃痛、嘔吐、呼吸困難、困惑、昏睡及致癌性
食品工業用化學藥品	食品加工過程上所需的酸、鹼及樹脂類，常用於化學醬油、味精、食用油、水果罐頭、麵條等各類食品	氫氧化鈉、碳酸鉀、鹽酸、硫酸、離子交換樹脂等		腐蝕消化道、呼吸困難、嘔吐、腹瀉、干擾維生素吸收等症狀
溶劑	便於從原料中萃取油脂或精油、溶解香料或色素等用途，常用於香料、色素、抗氧化劑、口香糖、餡料、啤酒、啤酒花等各類食品	丙二醇、甘油、己烷、異丙醇、丙酮、乙酸乙脂及三乙酸甘油酯等		噁心、暈眩、腸胃疼痛、痛性痙攣、嘔吐、腹瀉、休克及死亡等情形

資料來源：整理自周琦淳等著，《圖解食品安全全書》，台北：易博士文化，2011年5月。文長安，〈從文明病——癌症的發生，談有機健康飲食〉，《中華飲食文化基金會會訊》，第15卷第1期，2009年2月。

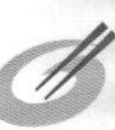

表3-2　食品中常見的安全問題或添加物

食品	很容易含有的問題
魚肉	福馬林、孔雀石綠、硼砂
青菜、水果	農藥
牛肉、豬肉	抗生素、瘦肉精
雞肉	抗生素、荷爾蒙
豆乾、豆漿	基因改造黃豆、消泡劑、防腐劑
罐裝果汁	塑化劑、色素、香精、糖精
牛奶	三聚氰胺
麵條	順丁烯二酸、漂白劑、防腐劑、磷酸鈉鹽、溴酸鉀
蛋糕、甜點	反式脂肪、人工甜味劑、香料、奶油黃
塑膠杯飲料	塑化劑、香精、色素（紙杯：甲醛）
免洗筷	漂白劑、防腐劑

表3-3　食品添加物在飲食上濫用的情形

食品添加物	作用	食材或食品
硫酸鹽類	漂白、防腐、保鮮	水產類、雞鴨類、竹筍、竹笙、番茄、茭白筍、蓮子、半天水（椰子汁）、一般食品漂白或保鮮
雙氧水	漂白、防腐、保鮮、增加Q度口	筷子、豆腐、豆乾、涼麵、蘋果麵包
磷酸鹽	保鮮、增加Q度	炸粉、鹼粽、魚丸、摃丸、基礎食品加工之食品
非必要胺基酸（鮮味劑）	抑菌、增鮮、價格便宜	味精、雞粉、濃縮鮮味、高湯粉、鮮雞塊
去水醋酸鈉	防腐劑、保存久、口感Q彈或更膨鬆	麵包、粉圓、麵條、饅頭、湯圓、米苔目、板條、布丁、發糕、年糕、芋圓等

資料來源：整理自文長安，〈從文明病——癌症的發生，談有機健康飲食〉，《中華飲食文化基金會會訊》，第15卷第1期，2009年2月。

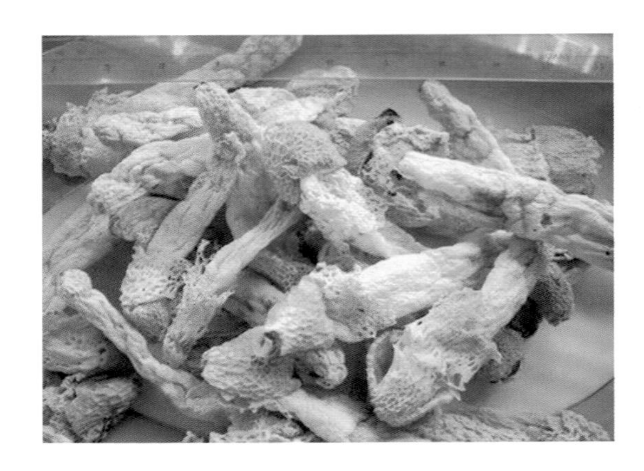

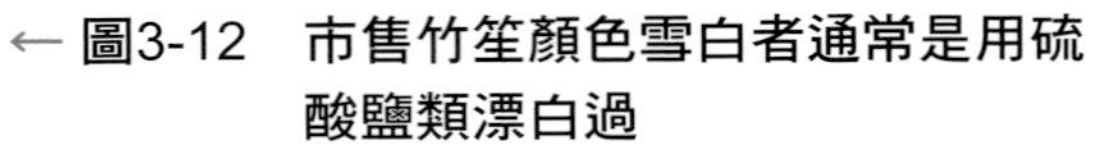

← 圖3-12　市售竹笙顏色雪白者通常是用硫酸鹽類漂白過

↙ 圖3-13　市面上常用的免洗筷大多經過漂白

↓ 圖3-14　市售紅龜粿的鮮豔紅色通常是使用了紅色色素

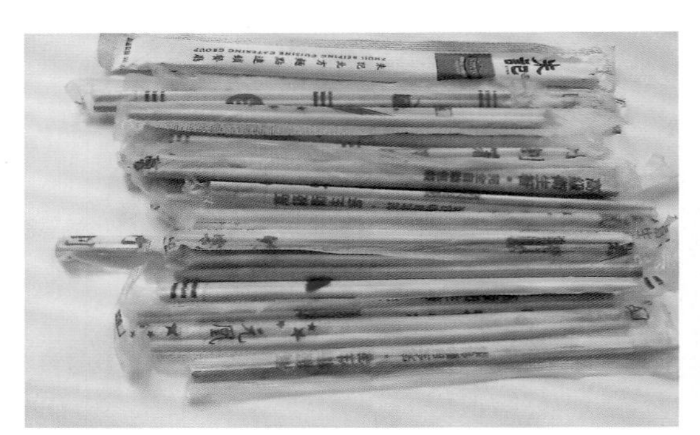

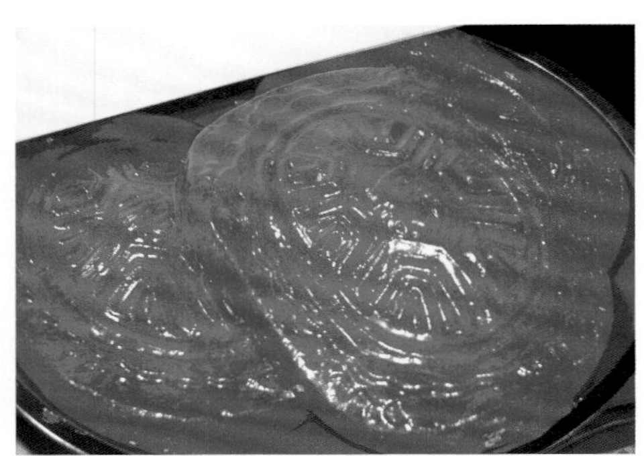

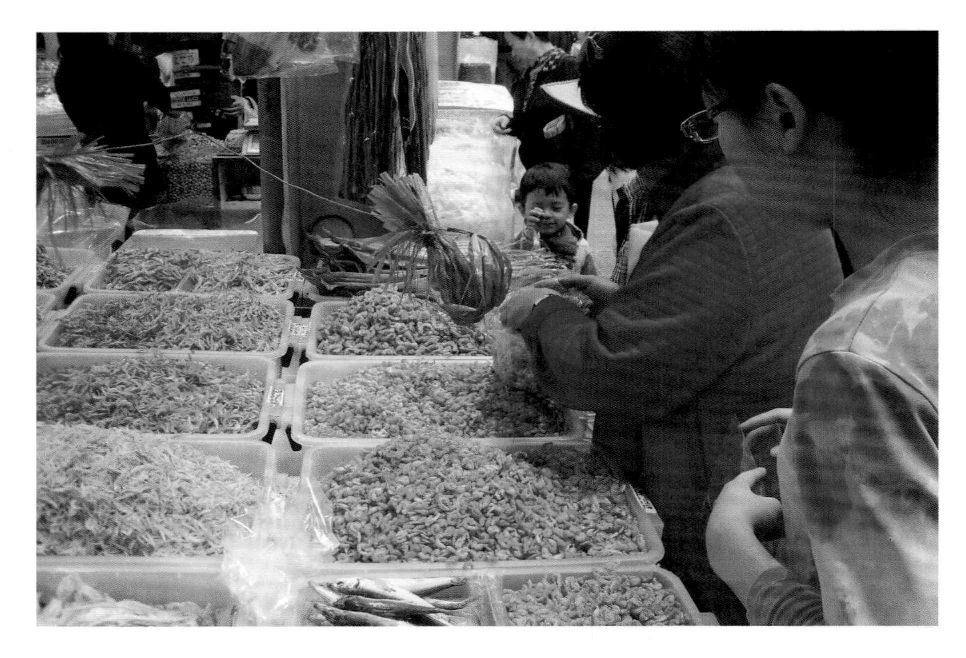

圖3-15　水產類乾貨中常添加了防腐劑、增色劑及其他添加物

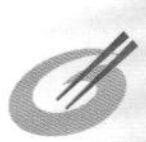

第三節　化學合成食品添加物盛行的原因與影響

食品添加物的起源來自於自然的成分，然而隨著環境的改變及食品科技日新月異開發的技術，使具有較佳功能性和多樣性的化學合成食品添加物迅速地取代天然的食品添加物，其他可能的原因和影響如下：

1.商業機制的操弄。許多食品出現安全的問題，多來自於業者為了使食品的保鮮期更長，或使食品更加美味、美觀，口感絕佳，甚至為了降低成本，所以忽視法規中所訂定的標準，有的甚至是故意為之。如鹼粽裏加入硼砂使其口感更Q，或像一些標榜零熱量的甜味飲料所使用的甜味劑，如醋磺內酯鉀的甜度是蔗糖的一百五十倍到兩百倍，只要添加一些些就能得到大量蔗糖所產生的甜味效果，且熱量趨近於零。

2.業者缺乏專業安全知識。業者缺乏專業的設備或專業人員進行合乎規範的操作，以致製作的過程中產生違規或過量使用食品添加物、抗生素或生長激素或農藥，造成消費者危害。養雞場過於密集的飼養並施以生長激素及抗生素，以促進雞隻快速長大和預防生病，結果造成禽流感發生，事發後不主動銷毀卻又將生病雞隻銷售至市場，讓不知情的消費者購買食用。

3.法規不嚴謹及檢驗單位的不積極，造成檢測漏網，無法有效即時地發現不合規定的食品。

4.個人不正確或不良的飲食習慣。如果消費者一味地追求又香又濃又純又Q彈的食物品質，就難怪生產者要挖空心思產出一些不自然的食物供給消費者，甚至更獲消費者的喜愛，例如愛喝各式酸甜飲料，殊不知飲料中常添加檸檬酸、色素、糖精或防腐劑等添加物，長期飲用對肝、腎皆有巨大傷害。除了飲品或搖搖飲所帶來的影響，近期更有餐廳飯店主廚指出，年輕人的口味越來越重，所以在調味時得加重鹹度及風味刺激感，才能獲得肯定。這無疑是國人未來健康的一大警訊。

5.個人體質的影響。對特定體質或疾病的人，會對污染物或食品添加物產生過敏現象，甚至危害生命。如氣喘病人對部分人工色素或含亞硫酸鹽的漂白劑過敏。有些對胺基酸過敏者可能因食用過多蛋奶製品或味精等鮮味劑而產生皮膚惡化、中毒的現象（註：有些標榜「無添加」、「不含防腐劑」的食品，可能使用調味劑或酸味劑，將食品的酸鹼值控制在可以抑制細菌生長及預防食物變色的微酸性範圍中，像檸檬酸、碳酸氫鈉，而這也是食品添加物的一種）。

6. 人體固然有自動調整及排除部分毒物的機制，但當不安全或含有毒性的食品進入體內的機會與劑量越來越多時，也代表身體內的各項器官必須更認真地執行去毒的工作，尤其是肝、腎等臟器，從國人罹患的疾病統計數據中發現肝病及腎臟疾病和癌症的罹患率居高不下的情形看來，國人除了環境惡化的影響外，最可能的疾病成因當屬飲食過程中的風險。

7. 影響下一代健康，造成肥胖、注意力不集中的孩童。從現代人的飲食習慣來看，孩童的飲食已偏向高糖、高熱量、鮮豔色彩的食物，孩童對化學添加物的耐受力相較於成年人就相對地弱小，但父母親常以糖果、餅乾作為獎勵小孩的工具，強化了孩子對這些食品的「另眼看待」和渴望，如果讓孩童經常食用含有人工色素及防腐劑、甜味劑或糖類的食品，明顯地就會有肥胖、過動的情況產生。

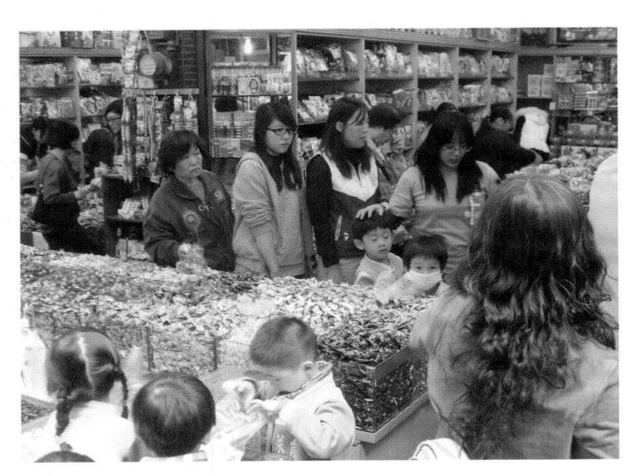

圖3-16 含人工色素、防腐劑、甜味劑的糖果、餅乾，易使兒童有肥胖、過動的傾向

第四節　去除食品添加物的處理法

從致癌性試驗的慢性毒性結果可知，每人每天若食用的食品添加物分量並不大，肝臟、腎臟尚可以代謝，但如果過量，久而久之，肝、腎經常過度工作，為了代謝吃進來的化學物質，當然就容易產生問題，更何況生活環境中還有許多其他的影響因子。如果一個飲食以食品加工品為主的飲食型態的人，那麼每天會吃進過量的食品添加物的可能性是非常大的。

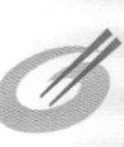

從最常見的食品添加物的用途觀之，消費者最常受惑於食物的潔白度、口感Q度、湯味鮮度、甜度，應特別留意食物中這幾個特性的表現程度是否合乎正常。此外介紹幾種去除添加物的食品處理方法：

一、去皮法

適用於帶皮的蔬果，如橘子、葡萄、胡蘿蔔，可有效減少食材表皮的灰塵、寄生蟲和農藥殘留。但如果表皮是可以食用而有營養的食材，就比較可惜，如蘋果。要去皮前應先將食材清洗乾淨，以免處理時污染了食材。

二、沖洗浸泡法

一般人常會因為食材表面看似乾淨，就馬虎清洗，像高麗菜、小黃瓜、苦瓜、棗子、蓮霧等。有些看不見的農藥殘留是需要藉沖洗的次數與較多的用水量去除。沖洗過程一定要確實澈底，用流動的水流，甚至須準備軟毛小刷子刷洗凹凸的表面，才能避除潛在的農藥或細菌危害。

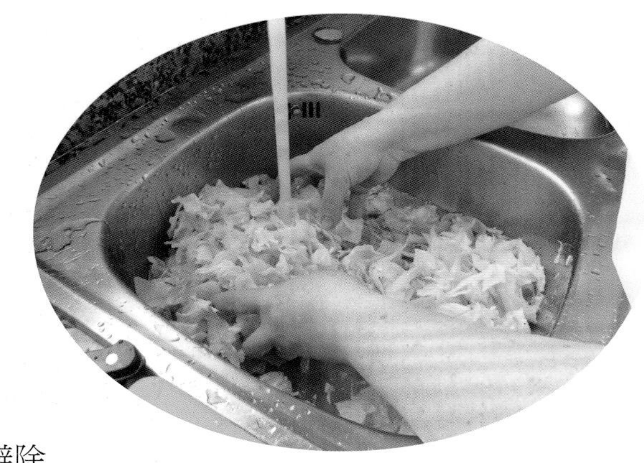

圖3-17　蔬菜清洗時應該澈底洗淨，以免還有農藥殘留

三、水燙法

將食材放入熱水中汆燙，一來可以殺死細菌，大大減少表面有害物質的殘留；二來可以溶出有害物質，如殺蟲劑、漂白劑。藉熱水汆燙法可除去雙氧水、漂白水存在的威脅，也可降低肉類所殘留的抗生素、荷爾蒙、脂肪，減少海鮮類殘留的有機汞、戴奧辛、抗生素、重金屬，或去除加工食品中的防腐劑、漂白劑、保色劑等添加物。

四、泡溫水法

利用泡溫水法溶出食品添加物和殘留藥物，如麵筋、豆乾、米粉、凍豆腐、榨菜、竹筌、小魚乾等乾貨。

五、儲放法

主要可降低農藥的殘留量，因為農藥有半衰期，會隨著時間緩慢分解，降低毒性，因此有些蔬果買回家可先放置兩天再處理食用它。

結　語

食品添加物的發現固然為人類的飲食世界帶來更豐富多元的變化和食品，促進了食品工業可能發展的範圍，甚至有許多信仰者更將其視為供應全球人口價廉物美的食物的重要元素，然而食品添加物的濫用及盲目的研發追求，卻也將真正的食物推向虛假的食品世界，同時也造成消費者健康上的問題，到最後全體國民的健康問題仍需要全民一起共同負擔承受。這幾年在國內的消費市場中所爆發的各種食安事件，清楚地看到食品添加物的使用已經氾濫無度，國人為此付出健康代價，國家為此國力不振，健保瀕臨破產。不論如何，飲食是一件人生要事，每日必需之行動，人體或多或少會吃進各種不自然的東西甚至有毒性的成分，雖然人體尚有防禦排毒的機制，對於過多的毒素就需更費力工作，終也會導致身體受損或癌症上身，如果能讓飲食回歸到最自然原始、安全安心的食物滋味，在這樣的飲食中就能減低身體受到毒害的機會，也可讓身體健康更有保障！

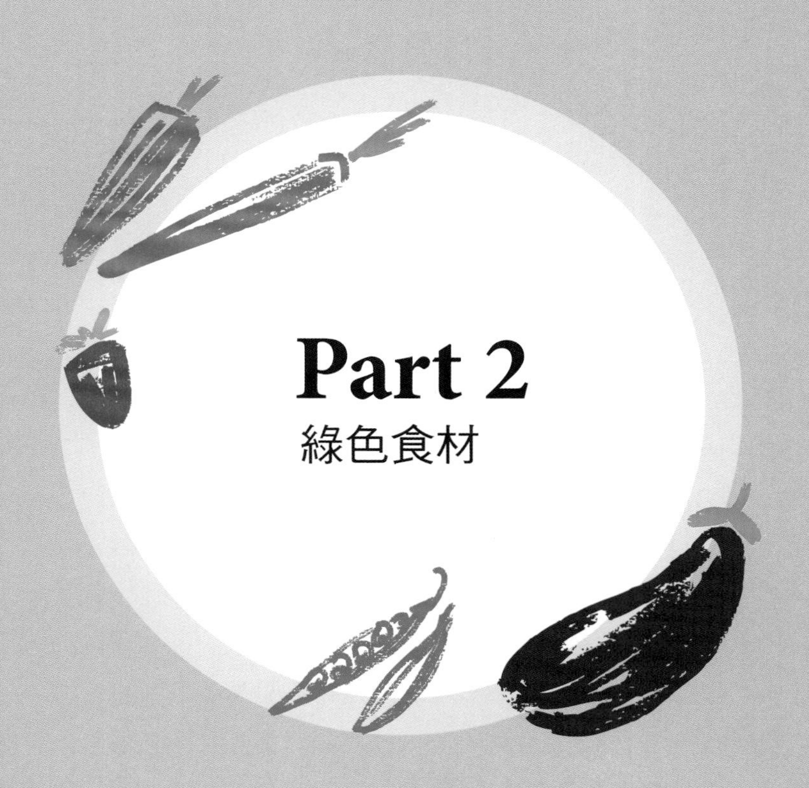

Part 2
綠色食材

好食材蘊藏無限的大愛

安全農產品的認識

第一節　優良農產品證明標章（CAS標章）

第二節　產銷履歷制度

第三節　有機農產品

結　語

健康的身體來自健康的飲食，健康的飲食從綠色、安全食材的選擇開始！

二次大戰前，尚未發明化學農藥之時，人類的農耕牧放方式以及飲食的原則，都是依附大自然的運行生生不息。二次大戰後，科學家卻應用戰爭時用來殺害敵人的生化藥劑，以減輕劑量的方式用來殺蟲，以為劑量很輕微，對人的影響可以減低，殊不知這些化學藥劑具有累積性，且不易排除，在人們忽略它的危險性，並且習慣依賴其為農耕工作帶來便利時，土地已積累了無數的毒害，環境惡化了，讓人們身體生病的機率越來越高。

國內環境隨著六〇年代工業經濟起飛後也隨之惡化，富裕後的社會為我們帶來更多的消費和浪費，不僅破壞山林資源，更破壞了傳統農耕的方式，透過科技改變原始物種特性，或以化學肥料加速食材成長，以化學藥劑減低病蟲害或細菌對物種的侵害，以保持較優品質。而在加工食材過程中，也發現許多的廠商罔顧道德，以不安全、不衛生和不人道的方式，製成食品提供給消費者食用，為此政府隨著社會發展的需求，推動一系列的安全食材、食品規範和標示，希望透過輔導教育農民有與時俱進的農作觀念及能力，耕植安全的作物，一來保障農民的耕作收益，二來保護廣大民眾的飲食生活，三來可提升我國的農業經濟水平，促進農業永續的發展。近年來時常發生領有安全認證標章的食材或食品，卻爆發不安全超標或含有毒性成份的事件，顯示政府農政、衛生單位對安全認證標章的作業管理，應有更嚴格的把關和稽查，避免類似的情形重複發生，傷害安全認證標章的公信力，也連累了其他通過認證的廠商和產品。所有消費者為求飲食安全的保障，除應持續對政府農業及飲食消費政策的關注與鞭策外，本身對安全食材的選擇知識應努力充實。推動認證標章是為了讓廣大的消費者有一個較為安心的選擇，因此對各項認證標章的認知瞭解，是選擇安心食材的第一步驟。

第一節　優良農產品證明標章（CAS標章）

CAS是由Chinese Agricultural Standards中國農業標準三個英文字母所組成，在民國七十五年左右有鑑於國人飲食消費水平提高，對飲食衛生安全的要求也逐漸提高，因此先以當時尚有衛生疑慮的豬肉加工品開始推行優良肉品標誌制

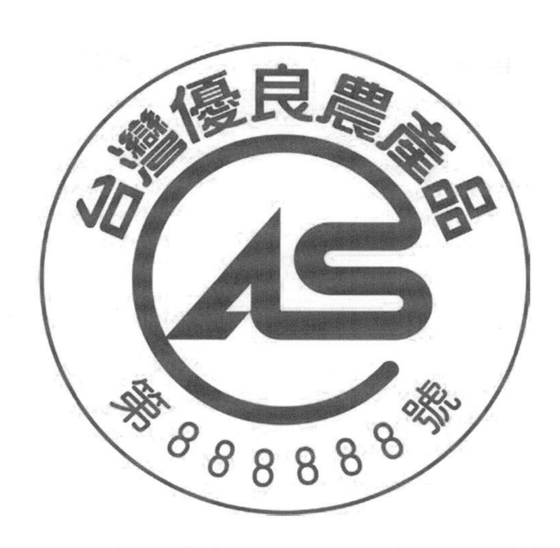

圖4-1　優良農產品證明標章（CAS標章）

度，民國七十七年增加優良冷凍食品標誌，提升了國產冷凍食品的品質及製程改善，也帶動國內冷凍食品的蓬勃發展，而後幾年間陸續有不同類別的優良產品標誌推出，一直到民國八十四年農委會訂定CAS優良食品標準作業須知後，整合為CAS優良食品標誌制度。CAS食品品類中有部分是調理食品，在產品製作的過程中為了讓產品呈現較好的外觀、色澤、口感、味道、防止細菌滋生並延長保存期限等目的，因此可以加入標準劑量內法定的食品添加物，以達到提升品質、增進產品的附加價值。隨著國人飲食生活型態改變，要求飲食品質提高等因素，對半調理及調理食品的需求量擴增，因此CAS標章認證是國內消費者在選擇食材時的重要參考依據，如此發展，更顯得政府相關單位落實檢核行動的重要性，製造的廠商更要本著良知道德，給予消費者安全美味的產品。

CAS優良食品有幾個重要的特色：

1.以國內農畜水產為主原料，在地食材在地生產。其產品類別、品質規格標準及標示內容均要符合食品衛生法規規定，並且要明確地標示。國內CAS優良食品目前有十五大類，分別為肉品、冷凍食品、蔬果汁、食米、醃漬蔬果、即食餐食、冷藏調理食品、生鮮食用菇、釀造食品、點心食品、蛋品、生鮮截切蔬果、水產品、生鮮蔬果、有機農產品等。CAS優良食品可以將部分生產太多的農作物予以加工製造成調理或半調理食品、冷藏冷凍食品提供消費者選擇，面對婦女就業及外食人口增加的飲食趨勢，以上幾類食品都深具發展潛力，因此CAS的認證與把關就更加重要。

2.產品的製作須在經過認證通過的工廠中製作，再認定產品品質是否符合規定，以確保產品是在高品質有安全製程的工廠生產。

3.注重工廠自主管理。CAS優良食品製造工廠的衛生管理及食品微生物檢驗人員，均須經過第三公正單位核訓通過給予證書，並定期填報自主檢驗報告表，提供執行單位追蹤考核。近年來隨著國際上推動導入食品工廠之衛生管理系統（HACCP），因此國內CAS廠商也陸續適時導入HACCP，以使產品品質與管理的水準有更嚴謹的掌控。

CAS優良食品編號統一使用六碼表示，前二碼是產品類別編號，第三四碼是工廠編號，第五六碼是產品編號。 CAS的產品各有該品項的重要檢核點：

1.肉品類（冷藏、冷凍生鮮豬肉、禽肉及豬肉、禽肉加工製品）：動物體於屠殺前須先檢驗有無抗生素及磺胺劑等藥物殘留，須合乎人道屠殺且屠體不可碰觸地面。屠宰後之屠體應立即預冷處理，在衛生安全的環境中進行分切、包裝等作業。若有使用亞硝酸鹽等食品添加物，則應完全符合法規規定，包裝及標示明確清楚，如香腸製品標示（**圖4-2**、**圖4-3**）。

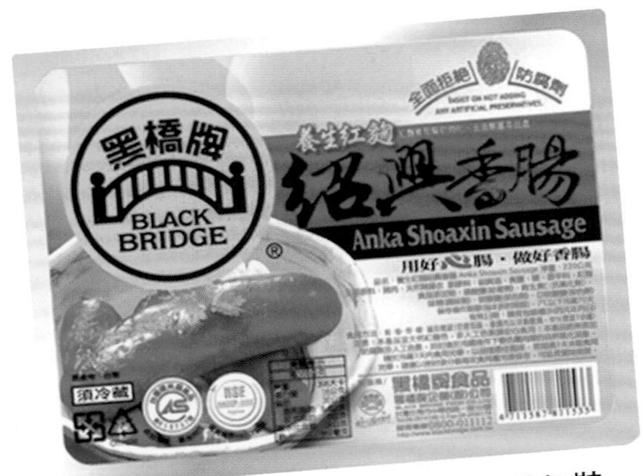

圖4-2　一般市售冷藏香腸的外包裝

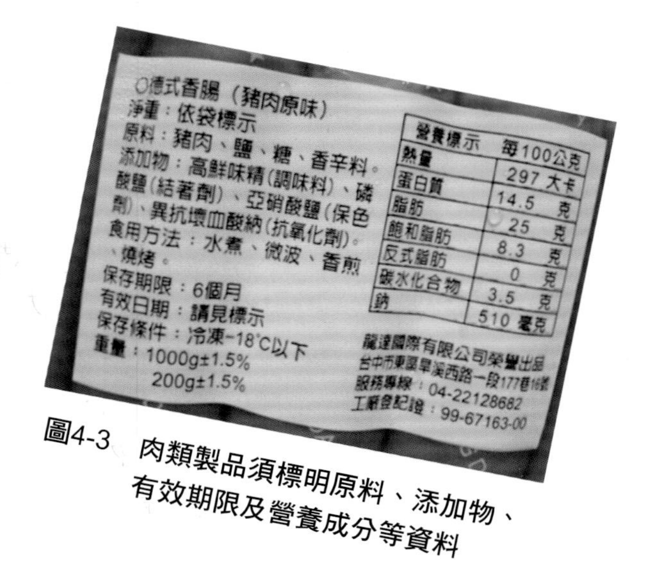

圖4-3　肉類製品須標明原料、添加物、有效期限及營養成分等資料

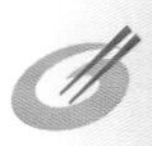

2.生鮮食用菇類；CAS食用菇類規範產品品項大概有金針菇、香菇、木耳、鮑魚菇、洋菇、秀珍菇、柳松菇、鴻喜菇及杏鮑菇等，須嚴格檢驗農藥殘留或部分漂白劑，保存溫度7-0℃低溫配送陳列。

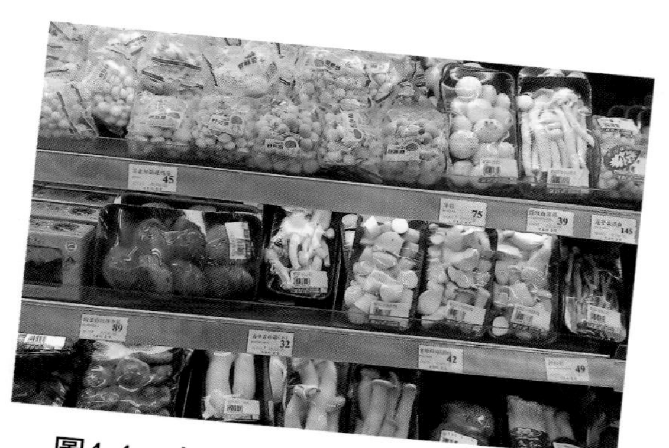

圖4-4　市售菇類有各種不同的品種

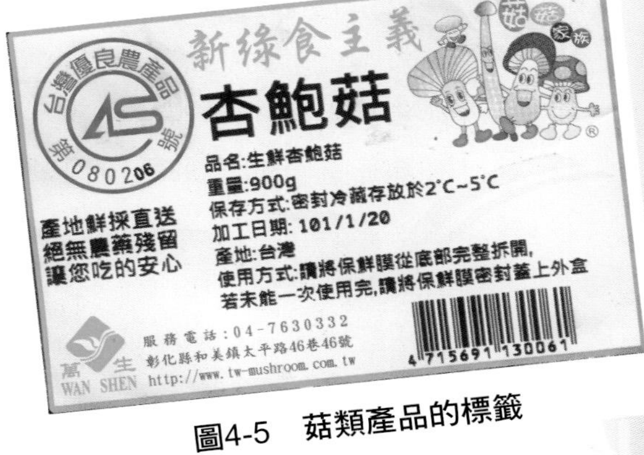

圖4-5　菇類產品的標籤

3.生鮮蛋品類：目前只有生鮮洗選有分級雞蛋，分為S、MS、M、L、LL等五級，須經過良好的飼料品質管理及採集蛋粒處理流程嚴格管制，才能獲得標章認證。

圖4-6　洗選蛋的標籤

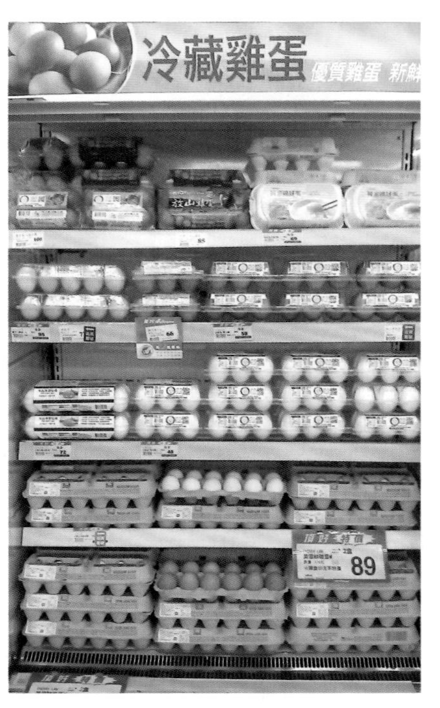

圖4-7　超市或賣場中有各種新鮮洗選雞蛋

4.米類：現在多數的家庭為小家庭型態，買米的習慣也不同於以往，陳列在大賣場裏小包裝的優質米（2～3公斤裝），已取代早期到米店買米的方式。這些包裝米由農民在特定適栽區選種適合的稻米品種種植，並有符合安全標準的田間管理過程，通過不定期的檢驗重金屬含量、農藥殘留量及黃麴毒素等，最後提供給米廠或特定米商集中，碾製成外觀飽滿、光澤透明的米粒，搭配完整的標示和包裝，在市面上販售供消費者選購。

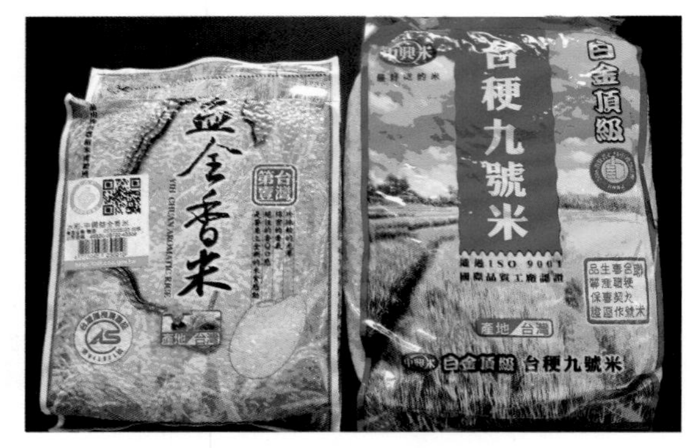

圖4-8　市售的包裝米

5.冷藏調理食品類：這類食品預計未來成長的速度將隨著就業婦女增多、家庭飲食型態的改變等因素而快速成長，這類產品極重要的是溫度和時間的管理及微生物控制技術，要求在儲運及銷售期間都要將溫度控管在0～5℃以下、凍結點以上的溫度，食品中所添加的食品添加物必須合於規範，而且絕不可添加防腐劑或其他違禁之食品添加物，冷藏調理食品的保存期限較短，通常3-7天，所以要特別留意其製造日期及有效期限。

6.冷凍食品類：像水餃、包子、火鍋料等，由新鮮蔬菜、魚、肉類原料迅速加工處理，最關鍵處在於須經－30℃以下溫度急速凍結製程才不會破壞材料的組織結構，保持其新鮮度和營養價值，又冷凍食品絕不可添加防腐劑，冷凍食品可保存較長的時間，但也要注意其最佳的賞味期限。

冷凍冷藏食品除了在製造過程中對溫度的管控特別要求，其實在運送及銷售過程中都要維持冷凍食品在－18℃的低溫，冷藏食品也須在0℃~5℃左右的低溫，且要做到工廠、配送車、物流分配理貨過程、賣場等全程低溫控制才能有安全保證，所以有部分在一般傳統市場開架販賣的冷凍冷藏食品，其實是暗藏危機。消費者可以從產品的結晶狀況判斷，急速凍結的冰晶較小，而解凍後再凍結的冰晶體會較大。此外也希望政府對CAS廠商及產品應經常性及不定期地檢驗，以確保領證的廠商完全遵循規範標準生產，保障消費者飲食的安全同時建立政府的公信力。

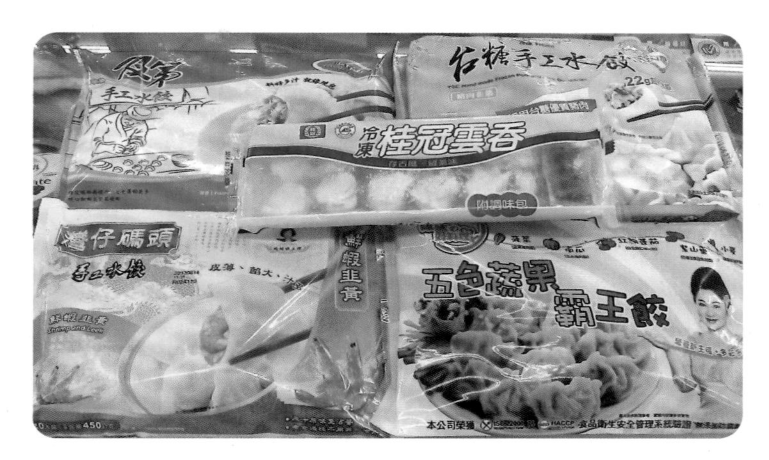

圖4-9　市售冷凍食品有各種不同的品牌及口味

最後在選擇CAS食品時也要注意查看包裝上是否有清楚的產品相關訊息標示，例如製造日期、有效期限、內容物分析等，若有太多消費者看不懂的物質名稱，應分別查閱資訊，瞭解後再選擇採購，避免攝入過多的添加物；同時也可以用眼睛觀察食品的狀況，是否包裝良好、可有破裂或破碎的內容物，冷凍商品可察看其冰晶大小，判斷是否有反覆解凍冷凍的情形；冷藏商品如肉類或水產類是否有出水或變色，從工廠生產、運送到商場或市場展售的過程中，任何一個環節都要注意，才能確保食品的安全性。儘管如此，筆者仍是建議消費者多購買天然的食材，少使用加工的食品，才能減少身體負擔和可能的傷害。

第二節　產銷履歷制度

農產品產銷履歷制度的雛形來自英國，起因為一九八五年四月英國肯特郡發現第一頭瘋牛，一九九六年歐洲各國及加拿大、阿曼等國陸續發生狂牛症，因此歐盟決定導入食品生產履歷制度作為因應的對策，從二〇〇五年將食品產銷履歷納入《食品法》規範項目開始實施，二〇〇八年全面施行。日本在二〇〇一年發生狂牛症後也開始推動此一制度，我國則在二〇〇三年間開始試辦。

農產品產銷履歷是一種從農場到餐桌所有產銷資訊公開、透明化並可追溯的一貫制度。國際上實行的農產品管制制度主要由兩個部分雙管齊下，一是良好的農業規範（GAP）的實施及驗證，另一個則是建立農產品生產履歷追溯體系，以利追蹤農產品的生產製作過程中是否依照衛生安全標準操作，並且可以追查食品安全事件發生時的問題點，以便釐清責任並且迅速地移除問題產品，所以即使是國外進口的商品均可透過此一流程回溯問題點所在。

台灣初期以外銷的芒果、毛豆等八項產品建立產銷履歷紙本記錄模式。二○○四年起針對米（花蓮、南投）及根莖類大宗蔬菜馬鈴薯、胡蘿蔔及牛蒡（雲林斗南），導入作物生產履歷制度的示範體系，協助農友從生產到採收、運銷的過程，針對農藥、肥料及相關生產資材的投入等資料，利用個人數位行動助理（PDA）及田間監測器（field server）加以詳細記錄田間生產資訊，並於採收紙箱或市售包裝上貼產品識別標籤，在網路上建置生產履歷記錄。二○○五年擴大推動，並建置台灣農產品安全資訊追溯網，現改為產銷履歷農產品資訊網（https://taft.coa.gov.tw），使消費者可以透過網路查詢農產品產銷履歷等資訊。

產銷履歷制度有八大核心價值：(1)可追溯生產歷程；(2)SOP系統化生產；(3)注意友善環境的種植方式；(4)維持作物健康管理；(5)注重動物福利（人道飼養）；(6)需由第三方驗證食材的安全狀況；(7)所有資訊應透明公開；(8)消費者可以鮮享在地食材。這是值得生產者努力執行，落實產品或食材生長製造過程中誠實的紀錄，是生產者自我鞭策、生產真實產品的一項措施，也是能讓消費者安心、放心的一種保證，甚至在最壞的傷害事件發生時，也能快速地掌握到問題點，避免傷害、損失擴大。台灣在二○一三年發生毒澱粉及毒油、假油事件後，政府立法推動食品內容物清楚標示及加重罰則政策。事實上應發揮台灣

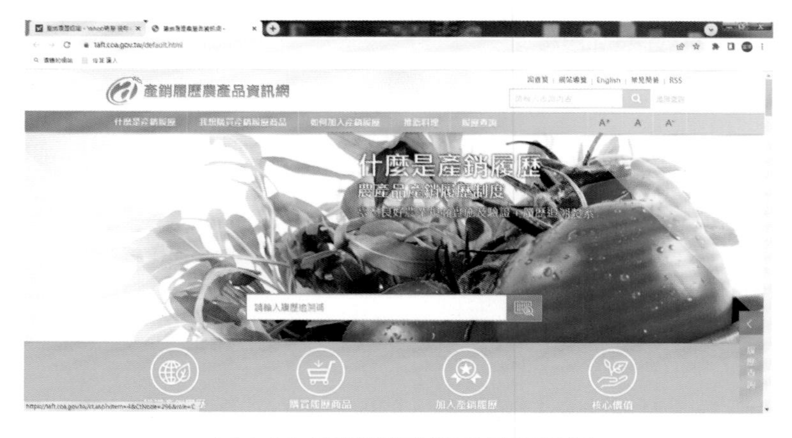

圖4-10 產銷履歷農產品資訊網

產銷履歷如何查？
查詢方式有兩種：
1.掃描QR Code快速查詢
2.將追溯碼輸入「產銷履歷農產品資訊網」(https://taft.coa.gov.tw)查詢
QR Code
芫荽-芫荽 30公克
追溯碼與查詢網址
https://taft.coa.gov.tw
查詢方式1
掃描產品上的二維條碼
查詢方式2
至「產銷履歷農產品資訊網」輸入號碼查詢

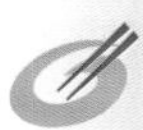

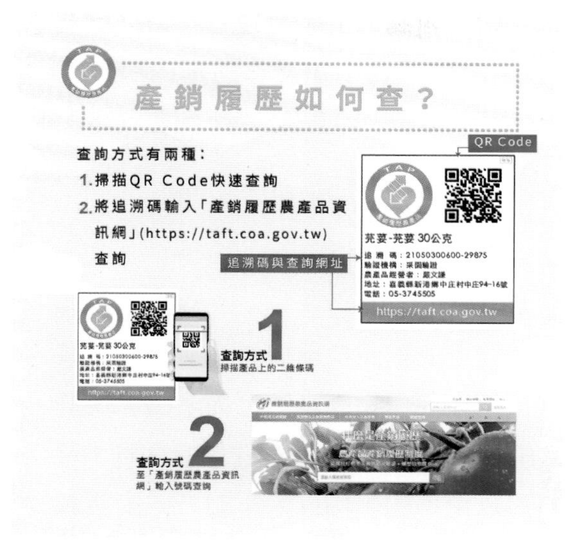

圖4-11　產銷履歷如何查詢

資料來源：產銷履歷農產品資訊網（https://taft.coa.gov.tw/public/data/112288401071.pdf）

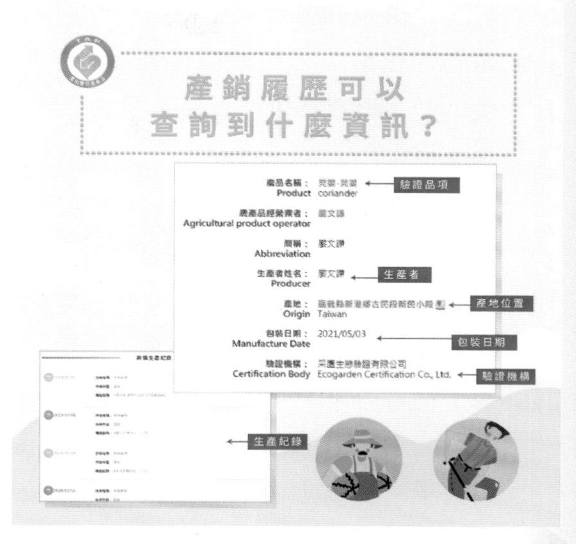

圖4-12　產銷履歷可以查詢到什麼資訊？

資料來源：產銷履歷農產品資訊網（https://taft.coa.gov.tw/public/data/112288401071.pdf）

查詢近期產製的產銷履歷農產品
產銷履歷農產品資訊網-履歷查詢頁面
查詢近期包裝之產品資訊
產銷履歷農產品資訊網
履歷查詢

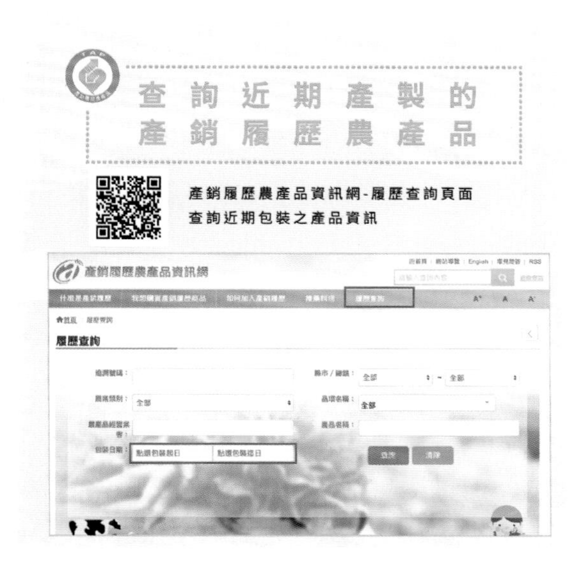

圖4-13　產銷履歷查詢頁面

資料來源：產銷履歷農產品資訊網（https://taft.coa.gov.tw/public/data/112288401071.pdf）

資訊科技及農業科技的優勢，政府應要求、輔導廠商及生產者建立履歷系統，並勤加抽檢，盡到確實監督之責。「誠實」、「真實」才是當前國內所有餐食、食品廠商及生產者最需要的行動。

第三節　有機農產品

二次大戰後，因為科學家將用於戰爭的有毒藥劑減量用於農業耕作上，減輕了農民田間管理的工作，但也造成了環境惡化、作物含毒的恐怖危機。一群有識之士乃開始倡導有機農業（organic agriculture），organic有古代的意思，意指最早的農業生產是沒有化學農藥及肥料可以使用的，均以天然的方式去產製可治蟲害或病毒的藥方，用剩餘的材料或天然的物材配搭發酵肥料，因為都取自自然，所以就沒有污染的問題。

其實世界有機農業的發展在國外起源很早，一九二四年時即有德國人開始提倡有機農業，一九三五年，日本岡田茂吉生倡導自然農法，並於一九五三年成立自然農法普及會。一九四〇年，英、美兩國有機農業萌芽，一九七〇年後才真正受到重視與推動，對照卡爾森女士一九六二年《寂靜的春天》出版時間，已過了二十多年，化學藥劑的使用已顯現對環境產生可見的變化，同時引發了具危機意識的群體積極敦促政府行動，而早期宣導發展的國家都是較先進的工業國家，一九八〇年後，這股風潮才在世界蔓延開來。

在台灣，十多年前，「有機」（organic）兩字，除了一群因健康因素改變原有飲食或使用習慣的忠實擁護者外，在國內消費的氛圍中似乎也成為一種時尚的代名詞。嚴謹的「有機」的定義是生產者慎選安全、自然、無基因改造的種原，在生產或農作物耕種時不使用任何化學肥料，不用藥，不用毒，不用人為力量干擾作物或動物自然生長的步驟，完全以自然耕植、蓄養的方式，讓他們與自然環境或成長的環境形成一個良好的循環；除此之外，在後續的加工製造過程中所使用的加工材料，除了鹽和水之外，也同樣是有機的產品，才能稱之為「有機農產品」。

台灣更嚴格地要求有機的農產品必須經過第三方公正驗證單位檢驗，且藥物零檢出，才是有機產品。但隨著地球氣候的變遷，和台灣環境的改變，一個

想進行有機農業的園區可能受到空汙的影響，而使得農作物受到汙染，如此想有機耕種的農民可能卻步。於是這段期間有許多名詞的出現，例如自然農法、無毒農業、環境友善農產品、生態農法、秀明農法，事實上各個國家對有機農業的定義標準並不一致，但最重要的核心價值是確保生產過程不汙染環境及食物。根據農委會的定義：有機農業是遵守自然資源循環永續利用原則，不允許使用合成化學物質，強調水土資源保育與生態平衡的管理系統，並達到生產自然安全農產品目標之農業。

美國國家有機標準局（NOSB）對有機農產品生產的定義：「一個勇於提升和強化生物多樣性、生物循環再生和土壤生物活動，以生態為導向之生產管理系統」。因此種植有機作物或培養有機食材，需要農人特別地用心用力，還要和大自然的昆蟲、病毒、天候打商量，才能盼得有些較好的收成，有機生產者所用的心思與付出可見一斑。

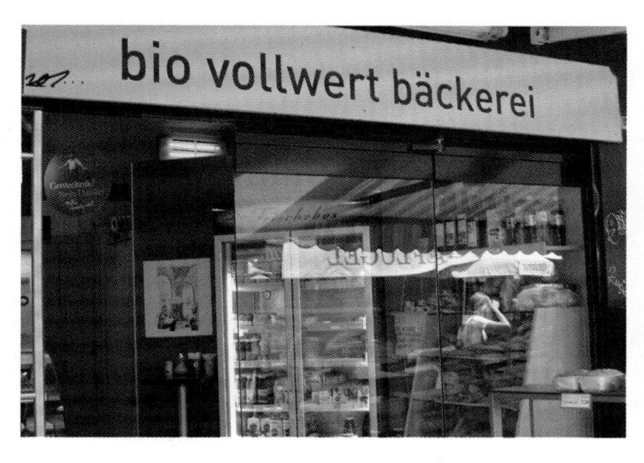

bio vollwert bäckerei

圖4-14　奧地利有機麵包店

France Fromages

圖4-15　國外的有機商場

圖4-16　大型有機市場一隅

Thank you for visiting an
ORGANIC WINERY!
By your visit, you are a fellow steward of our planet.
By your visit, you are sharing your awareness.
By your visit, you are a vital contributor to the quest for mankind, now seven billion of us, to be sustainable.
By your visit, models of permaculture * can be established.
By your visit, our statement to the world can be heard.
*Permaculture is man and nature working together to not only be sustainable but to actually give back in significant proportion.

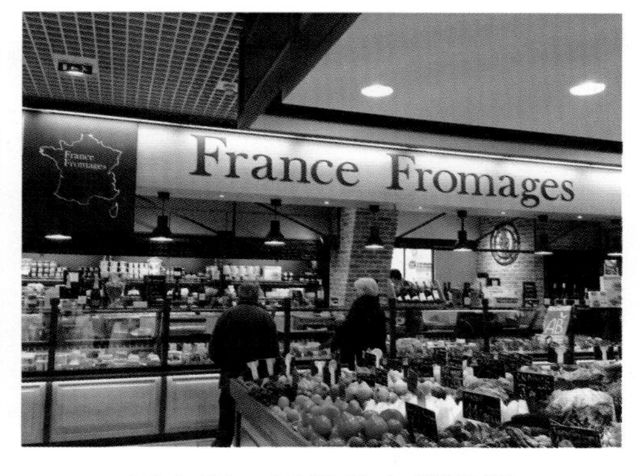

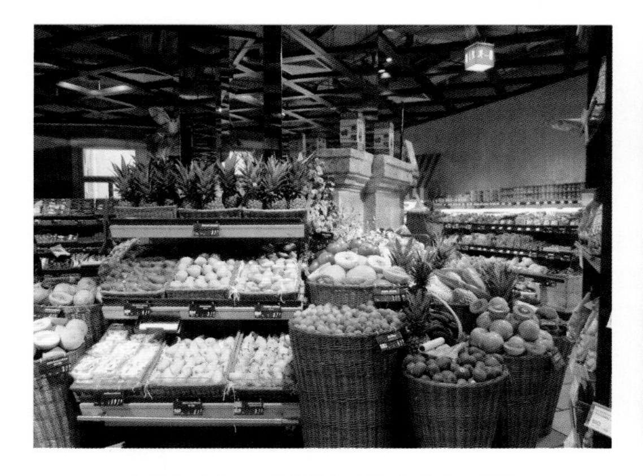

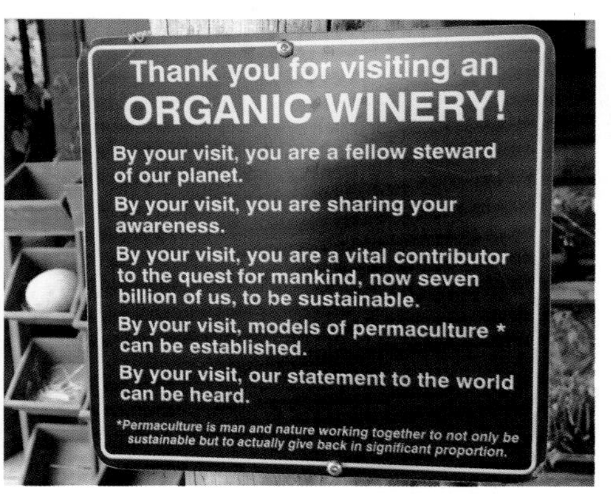

圖4-17　有機酒莊

台灣有機農業的發展較晚在一九八〇年後，其發展的歷程如**表4-1**。

表4-1　有機農業認證制度的發展歷程

時程	事件
1986	邀請有關的專家學者評估在台灣這種地理環境之下，實行「有機農業」的可行性評估，評估結果認為在技術上是可行的。
1987	中華農學會年會中傅益永先生等五十人提案在台灣地區進行有機農業之研究。
1988	「有機農業可行性觀察試驗計畫」開始執行。
1990	1.推動「有機農業先驅計畫」。 2.財團法人國際美育自然生態基金會成立。 3.開始辦理田間示範。
1991	「台中區農改場永續性農業研究小組」成立。
1992	世界永續性農業協會（WSAA）台灣分會籌備會成立。
1993	1.台北主婦聯盟推行「共同購買」。 2.內政部同意籌組中華永續農業協會籌備會。 3.「社團法人中華永續農業協會」正式在台中中興大學成立，並開設「永續性農業系統」課程。 4.宜蘭地區成立「宜蘭縣有機農業協會」。
1994	中華永續農業協會，核准成立。
1995	1.省農林廳訂定四類作物（稻米、茶、蔬菜、水果）有機栽培執行基準，輔導栽作面積131公頃。 2.漢聲雜誌社陸續出版了三本介紹有機農業方面的專書，有機農業開始受到文化界的重視。 3.國際美育自然生態基金會公布MOA自然農法執行基準（台灣版）並實行。 4.台南區農業改良場舉辦台灣有史以來第一次的「農作物有機栽培成果發表會及展示展售會」。
1996	1.一九九五年起經由各區農業改良場選定農戶辦理有機栽培試作，積極辦理示範、觀摩及展售。 2.在農委會召開有關有機農產品認證方式的行政法規。
1997/1	訂定「有機農產品標章使用試辦要點」，作為各區農業改良場、茶業改良場辦理驗證之依據。
1998	省農林廳除增訂農作物有機栽培實施基準及適用資材外，並彙編十八種作物有機栽培田間管理方法，有機產品規格，以及設計有機農產品標章及制定認證作業試辦要點，獎勵農民生產具發展潛力之有機農產品，四類作物有機栽種面積及有機農戶擴增一倍。
1999/3/15	訂定「有機農產品生產基準」、「有機農產品驗證輔導小組設置要點」、「有機農產品驗證機構申請及審查作業程序」，作為推廣有機農業及輔導民間團體辦理有機農產品驗證工作之依據。

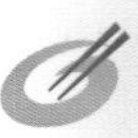

（續）表4-1　有機農業認證制度的發展歷程

時程	事件
2000/6/22	公告「有機農產品驗證機構申請及審查作業程序」，作為審查驗證機構申請案件之依據。
2003/2/7	修正「農業發展條例」第二十七條第二項，賦予有機農產品相關管理法規之法源依據。
2003/9/15	配合「農業發展條例」之修正，重新訂定發布「有機農產品管理作業要點」、「有機農產品驗證輔導機構資格審查作業程序」、「有機農產品生產規範－作物」，原公告「有機農產品生產基準」等行政規則，則於同日停止適用。
2003/10/31	訂定「有機農產品生產規範－畜產」，作為有機畜產品之生產依循。
2004/12/15	訂定「優良農產品證明標章認證及驗證作業辦法」，有機農產品納入CAS優良農產品體系。
2005/12/30	依據「優良農產品證明標章認證及驗證作業辦法」，制訂「申請使用CAS有機農產品標章評審作業程序」、「CAS有機農產品品質規格標準與標示及標章使用規定」、「CAS有機農產品生產規範－作物」。
2007/1/29	為提升農產品與其加工品之品質安全，維護國民健康及消費者之權益，總統令公布「農產品生產及驗證管理法」。
2007/5/16	修正「國產有機質肥料品牌推薦作業規範」。
2007/6/7	依據「農產品生產及驗證管理法」，訂定「農產品驗證機構管理辦法」。
2007/6/14	開始啟用產銷履歷產品（TAP）、有機農產品（OTAP）、優良農產品（UTAP）三大農產品驗證標章。
2007/6/29	依據「農產品生產及驗證管理法」，訂定「農產品標章管理辦法」。
2007/7/6	依據「農產品生產及驗證管理法」，訂定「有機農產品及有機農產加工品驗證管理辦法」，落實有機驗證制度。
2007/7/27	依據「農產品生產及驗證管理法」，訂定「進口有機農產品及有機農產加工品管理辦法」。
2007/9/20	訂定「有機農產品及有機農產加工品檢查及抽樣檢驗結果處置作業要點」，以落實法規之執行。
2007/11/19	農委會公布「有機農產品驗證機構認證作業要點」。
2008	國際美育自然生態基金會、台灣省有機農業生產協會、慈心有機農業發展基金會和台灣寶島優基農業發展協會，通過農委會認證，成為有機農產品的驗證機構。

資料來源：整理自農委會、有機農業全球資訊網。

以我國有機農業中的畜產品為例，有機畜產品要通過驗證必須符合：(1)土地必須經過轉型期，確保土地的無毒性；(2)畜產來源應為有機，若引入非有機畜禽應經轉型期；(3)重視動物福祉，應提供畜禽接觸土地、陽光及新鮮空氣之

小專欄

不用藥如何種出好蔬果？

1.培育健康肥沃的土壤。
2.選擇體質強健抗病的品種。
3.適時適地適作栽培。
4.輪作。
5.種植使昆蟲不愛侵襲的時蔬，如九層塔。
6.運用適當的防治方法，如物理防治法、生物防治法、自然農藥防治法（如蒜頭液、苦茶粕）。

生長條件，不得籠飼，並有飼養密度之規範；(4)必須提供足夠的有機飼料，至少須佔全部飼料的80%，且飼料中嚴禁添加生長促進劑、畜禽屠宰副產品、抗生素、化學藥劑等物質；(5)畜禽的保健管理應採取預防疾病重於治療之原則，允許使用合法且需要的疫苗接種，但禁止使用對抗療法之化學合成藥品或抗生素進行預防性治療；(6)需有完整確實可追溯的相關養殖記錄、交易憑證等證件以供查核（鄭玉磬，2012）。

有機農產品因為強調不可使用化學肥料及農藥，因此在培植過程中會比一般農業生產的農作物耗費較多的心力，且總體產量並不多，加上產品都必須經過公正專業有機認證機構檢驗認證，所費不斐，因此目前市場上販售的有機產品，價格會比一般農業生產的產品較高，基於此，有機農產品的標章便成為區別判斷的重要依據，同時也是保障生產者與消費者的權益。依據「農產品生產及驗證管理法」第五條規定，農產品、農產加工品在國內生產、加工、分裝及流通等過程，須符合中央主管機關訂定之有機規範，並經檢驗者，始得以有機名義販賣，才可以張貼有機標章或標示。且一次驗證之證明有效期間為三年，在這期間驗證機構應定期或不定期追蹤檢查每年至少一次，以維護驗證公信力。我國有機農產品驗證機構與標示如**表4-2**。國外有機驗證機構與其他非官方協會的驗證機構如**表4-3**。

有機食材的培植比一般慣行農法培養的食材來得艱辛，尤其是前幾年的時間，土地需要休息培養，恢復地力，才能有自然肥沃的土壤，種植的過程中不能施藥驅除蟲害病菌，只能以天然物質驅蟲或抗菌，多數作物常有殘缺不甚完美，但卻是「一步一腳印」慢慢積累成長而成，所以細細品嚐可以感受有機作物質地較為扎實，風味較佳，可儲存較長的時間，依舊具有良好的口感和外觀。

近兩、三年有許多科技業紛紛跨足食材生產的行列，利用LED燈不同的波

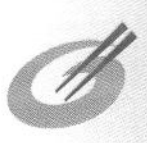

表4-2　我國有機農產品驗證機構與標示

認證標章	驗證機構名稱	有機認證範圍		
		農糧產品	農糧加工品	畜產品
台灣有機農產品 AS ORGANIC 慈心有機 TOAF Tse-Xin Organic 123456789	財團法人慈心有機農業發展基金會	V	V	
台灣有機農產品 AS ORGANIC MOA	財團法人國際美育自然生態基金會	V	V	
TAIWAN ORGANIC 有機農產品 中華驗證 COAS ORGANIC	中華驗證有限公司	V	V	
台灣有機農產品 AS ORGANIC TOPA AA1234	台灣省有機農業生產協會	V	V	
台灣有機農產品 AS ORGANIC 中央畜產會 PCA07 OA123456	財團法人中央畜產會			V
台灣有機農產品 AS ORGANIC AGRICULTURAL PRODUCTS 有機農產品 FSII 暐凱國際 0123456789	暐凱國際檢驗科技股份有限公司	V	V	
台灣有機農產品 AS ORGANIC FOA 123456789	台灣寶島有機農業發展協會	V	V	
TAIWAN ORGANIC 有機農產品 有機農產品 ORGANIC CAIC成大智研	CAIC成大智研國際驗證股份有限公司	V	V	

（續）表4-2　我國有機農產品驗證機構與標示

認證標章	驗證機構名稱	有機認證範圍		
		農糧產品	農糧加工品	畜產品
	國立中興大學	V	V	
	環球國際驗證股份有限公司（UCS）	V	V	
	財團法人和諧有機農業基金會（HOA）	V	V	
	朝陽科技大學	V	V	
	采園生態驗證有限公司	V	V	

資料來源：〈有機農業全球資訊網〉，http://info.organic.org.tw/supergood/front/bin/ptlist.phtml?Category=100989

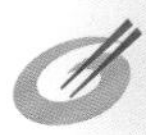

表4-3　國外有機驗證機構與其他非官方協會的驗證機構

國外有機驗證機構		
認證標章	國家	說明
中国有机产品 ORGANIC / 中国有机转换产品 CONVERSION TO ORGANIC	中國	中國國家級有機產品標章（GB/T19630）從2005年4月開始實施，其中分為生產、加工、標識與銷售，以及管理體系四部分。在認證的標準中，如果產品名稱要獲得有機的標識，其所含有的有機含料必須等於或是高於95%才可以。
biologique Canada organic	加拿大	加拿大的有機認證官方機構為加拿大食品檢驗局（CFIA），其針對有機產品的驗證標準是，只要是內含物有超過95%以上的有機原物料產品，都可以在產品上貼上檢驗局所給與的有機驗證貼紙。
JAS ICS日本	日本	由日本農林水產省（MAFF）修訂之日本農業標準（JAS），其中也包含了有機認證規範。在驗證的標準上，更是十分的嚴格，甚至到了一絲不苟的境界。在日本，凡是有標示「有機」的農產品，都必須經過其政府登錄核可的驗證機構檢證合格。
USDA ORGANIC	美國	主要以美國農業部（USDA）制定之國家有機標準（National Organic Program，簡稱為NOP）為規範，有機產品的成分須包含95%以上，才可以貼上USDA的有機標籤。
AGRICOLTURA BIOLOGICA	歐盟	歐洲因為地緣廣大且國家眾多，因此歐盟為了避免各國及各驗證單位標章過多，特地在2003年3月開始在所有的歐盟國家中使用同一個有機農業產品標章，若農業產品想要獲得歐盟的有機標章，按照規定產品中必須至少有95%的成分是以有機的方式生產。
BiO nach EG-Öko-Verordnung	德國	德國官方的有機標章是BIO，其認可的標準也是依照歐盟制定的有機規則生產和驗證方式，農產品也是要有95%以上的有機成分，才能獲得BIO的標章。

（續）表4-3　國外有機驗證機構與其他非官方協會的驗證機構

其他非官方協會的認證機構		
認證標章	國家	說明
AUSTRALIAN CERTIFIED ORGANIC	澳洲	澳洲大部分的有機產品，都是貼上ACO或是NASSA的有機標章，但這兩個單位也都不是官方的驗證單位，而是屬於私人驗證單位（澳洲目前還沒有官方的有機標章）。ACO是現在澳洲最大的有機認證單位。
CERTIFIED bio gro NEW ZEALAND CERT TM ORGANIC	紐西蘭	1983年，BioGro正式於紐西蘭成立，算是當地有機驗證成立相當早的單位。BioGro因為自身也是IFOMA全球有機驗證之一，所以整體驗證的流程和標準也大致和IFOMA相同。截至目前為止，BioGro總共驗證了約有700個團體所生產、販售、加工或是出口的有機產品。
CAAQ Conseil des Appellations Agroalimentaires du Québec	加拿大	有機標章CAAQ的認證，是由加拿大魁北克私人的認證機構所提供，大約在1998年時成立。CAAQ主要是為魁北克省監督農漁業及食品中行使專用農產品的稱號。
demeter	德國	只要是產品上面標有Demeter標誌，就代表了產品從種植、耕作、加工到包裝的每一個細節，都按照「自然農力農耕法」（Biody-namic Agriculture）的生產方式。
ECO CERT ®	法國	ECOCERT是歐洲最具代表性與權威性之有機認證機構，分會更是遍佈世界各地，總共約有350位專業人員，在全球80多個國家中提供檢驗與驗證的工作，只要是得到ECOCERT認證標章的產品，意味著除了水之外，至少95%的植物性成分是獲得有機認證的。
SOIL ASSOCIATION · ORGANIC STANDARD ·	英國	Soil Association Organic Standard（SAOS）標章，是由英國土壤環境協會所頒發的，在英國所有的有機商品中，大約有八成左右都貼有這個標章，可以說是英國中最具有權威的有機認證標章。英國土壤環境協會所制定的有機認證標準，符合了歐盟和英國自身所制定的標準，其中有些驗證規定，甚至比歐盟和英國都更加嚴苛。

資料來源：趙濰等著（2009），《台灣有機食材地圖——健康從挑對食物開始》，麥浩斯。

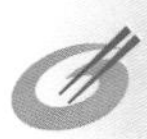

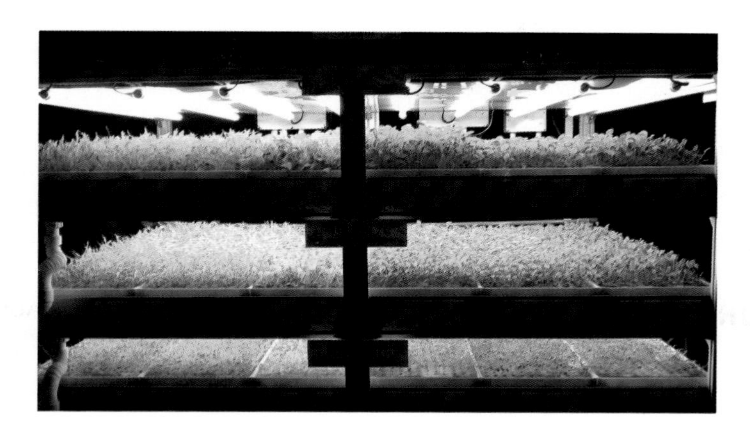

圖4-18　燈照蔬菜

長照射（光），環境空間條件控制（溫度、溼度、二氧化碳）和調配好的植物生長營養水（養分、水分）去培植蔬菜，倒也吸引了不少餐廳和消費者採買全在人為控管之下生產的蔬菜，且價格不斐。面對科技農業如此的發展，各界有正反不同的意見。正向的看法是如此方式生產的蔬菜可不受限於氣候環境、減少污染和病蟲害、土地面積生產率遠高過於傳統土耕方式且大為省水、安全性高。而反對的意見則認為剝奪了人和土地間的互動情感、食材沒有自然生命感情、無法提供完全營養的蔬菜、欠缺食材多樣性。對於新型態的農作物，或許打動不少嘗鮮的消費者，但飲食的準則裏，只有多樣性的食材、多元化的營養才能真正滿足人們身體所需的一切。

結　語

面對來自國內外越來越多不同的食材，固然是消費者口慾之福，但若不注意選擇安全的食材，就真的應驗了「禍從口出，病從口入」這句話。雖然透過政府設定安全標準與檢驗機制，但是食材的安全首要關鍵者仍在於生產者的良知與態度，不用藥物或減少藥物的使用，才能保障食材的無藥物殘留及對環境安全的維護，這確實要付出許多的心力才能達到。每次國內發生相關的食安事件，幾乎都是生產者一念之差，未能堅持安全生產的承諾，不僅對個人的信譽有所傷害，對產業、對政府、對廣大的消費者，更是沈痛的傷害。追根究柢，若要改變和建構一個安全的飲食環境，消費者的理念和消費行為就顯得更為重要，消費者應有積極吸收相關資訊的行動，不斷充實自己在飲食安全方面的資訊，並以實際的飲食行動支持優良安全的食材和飲食，購買食材能多看一眼包裝上揭露的標示，遇有不清楚的地方可以稍微追查資料，不以價格為選購的主要考量，應摒除「物美價廉」的想法，建立起「物好價宜」的觀念。其次，消費者應提升自己品味真食物的能力，不要讓加工製造後的口感或味道給欺騙了，造成生產者或製造商用盡方法去開發虛假的食品，以滿足消費者求新求變、求口慾的需求。農產品的生產不若機器操作下可成的量產商品，需要仰賴天地環境、自然氣候，一個合理的價錢應是給予願意努力提供安全食材，保護環境永續利用的生產者支持的行動！

5 各類食材的認識與選購

食物材料的來源很多，按不同的主要營養成分，可區分為五穀類、肉類、水產類、蔬果類、蛋、豆和油脂類；若按製成取得來源區分，又可分為天然的食材和加工後的食品，如天然的肉品和醃製加工後的臘肉、香腸；另外又有新鮮和乾燥的材料之分，如新鮮的丁香魚和乾燥後的魚乾；當然也有來自於動物、植物、礦物等不同類別者。

若以健康、真滋味的飲食角度來看，則選擇天然真實的原始材料，是最佳的飲食選擇，減少加工品的使用，再透過簡單原始的調味料，健康的烹調手法，吃出原味，吃出健康美味的最高境界，就是真實食材原味的極致表現。

第一節　食材的選購概念

如何在這麼複雜的食材中選擇安全良好品質的材料呢？除了不要忘記善用人體的五官能力（用眼睛看、用腦思考、用手碰觸、用鼻子聞、用耳朵聽），還要先具備幾個重要的整體選購概念：

一、依照不同用途選擇食材種類

各類食材有自己的結構特點和化學組成，所以品質及烹製效果也不同，如動物性原料和植物性原料的烹調用途不同。再者同類的食材由於栽培的方法不同或品種的不同，也會有所差異。有機種植的蔬果因為成長較為緩慢，所以口感較為扎實，而慣性農法栽植的蔬果則因為有大量肥料、藥劑的促長，口感上較為膨鬆。以有機胡蘿蔔製作蔬菜棒，口感及風味絕對勝過於慣性種植的胡蘿蔔；如果想取胡蘿蔔的顏色入菜，在沒

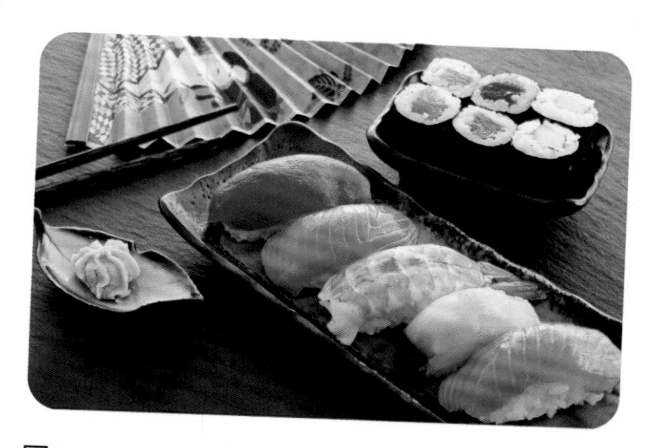

圖5-1　要做出美味好吃的壽司，就要選擇優質的壽司米

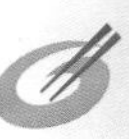

有成本考量的情況下，有機胡蘿蔔是較為安全的選擇，但用一般種植的胡蘿蔔即可達到經濟實用的目的。再以各種不同的米為例，不同產區的米的特性及香味的表現就有差異，益全香米、宜蘭鴨間稻和美濃米都各有特色；不同用途也應選擇適用的米，才能做出好吃的餐點菜餚，如做壽司用較飽滿的壽司米，作炒飯則可用較無黏性的再來米，做甜點則應選用圓糯米。

二、瞭解食材的季節性

自然界中原有一定的時節紀律，提供給人類取用，然而因為人類的額外需求與研究改變，以至於許多食材都突破季節的限制，而一整年在市場上都可以看到其蹤跡，但仍建議依自然的規律選擇當季盛產的材料，不僅可以有較豐碩肥美的食材品質，也可避免過多化學藥劑的攝入。生物性原料受季節因素影響頗大，生物成長有旺盛期、遲滯期、幼嫩期、成熟期等，不同時期的材料、狀

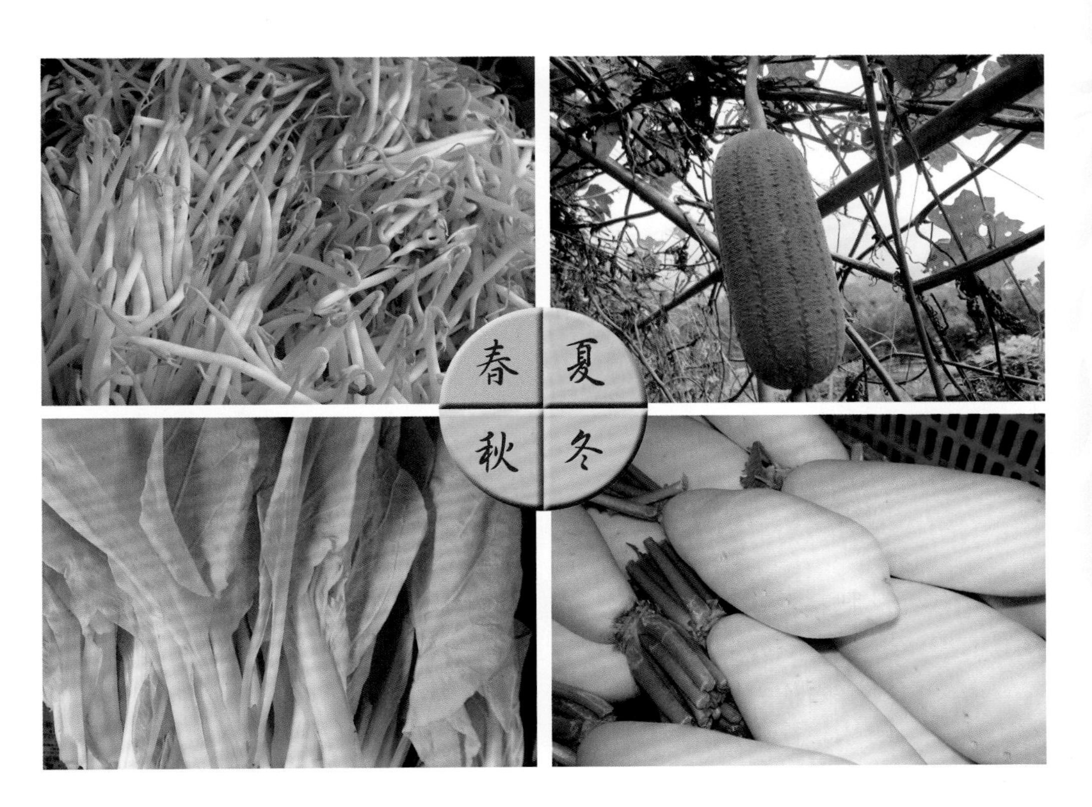

圖5-2　選擇當季的食材，不僅物美價廉，對健康亦有助益

態、品質差異性很大，所以須瞭解食材成長的季節性，掌握其在不同生長時期的特點，在不同的季節選擇不同的材料，如秋至食蟹，美味賽神仙；春天芽菜、夏天瓜果、秋天葉菜、冬天根菜，是農人琅琅上口的話語。選擇當季盛產的食材是最能保障「價廉物美」的方式。

三、多使用台灣本地食材

一方水土養一方人，不同區域的氣候、土壤、地理環境，自有其適合生長的動植物和食物口味，但因為全球化運輸的便利，再加上國際上幾個農業大國的強力輸出，所以市場上可以看到很多的國外進口的農特產品，有些價格更低於國內生產者，如小麥、大豆和玉米；甚至有許多高價進口的食材，也常常成為國人追逐的標的。先不論異國而來的食材或食物是否適合國人的身體需要，使用當地食材有幾個重要的意義：

1.本地食材的新鮮度勝過於國外進口的食材。對於目前市面上常可見國外進口的食材或食品，儘量非不得已才購買使用，否則本地所產當令的食材是最佳的選擇，遠渡重洋而來的食材，從產地到包裝到運輸，入關而後再到市場上銷售，最後讓消費者購買，進入家裏廚房餐桌，這漫長的歷程對食材新鮮度的維持是嚴格的考驗，如果我們能吃到看似新鮮的食材，想想商人是怎麼做到的呢？

2.減少取用進口食材就是減少食物里程的碳排放，避免地球環境升溫。

3.多使用國內食材，就是支持國內農漁畜牧業，農漁民願意從事相關的農業生產，才能提升自己國家的糧食自給率，避免自己日常生活飲食被其他國家所掌控。2022年2月蘇俄入侵烏克蘭，世界糧倉之一的烏克蘭無法生產輸出農作物，導致全世界陷入搶糧的恐慌中，物價也節節上升，因此一個國家的糧食自給率是很重要的。這不是只有政府的政策或呼籲，也需要所有國人對本地農漁牧食材的支持和食用才能達成。經濟力強大的新加坡因為國家土地面積極小，無法推展農業，九成以上的食材全仰賴鄰近國家進口，遇到國際情勢變動就嚴重影響到國民的民生供應問題，因此早已在海外進行契約租地，耕種農作物運送回國，同時境內也鼓勵國民在居住的大樓屋頂或陽台進行蔬果的種植，以貼補自家食用的材料。

四、注意食材的衛生安全狀況

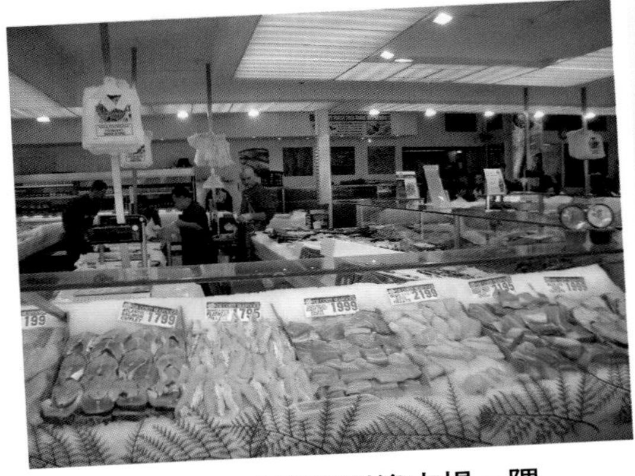

圖5-3　澳洲雪梨漁市場一隅

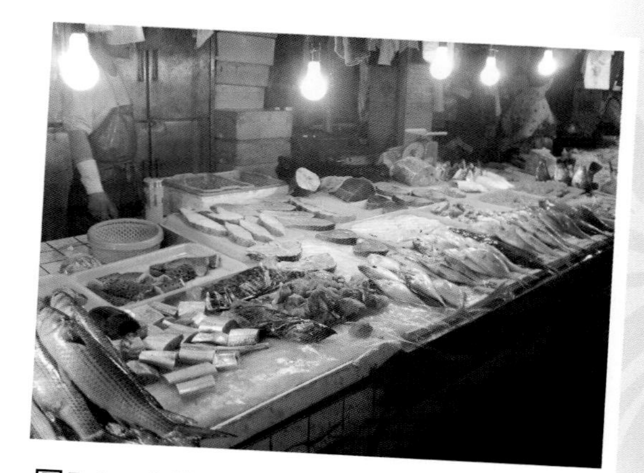

圖5-4　台灣傳統漁市場一隅（林子正攝）

台灣傳統的菜市場有濃濃的人情味，但購買的環境和攤商對販售食材的衛生都還不是非常完善，所以漸漸被有冷氣、環境良好、個別包裝的超市或大賣場取代。但賣場有些食材供應鏈太長，新鮮度未必勝過傳統市集（如水產品），且食材包裝的材料又多，造成了能源的浪費和環境的污染。由**圖5-3**及**圖5-4**可以觀察出，國外漁市場與台灣傳統漁市場在漁貨的展示、儲存方式，還是有很大的差距。澳洲雪梨漁市場也是現場處理魚鮮，但乾淨明亮的展示冰櫃，可以讓人感覺到漁貨的新鮮和安全。至於豬、雞、牛等肉類食材，則建議在冷藏冷凍設備較為完善的超市中購買。國人喜愛溫體肉，以為溫體肉較美味好吃，過去傳統市場的溫體豬肉，就從半夜宰殺後一直到中午，過程中大多曝露在空氣中。環境的衛生和在空氣中放置的時間長短，是影響肉體腐壞速度的重要因素，不可輕忽大意。這兩年也看到傳統市場內的肉品陳放在玻璃冷藏櫃中，整體的衛生和觀感都提升不少。

五、注意加工儲存的方法

隨著四方交流頻繁，物資的流通與共享是必然的，過去封閉的世紀，或許只有百里內的交流，而今天已國際化，所有資訊、食物、材料的流動是全球性的，在運送或加工製造的過程中，若有不當的加工或儲存不好，甚至是為了促進菜餚的可看性、美觀性而不當的加工，都會使材料的品質下降，感官性狀發生劣變，影響食用價值及人體健康，如火腿或香腸中添加過量的亞硝酸鹽，形成太嫣紅的火腿或香腸，泡過磷酸鹽而顯得晶瑩剔透的蝦仁，或因浸泡漂白水而形成顏色慘白的筍片，都是日常常見及使用的食材。對於加工食材，最好能注意查看包裝上所揭露的資訊，越多自己無法瞭解的名詞，就越需注意添加物過多的問題，而未有包裝說明的加工食材，就需注意販售的環境及材料本身的色香味是否正常，過度的鮮豔或美白，都潛藏著危機。

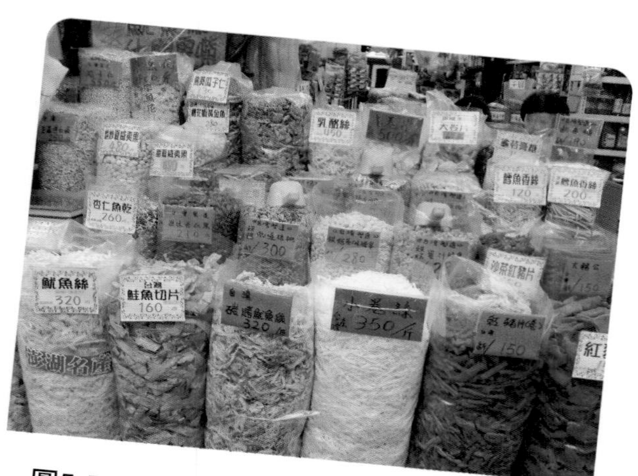

圖5-5　購買散裝食材時，要注意販售的環境，以及食材本身的色香味是否正常

六、合理的價格

食材依市場的供需決定了它的售價，當令當地的食材因產量較多，所以售價較為便宜，但有些東南亞或大陸進口的蔬果，挾著大面積耕種及廉價的勞資，進到一般市場上販售，自然有其價格優勢，消費者不能單以價格便宜者為唯一選擇的準則。若碰到夏季多颱風，蔬菜價格飆漲，此時可暫時少些蔬果，而以其他種類食材代替，又颱風過後的兩、三個星期中，所購買的蔬菜要特別留意其用藥安全，多些清洗的動作可去除藥物殘留的危險。肉品類的價格較為穩定，但魚鮮食材的價差可能較大，瞭解季節性海鮮種類和安全選購的方法，自然可以掌握合理的價格，並獲得安全新鮮的漁產品。

第二節　五穀澱粉類食材的選購

澱粉類的食材很多，主要提供醣類和部分蛋白質，是人體熱能需求的主要

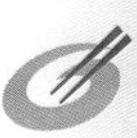

來源。最常使用的莫過於米、小麥製品、玉米、甘藷和芋頭。澱粉屬於醣類的一種，當綠色植物行光合作用，吸收二氧化碳和水分，經由陽光、葉綠素的作用合成了醣類。人體攝取的營養與熱量有百分之六十至七十來自於醣類，可見五穀澱粉類的食材在食物供應與應用上是非常重要且廣泛的。介紹幾種常見的食材：

一、稻米

稻為禾本科稻屬草本植物，生長於熱帶及亞熱帶地區，是世界主要糧食作物之一，也是東方人的主要糧食。稻的品種主要分為秈稻、粳稻和糯稻，顏色上又有黃、紅、紫、黑色區分，台灣這幾年稻米的品牌經營非常成功，締造了一個新的食米風潮，主要也是有許多新品種的研發成功，像具芋頭香味的益全香米，有機著稱的銀川米，有區域性的宜蘭鴨間稻、花蓮富里米、高雄美濃米等。稻米又依加工碾白的程度分為糙米、胚芽米、白米和添加其他營養素的營養米。實際上要吃到完整營養的米，應以糙米為最佳選擇，除了澱粉之外還有豐富的纖維、礦物質和維生素，這是經過多次碾製程序後的白米所欠缺的。但是因為糙米有較多的纖維，所以口感上沒有白米來得軟Q好吃，在消費者喜歡潔

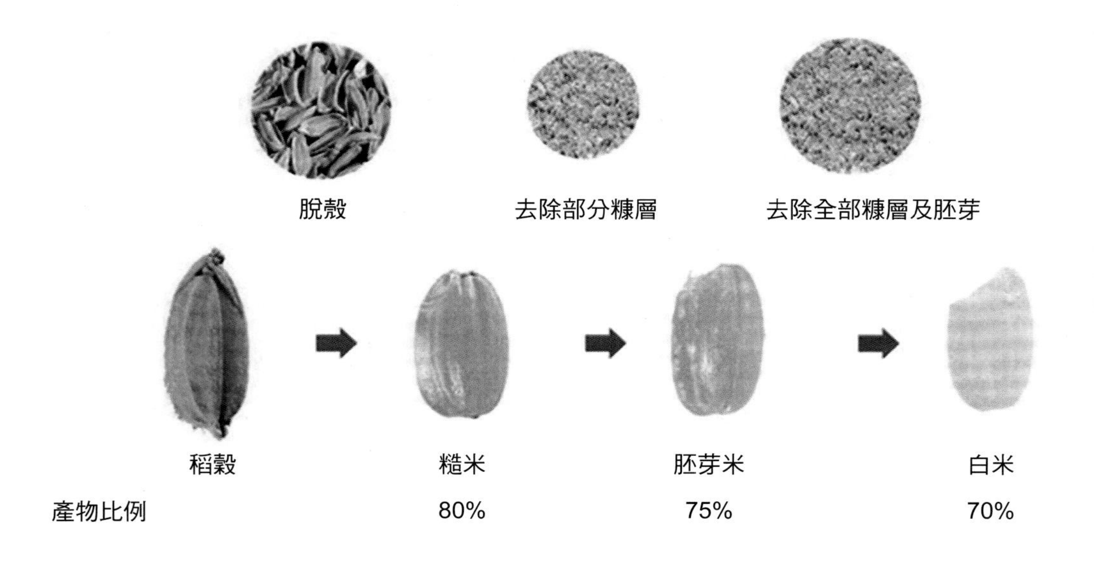

圖5-6　米的輾製過程

白顏色、講求口感軟Q適口的消費喜好下，當然白米的銷售量絕對比糙米來得多。

米的選擇首重新鮮，品質良好的米外觀是完整無碎裂的米粒，顏色自然透光，當米放久了，會失去光亮的外表，開始變黃，甚至當米堆中有小小黑黑的米蟲出現時，就要注意是否儲放的環境不佳，太潮溼了或是米粒已經不新鮮了。

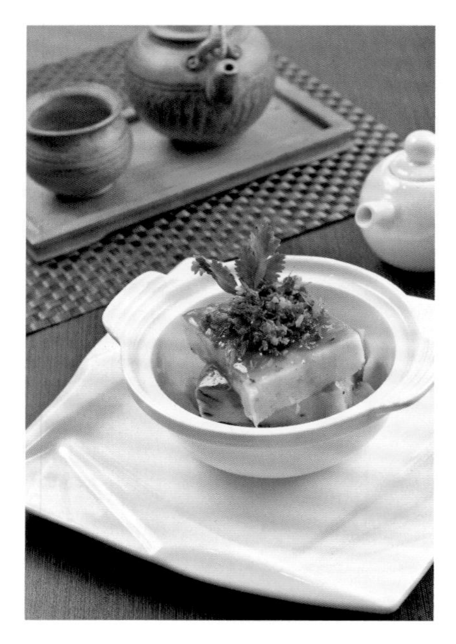

圖5-7　用米可做出各式點心，例如蘿蔔糕

在某種情形下還是會選擇較舊的米，例如製作碗粿之類的米漿類點心或在過年時製作年糕，因為舊的米吸水性較新米來得好，所以製作這類的點心時，會特別挑選舊的米搭配部分新米一起去研磨製作，品質口感較Q、較綿密好吃，但還是要注意不宜選用過久的米粒，怕會孳生黴菌或變質。

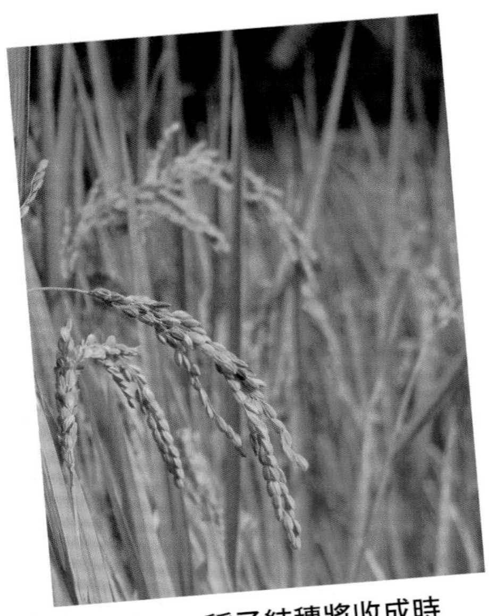

圖5-8　稻子結穗將收成時

稻子的成熟大約需要四個月時間，七月採收一期稻，十二月採收二期稻，南台灣天氣較熱，可以收到三期的稻子，北台灣大概只能兩期稻。台灣的稻米產區大約可分為四區，北部宜蘭、中彰投、雲嘉南和花東，四個產區因其氣候和土壤的不同，而有不同口感的稻米品質，唯一共同需求的是要有良好的水質才能有香甜的稻米，台灣種稻的老農和專家又說二期稻會比一期稻好吃，二期稻因為受到天氣的考驗，稻米的組織和香氣比春

表5-1 各式稻米的性質和用途

品名		性質			備註
		性狀	米：水	煮米技巧	
糙米		去除稻芒、米糠後所成，含大量纖維素及完整營養素，口感較硬、較差	$1:1\frac{1}{3}$	先浸泡30分鐘，再煮，木桶炊煮較電鍋好	較鬆軟，可搭配1/2～1/3的白米或黃豆烹煮，營養豐富，或可做成炒飯
胚芽米		糙米再加工一次所成，去掉部分纖維質，保留胚芽部分，黏性低	$1:1\frac{1}{5}$	浸泡10分鐘再煮	可單食、炒飯或製成壽司
精白米	在來米	去除胚芽，只留胚乳部分，米粒長， 含較多直鏈澱粉， 黏性較低	$1:1\frac{1}{4}$	直接烹煮	較鬆散，適合炒，亦可磨成粿粉，製成米粉、碗粿、蘿蔔糕、米苔目
	蓬萊米	去除胚芽，只留胚乳部分，米粒長，支鏈澱粉含量多，黏性較在來米大些	$1:1\frac{1}{10}$	直接烹煮	一般的煮飯或壽司飯或粥品
糯米	長糯米	米粒長，外觀粉白，含較多支鏈澱粉，黏性比蓬萊米大	$1:\frac{2}{3}$	直接蒸炊	適合鹹點、油飯、粽子、米糕
	圓糯米	米粒圓短，支鏈澱粉含量多，比長糯米更具黏性	$1:\frac{1}{2}\sim\frac{2}{3}$	直接蒸炊	適合甜點，如八寶飯、桂圓粥，又可磨漿製粉做湯圓、紅龜粿、麻糬、年糕
	紅糯米	同長糯米	$1:1\frac{1}{4}$	直接蒸炊	可做甜點
	紫米（黑糯米）	同長糯米	$1:1\frac{1}{4}$	直接蒸炊	搭配部分圓糯米，製成甜點
營養米		人工加入其他營養素，如鈣、鐵，增加營養成分	$1:1\frac{1}{10}$	直接烹煮	與一般米飯無異，但有添加成分後的味道

夏季結出的米粒更好吃，各位下次在吃米飯時，不妨細細地品味。

台灣的地理位置屬華南亞熱帶區，南方人的體質及飲食習慣是食米的族群，台灣人的米食習慣因國際飲食潮流的襲擊有極大的改變，但在農經單位的努力輔導，提升農民種植高級優質米的意識及技術，加上品牌經營的作法獲得消費者的認同與信賴，近年來國內的稻米品質和價格都有再提升的趨勢，甚至連日本都向台灣購買稻米，去填補該國因福島輻射事件造成的農損及食物供應量不足的問題，開創台灣稻米外銷的新機會。只是偶爾又有國內知名米商以東南亞進口之次級米混充於本土米中販售，重擊國內消費信心，廠商被吊銷商標的新聞事件，其實任何的防範措施都敵不過生產者的道德良知！

二、麥

台灣本地生產小麥的量實在微少，目前只在台中大雅區、雲林和少數地區有零星種植，百分之九十九的麵粉還是得從美國、加拿大、澳洲等地進口，但隨著國際飲食潮流侵台，國人對麵食和烘焙產品的喜愛倍增，麵粉的需求量日益增高。這幾年國際小麥價格漲幅巨大，帶動整個民生消費漲價。麵包看似成不了台灣人餐桌上的主食角色，但是台灣麵包的銷售量及麵粉的消耗量已勝過稻米，不管是名廚效應還是國人實際的消費習性，麵包炫風是有目共睹的！而當麵粉、糖、奶油的進口價格高漲，一個普通的麵包價格已經等同於一個有肉有菜有飯的便當時，你的選擇會是什麼呢？

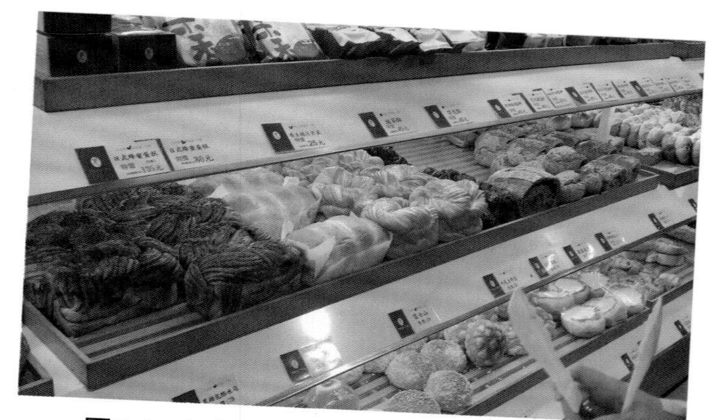

圖5-9　麵包店中展售各式不同口味的麵包

小麥是禾本科植物，也是世界上分布最廣泛、使用最普遍的糧食作物，通常將小麥磨成粉狀運用變化。小麥依採收季節分春麥、冬麥，另有都蘭小麥是專做義大利麵條。麵粉依其蛋白質含量的多寡分為特高筋麵粉（蛋白質含量13.5%以上）、高筋麵粉（蛋白質含量11.5%）、粉心麵粉（蛋白質含量10.5%）、中筋麵粉（蛋白質含量8.5~11%）、低筋麵粉（蛋白質含量8.5%以下）和澄粉（不含蛋白質），而其用途如**表5-2**。

在中式麵食點心製作絕大部分須使用到麵粉，依其製作方法，一般可分為冷水麵食、燙麵麵食、油酥麵食及醱麵麵食。茲將其作法與用途列於**表5-3**。

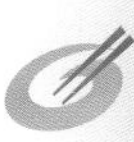

表5-2　麵粉的種類、性質及用途

麵粉類別	小麥種類	蛋白質含量	顆粒大小	用途
特高筋	硬紅春麥與硬紅冬麥	13.5%以上	粗，結塊小，易散開，吸水性多，色較黃	義大利麵條、春卷皮
高筋	同特高筋麵粉	11.5%以上	粗	土司、麵包、油條、麵筋
粉心	軟紅冬麥與白小麥	10.5%以上	粗	麵條（中式點心）
中筋	同粉心麵粉	8.5 %以上	細	包子、餃子（中式點心）
低筋	同粉心麵粉	8.5 %以下	很細，易結塊，不易散開，吸水性少，顏色較白	蛋糕，西點，油酥類、酥餅類點心
澄粉	同粉心麵粉	不含蛋白質	細緻	水晶餃、粉果

表5-3　中式麵食之作法及用途

種類	作法	口感、特性	用途
冷水麵食	麵粉直接加冷水揉成均勻麵糰	有咬勁、Q	麵條、水餃、鍋貼、春卷皮
燙麵麵食	3杯中筋麵粉先加入1杯的熱水，再加1/2的冷水，揉成光滑麵糰	適合煎、烙、蒸，質地柔軟、濕潤	蔥油餅、蒸餃、燒賣、餡餅
油酥麵食	分兩部分，一為水油皮，一為油酥，水油皮包裹油酥，多次捲摺而成有酥性層次的麵糰	酥、脆	蘿蔔酥餅、蘇式月餅、太陽餅、蛋塔、咖哩餃
醱麵麵食	利用酵母菌醱酵，使麵糰膨鬆	鬆軟	饅頭、包子、銀絲卷

麵條可說是與我們生活密切相關的主食之一，甚至吃麵食的機會還比吃米飯來得多。看大街小巷中有多少大大小小的麵攤子，就可以知道台灣人多麼愛吃麵條。麵條的製作其實不難，主材料是麵粉，加上水、少許鹽混合揉成麵糰，壓平分切就可，如果要有點變化，則可加入雞蛋或其他蔬菜汁，作成雞蛋麵、蔬菜麵等。近來還有加入小麥草汁的小麥草麵，有濃濃的野草香味。利用

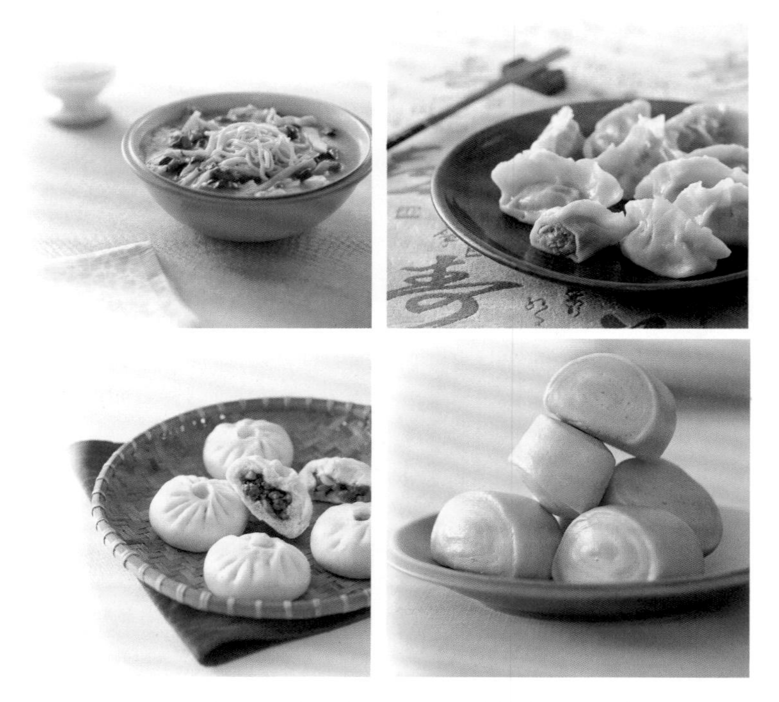

圖5-10　麵條、水餃、包子、饅頭是國人常吃的麵食

特高筋麵粉，再多加拌打，即可得到口感Q彈的麵條，但現在有些麵條要特別注意的是有沒有添加防腐劑、漂白劑，或加入食用色素假造成蔬菜麵的行為，或講究口感Q彈的特性而使用違法添加物。一般濕的麵條只能擺放兩三天，就可能發霉，若乾的麵條則可有較長的儲放時間，但是如果存放的環境過於潮濕或時間太久，也會產生黴菌。此外近些年有許多研究報導指出，小麥中的麩質是造成部分食用者體質過敏的原因，於是又有國人未雨綢繆的尋購無麩質的麵粉製成的麵包糕點或相關製品，而這些產品的價格又比一般的麵粉製品更高，真應了俗語的一句話：「甘願吃死，也不願到死還沒吃到。」原本就是吃米的族群和區域，被商業影響改變了飲食的習慣而不自覺。

三、玉米

又稱玉蜀黍、番麥，禾本科植物，原產於中美洲、墨西哥和秘魯。玉米是世界第三大糧食作物，也是許多開發中或未開發國家人民主要的糧食，但它的營養成分不若稻米和小麥完整，缺乏色胺酸的成分，為不完全蛋白質。玉米的

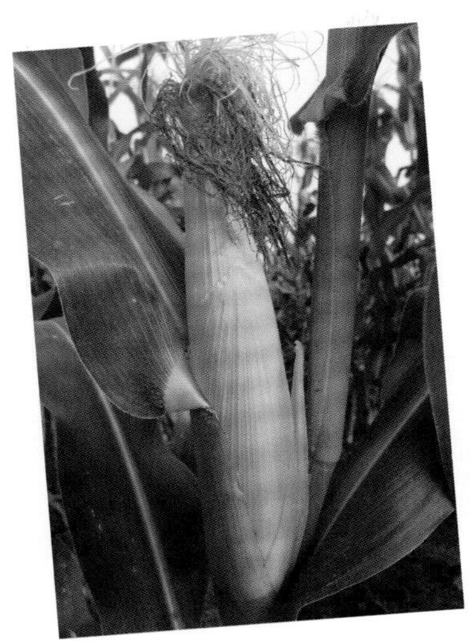
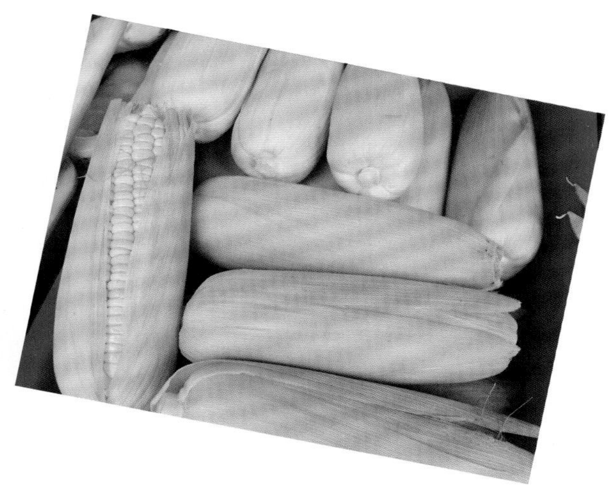

圖5-11　玉米

種類很多，由顏色可區分為黃玉米、白玉米和雜色玉米；依玉米的粒質可分糯質型、粉質型、甜質型、甜粉型等。近期還有一種水果玉米，被視為水果，口感與成分均與傳統玉米不同。

玉米成長過程中，一般慣性種植可能需要許多農藥去防制蟲害和增加甜度，因為玉米本身帶有甜味所以容易招來蟲咬，最常見的是玉米螟蟲害，會下蛋在玉米鬚中，然後隨風掉落在玉米田裏，造成大面積的蟲害。農人可採取生物防治方式或隔行種植，拉開間隔距離使害蟲不易擴散寄生。採購時，以米粒飽滿清新、果穗長、不缺米、不裂米為佳。買回的玉米注意不要存放太久，不僅失了風味，還可能產生黴菌影響食用安全。在清洗時要多用清水沖洗，很多食材外觀看起來很完整美觀，常會讓人輕率地用水沖洗一下即算是完成清潔程序，殊不知眼睛看不見的危害才是可怕的，沾附其上的農藥如果沒有較長時間的清洗是不易去除的，建議使用這類食材一定要澈底清洗乾淨，甚至多用流動的水去除之。玉米除直接食用外，亦可加工製成玉米粉、玉米油，在烹調上有諸多用處。

國際玉米的價格節節上升，因為除了供給人類食用或動物飼料外，也可用來轉化生質能源，變成燃料，這個發現讓世界上很多雨林或棲地紛紛變成一望無際的玉米田，是助長地球暖化的變因之一。

四、甘薯

又稱番薯、地瓜、紅薯，茄目旋花科植物，食用地下根，原產於南美洲；有白皮黃肉、白皮紅肉、黃皮白肉、紅皮黃肉、紅肉等品種；依葉色分有青葉種、黃葉種、紅葉種、紫葉種。番薯是一個非常好的食材，豐富的澱粉質外還具有大量的纖維素，早期貧乏時代，沒有米糧，番薯就是平民百姓餐桌上主要的食物、養命的重要糧食。而現在經濟富裕了，番薯早已不是餐桌上的主角，但卻依舊是大家認知裏重要的健康食材。前一陣子幾位名人還一致推薦番薯為養生食物，連超商都在賣燒番薯。種植番薯的土地以沙質土壤最佳，食用的是根部部位，因為有豐富的澱粉會轉化成醣類，所以易招來田鼠和蟲害，其實不太容易栽培，一大片土地上收成的番薯中有一半是要貢獻給這些其他生物的，能留得一半完好美觀的番薯已屬不易。慣型農法的種植，通常是在翻土的時候就把化學肥料和農藥一起拌入土裏，長出的番薯個頭又大又漂亮，甜度又高。正常的狀況長出的番薯個頭不大，瘦瘦小小的，選購時以中等大小、手掌大的長度的完整薯塊即好。番薯的購買會建議向有安全用藥的種植者或有機農家購買較為安全。

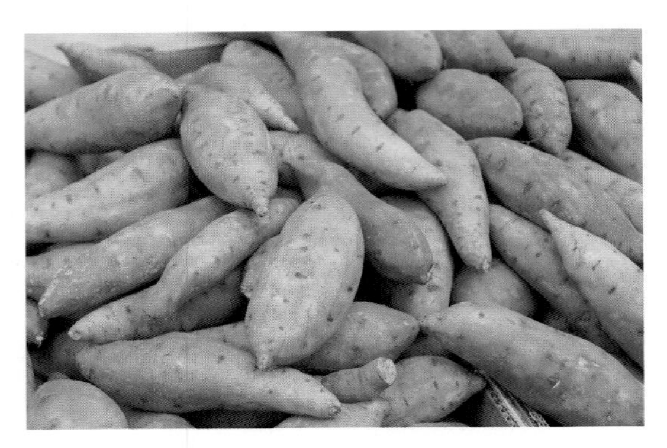

圖5-12　番薯

五、芋頭

又叫芋仔、芋乃，是天南星科芋屬宿根性植物，食用其肥大的地下莖，原產於印度，台灣四季均可見芋蹤，依栽培的環境不同，可分為水芋及旱芋兩類，最常見的有檳榔心芋、麵芋、紅梗芋、狗蹄芋、赤芽芋等，其中檳榔心芋是栽培最久且最普遍的品種，表皮棕褐，肉白色中散布紫紅筋絲，肉質較疏鬆，粉質香味濃；其次是麵芋，表皮近黑色，肉白色帶黃筋絲，質地細，富有粘性，口感黏Q風味佳。其餘尚有一些型體較小的如狗蹄芋等，較不普遍運用。

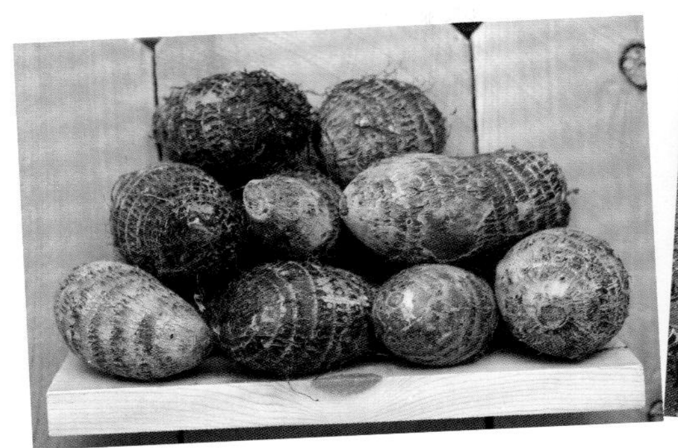
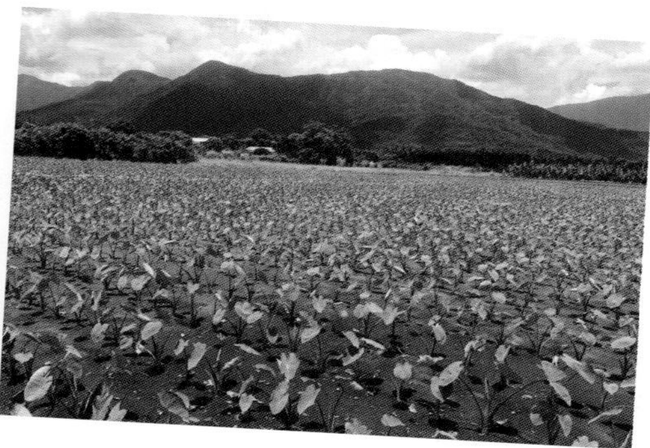

圖5-13　芋頭及芋頭田

根據調查發現全球有近十分之一的人口是以芋頭為主食，尤其是在大洋洲的許多熱帶島嶼和非洲溼熱地區。在這幾年，國際糧食價格飆漲，芋頭可望成為未來的替代糧食。台灣的芋頭種植產量約在四萬噸左右，產量最大及最有名氣的應屬屏東縣高樹鄉、台中市大甲區及苗栗縣公館鄉，產期從農曆的七月起由南到北陸續採收，有言：「七月半鴨，八月半芋」，說明了食材的產季時間。

水芋喜在潮濕、土層深厚、有機質豐富、保水力強的黏質土壤成長，芋頭成長時間約需八個月左右，從萌芽期—幼苗期—發育期—結芋期，慣性農法在這過程中用肥、施藥、病蟲害防治等工作均要適時進行，在結芋期時（約是六至八個月），地下莖會不斷膨大，子芋變多，八個月後葉片開始黃化萎縮，養分集中到地下莖來，子芋更多。芋頭營養成分豐富，主要是澱粉和纖維素，各類維生素及微量元素含量均佳，有高鉀、高鎂、低鈉的特性。但是眾所皆知，芋頭含有結晶狀草酸鈣，會導致處理時皮膚紅腫發癢，所以芋頭絕不能生吃，一定要煮透，而後就可以做出很多變化的好吃甜點或鹹點，在台灣人的記憶中，芋仔冰和台灣古早味名點豬油芋泥都是令人難忘的食物。選購芋頭時可略捏開頭端，有粉質者較香Q，若流汁液，則較不鬆軟。

第三節　肉類的選購

肉類食材包括禽畜類，傳統常用的家畜來源有豬、牛、羊（肉體及內臟），家禽來源有雞、鴨、鵝、鴿。肉品是人類飲食中蛋白質、脂肪和熱量的重要來源，也是菜餚變化的重要角色，當經濟水準越高時，肉品的消耗量就會越大，消費者更要學習如何選購安全的肉品，以維護飲食安全。

一、肉類結構和特性

肉類的構造主要包括肌肉組織（muscle）、結締組織（connective tissue）、脂肪和骨頭，主要成分是蛋白質、水分、脂肪、礦物質、維生素，影響肉類嫩度的因素包括結締組織的多寡、脂肪的分布、年齡、部位、溫度、機械力、酵素。當肌肉中結締組織多時，肉質會較硬；常活動的肌肉組織其膠原蛋白含量較高，肉質口感較佳；肉的柔軟程度端視水分及脂肪的組合，且水分大部分與蛋白質共同形成凝膠狀的結合水結構，所以水分不像蔬果般容易分離釋出，年幼肉畜的肉品，水分含量較老年的肉品多，而脂肪含量較少，所以其肉品柔嫩多汁的口感，便是來自於肉在入口咬嚼時水分流出，及後來肉中的脂肪刺激唾液分泌產生水分，造成多汁的感覺。年齡較大的肉隻因肌肉纖維變粗，嫩度也隨之降低。藉著外力將肌鍵斷解，或用酵素將肌肉組織軟化，或以適當溫度軟化膠原蛋白的方式，都可使肉品柔嫩。

另有可溶性蛋白質的液體（肌漿），包括肌溶蛋白和肌紅蛋白，肌紅蛋白是血紅素與蛋白質結合而成的色蛋白，亦是呈色的主要成分，不同動物、性別及年紀均有差別，牛肉0.5～1%，豬肉0.06～0.4%，公畜比母畜高，成年動物比幼年含量高，常活動的肌肉比不常活動的肌肉高。最令人擔心的是不肖商人或養殖者，在肉體成長的過程中頻繁施打荷爾蒙及生長激素，造成肉體快速成長、組織柔軟，有些標榜「入口即化、鮮嫩多汁」的廣告，更是可怕的陷阱。

動物被宰殺後，組織中的肝醣分解完後，不再產生ATP，肌肉缺乏伸張的能量，促使肌動蛋白（actin）和肌球蛋白（myosin）結合成肌動凝蛋白（actomyosin），使肌肉呈現緊縮狀態，此為死後僵直期，一般豬約1~4小時，

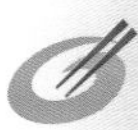

牛約4~6小時。經過一段時間後（數小時至數天），緊縮的肌肉恢復柔軟，進行解僵（off rigor），此現象為肉的熟成（ripening）。

肉品切割後，可從肉色的變化上來判斷肉品的新鮮度，正常的色澤變化是剛切開的肉色呈紫紅色，即肌紅蛋白所呈現的原色，接觸空氣後與氧結合產生鮮紅色的氧合肌紅蛋白，肉色變得更美，但如果經過太久的時間，則會被氧化成變性肌紅蛋白，此時呈現深褐色，且無光澤，若肉上產生藍綠色的螢光，則表示肉品可能受到太多燐光細菌的影響，已極不新鮮了。

目前國內常從美、澳購進分切真空包裝好的肉品，乍看之下，顏色偏暗紅，但只要打開後，接觸氧結合，就會逐漸變鮮紅，很誘人的色澤，在真空包裝打開後，應儘快使用完，以免受污染。

火腿、香腸、臘肉等醃製品，在加工製造過程中，會加入亞硝酸鹽，可使肉色變好看，烹煮後也不致變淺白，且可有防腐（抑制肉毒桿菌生長）、延長保存期限的功能，但要特別注意量的控制，否則反成致癌毒物，且亞硝酸鹽不宜與乳酸菌共同存在，不良反應會增強，這是重要的基本概念，以確保食者安全。其實早期的香腸，純粹以醬油、鹽、天然香料來灌製，日晒乾燥，雖然顏色較黑，但是香味十足，薄薄一片搭配蒜苗或白蘿蔔，別有滋味。現在的香腸偏甜且色澤鮮紅，消費者多半受惑於鮮豔色彩，所以許多的食品就會朝著這方面去改變，反而引來更多的飲食危機（楊昭景，2012）。

> **小專欄**
>
> **瘦肉精**
>
> 瘦肉精是一種乙形腎上腺受體素，原本用於治療氣喘，後來被發現可以使動物體內的脂肪轉變為肌肉，增加瘦肉的比例，而被當成動物用藥。瘦肉精非常耐熱，一般的烹調如煎炒、水煮、微波都不能去除其毒，已有大陸及香港發生吃豬肝或豬肺的瘦肉精中毒事件，症狀可能有心跳加速、暈眩、頭痛、血壓改變等，甚至可能猝死。

二、豬肉類部位認識與烹調特性

豬肉是台灣消費者最主要食用的肉品，養豬其實是件不容易的事，正常的養殖大約要二百一十天以上才是熟齡的豬隻，肉質及重量都較適當，而在這麼長的時間內，要從小豬長成可販賣的熟齡豬，要注意預防豬隻感染疾病，並要

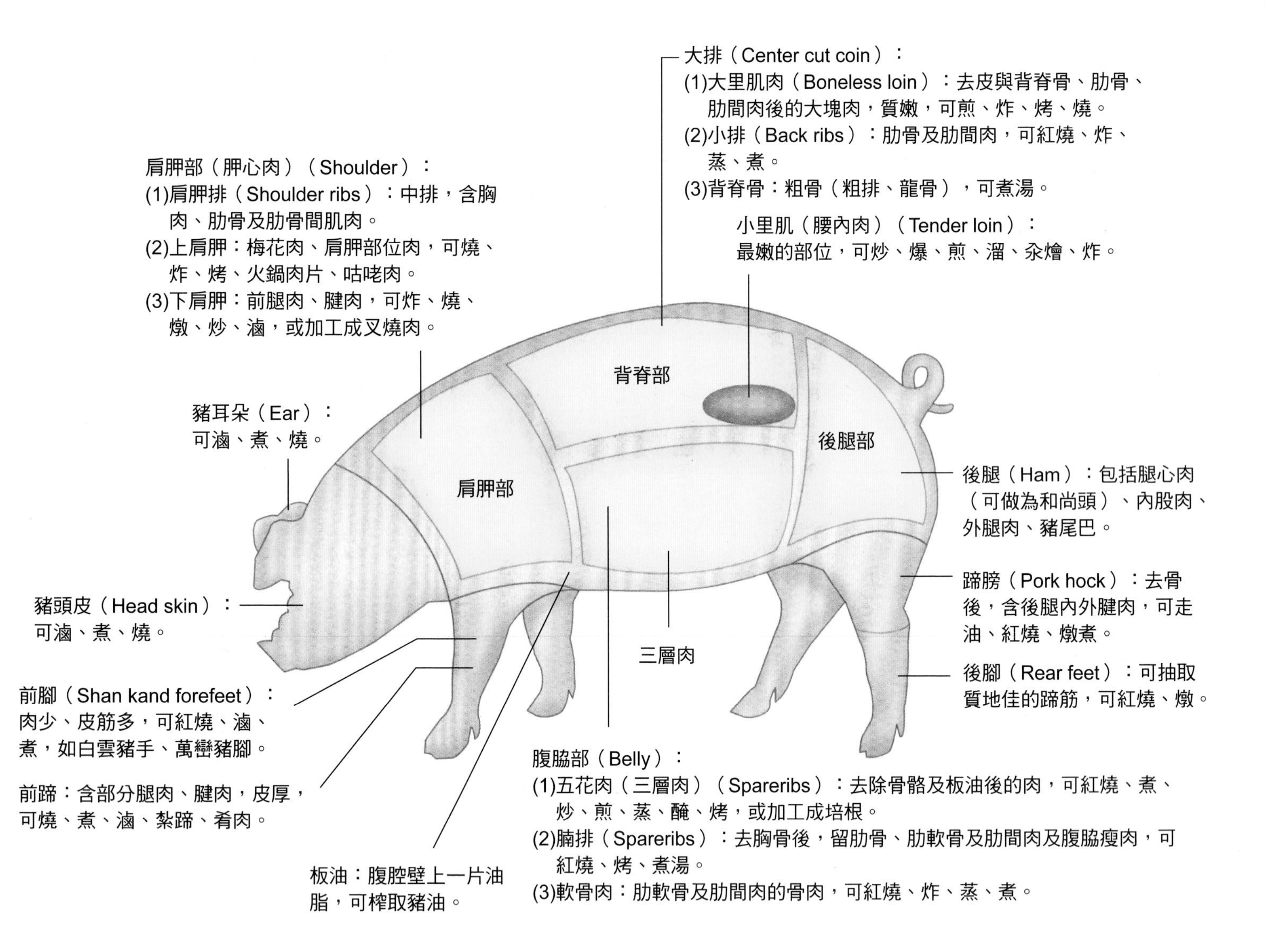

圖5-14　豬的部位認識與烹調

資料來源：楊昭景（2000），《中華廚藝理論與實務》，華都。

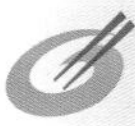

調配適當的飼料，要能長出肥瘦比例恰當的肉豬，需要步步為營，養成的活豬體重約一百三十公斤左右最為適當，因為過重的豬其換肉率就降低，且增加的多為肥肉的部分，並不符合經濟效益。豬隻最常見的疾病有豬霍亂沙門氏菌、豬鏈球菌、口蹄疫、豬流行性感冒、呼吸道複合症。台灣曾在十多年前發生口蹄疫，整個內外銷市場幾乎崩盤，而近幾年又有肉品中含瘦肉精的問題產生，消費者對肉品安全的疑慮又加深了，政府及養殖戶應該對藥物使用更加嚴謹，才能讓民眾有一個安心的食肉環境。

台灣消費者較喜歡到市場上購買溫體肉，因此飼養的環境、宰殺的過程及販賣的環境也都會影響肉品安全，尤其是台灣傳統市場販賣的環境向來潮濕幽暗，如果能讓環境更加明亮、用水及排水系統順暢，並強化肉品或水產類販賣的冷藏或冷凍設備，可以降低肉品腐壞而不察覺的問題。健康的豬肉應附帶抗生素、磺胺劑和生長激素及其他藥物殘留檢驗報告，並且應在優良農產品發展協會CAS及HACCP檢驗合格的屠宰場分切，由專人嚴格監控以確保肉品安全。農委會於民國八十九年十月正式公告「屠宰衛生檢查合格標誌」及CAS優良食品認證標章，可供消費者選擇時參考。

甲式標誌用於未剝皮或已剝皮之家畜屠體，使用時應於未剝皮之合格家畜屠體兩側肩胛至臀部，各蓋兩行甲式標誌（乳豬各蓋一行甲式標誌）；已剝皮之合格家畜屠體則應於明顯部位蓋上甲式標誌，並均應力求標誌清晰。乙式標誌可用於乳豬或已剝皮之屠體。

消費者購買肉品應注意的事項：

1.購買肉品時儘量向熟悉可靠的攤商採購或購買有品牌的冷凍肉品，也可從肉品的組織、光澤度、顏色及味道來判斷，豬肉的顏色是紅色有彈性的，摸起來或看起來有一點油脂是正常的標準，如果紅中帶白或表面有水漬可

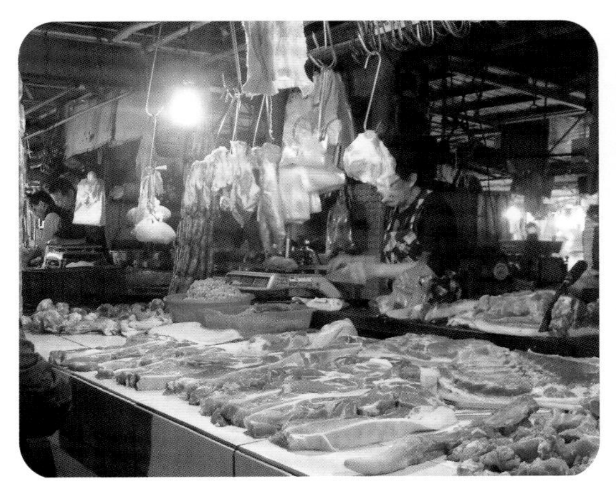

圖5-15　傳統市場肉攤交易情形

附件一

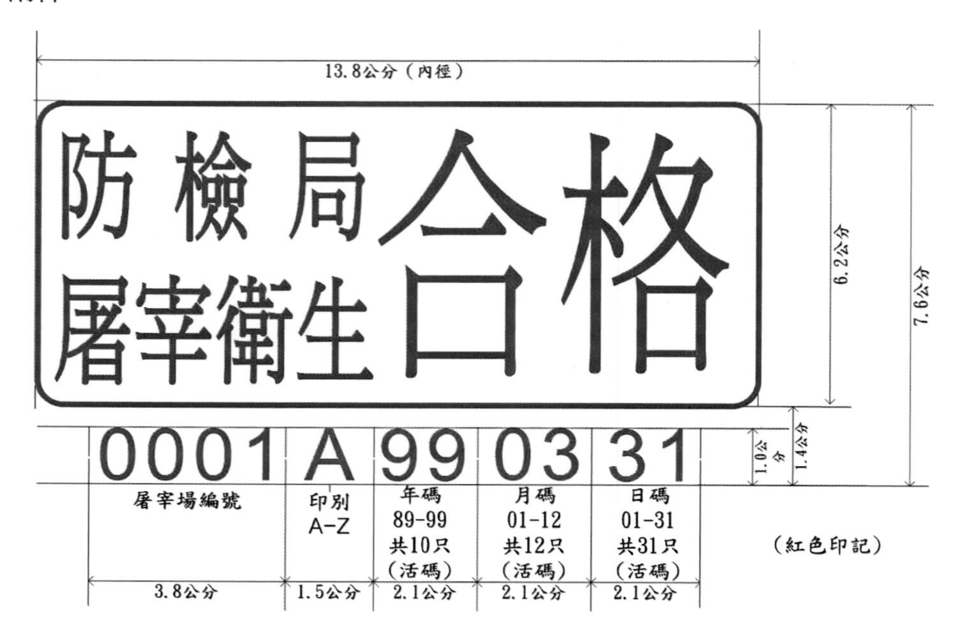

甲式屠宰衛生檢查合格標誌

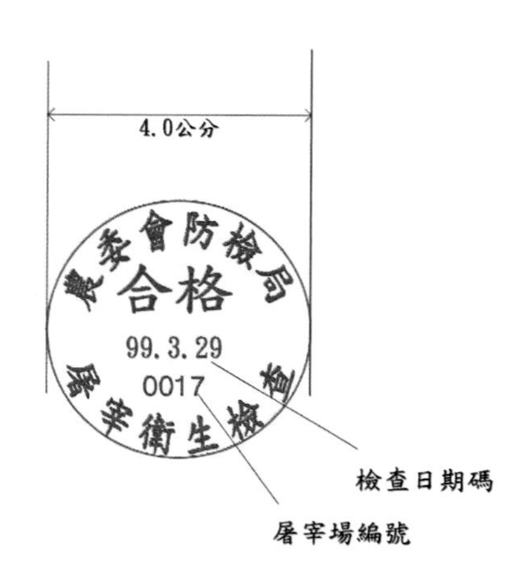

註：比例 1：1　　乙式屠宰衛生檢查合格標誌

（紅色印記）

圖5-16　家畜的屠宰衛生檢查合格標誌

能是水樣肉（灌了水的肉）；若顏色偏暗紅且帶有黏液的肉，可能是多次冷凍又回溫的肉，肉色如有乾燥的暗紅色，那就表示保存過程凍傷了，同時也要注意肉體是否有瘀血部分，較易由此滋生細菌。肉體如果帶有腐臭味、臭油味或閃爍磷光，都表示這是不新鮮的肉品了。

2.儘量選擇品牌保證的豬肉，像是晶鑽豬、海藻豬、香草豬、自然豬，也是一種安心的選擇，雖然價錢較貴，但品牌有商譽的基本保障，若有問題也可以追蹤。

3.少買內臟，少吃豬肝、豬腎，因為內臟中藥物殘留的機率較大，尤其是肝、腎，眾所皆知肝、腎是解毒代謝的重要器官，毒物殘留的濃度會比肌肉更高。如果喜食內臟者，則建議購買無毒養育的品牌生產的肉品。

4.少買半調理食品，如糖醋里肌，或醃漬好待烹調的肉品，如黑胡椒肉排，透過調味料的掩飾，一般消費者很難正確地判斷肉品的新鮮度。

5.傳統市場購買絞肉的話，宜選購大塊肉品，交由商家現場絞出，以確保絞肉品質，空氣中放置太久的絞肉，容易氧化敗壞或受細菌污染。

三、牛肉部位認識

牛隻在人類的發展歷史中有很大的貢獻，自農耕時代的勞動勤務到工商時代成為餐桌上的高級消費材料，牛隻都是重要的角色。台灣過去以水牛和黃牛為開發田園的主要牛隻種類，基於一種親近的感情，對牛肉的食用一直無法盛行，但隨著經濟社會環境的變遷，以耕種為目的的牛隻越來越少，代之而起的是進口專用於食用烹調的肉牛，加上西方飲食的引入並且蓬勃發展，年輕族群對牛肉的食用習慣已漸漸被養成，牛肉早已成為家庭餐桌上的常客。

國內牛肉的來源百分之八十以上均由國外進口，來源國家有美國、加拿大、紐西蘭、澳洲等地，其中美國為最大宗，其次為澳洲牛肉，而美國牛肉也是最受到喜愛的肉品，這應歸功於美國牛肉協會在台的有效積極行銷，然而這幾年美國牛肉受到狂牛症的影響，曾經一度禁止進口，而後有條件的解禁後，透過媒體大肆傳播五星級飯店主廚的見證烹調，及企業家、名媛貴婦鏡頭前大快朵頤的影像，很快又捲起一股食美牛風潮，殊料不久之後美牛含瘦肉精——萊客多巴胺的事件，使得美國牛肉的進口與否在國內掀起軒然大波，台灣原本

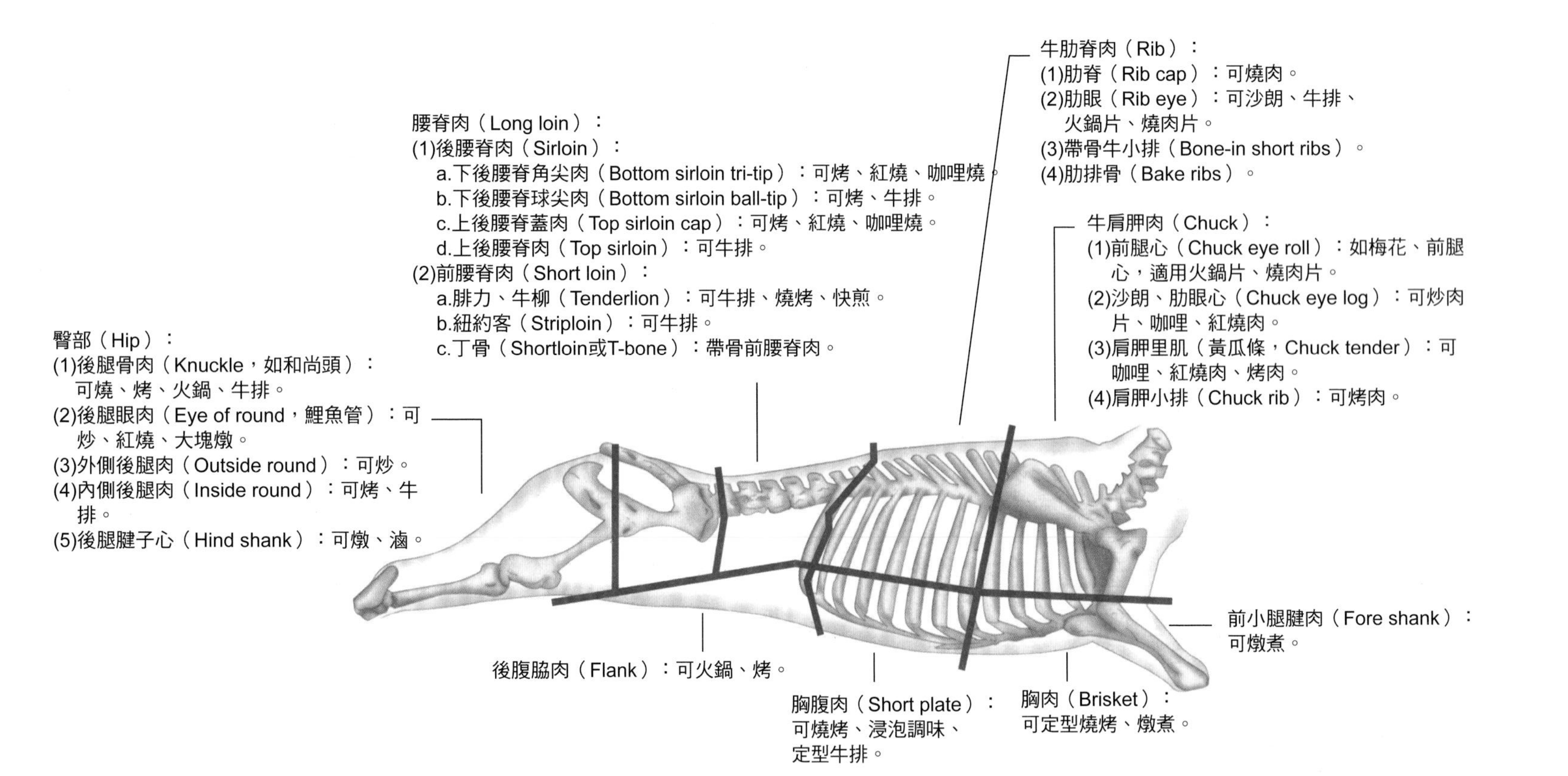

圖5-17　牛的部位認識與烹調

資料來源：楊昭景（2012），《中華廚藝理論與實務》，華都。

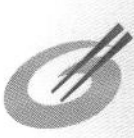

禁止在動物飼料中添加瘦肉精促進禽畜生長肌肉，因此要求必須零檢出；二〇一二年美國政府以強大的壓力迫使政府必須接受含瘦肉精的牛肉進入台灣市場，後來國會通過修訂食品衛生管理法，將萊客多巴胺的殘餘容許量放寬到10ppm，使得含瘦肉精美牛可獲得進口，若未來進口牛肉沒有嚴訂應標示含藥劑量的標準，則國人在選購上就要更加小心，畢竟攝入太多的添加藥劑，還是得由人體肝、腎進行解毒，能否負荷得來，就不是自己能控制的。

國內也有牛隻養殖，國產的牛肉以黃牛為主，金門地區為著名產區，近期有有心人士在台東、澎湖地區自然放牧黃牛，推展有機肉品。牛是一種反芻的草食性動物，一般需蓄養兩年以上才足以販售，牛肉的顏色會隨著年齡的增加而較深，牛具有四個胃——瘤胃、蜂巢胃、重瓣胃、縐胃，作為儲存和消化的器官，但牛肉屠宰後須經熟成及嫩化作用後才可食用，牛肉所含的營養價值及風味都較其他肉品來得好，蛋白質、鐵質的含量多，脂肪成分亦不若豬肉高，唯價格較為昂貴。

牛肉肉品的選購大致與豬肉雷同，但仍有些特別注意事項：

1.注意進口牛肉的來源國，不要因一時貪吃，而甘冒狂牛症或中毒之風險，禍從口出，而病卻是從口而入，當吃出問題時才說：「早知道……」，一切不知是否來得及挽救。
2.避免購買溫體牛肉，最好向有冷藏或冷凍設備的攤位購買，因為牛隻在室溫底下更容易孳生細菌，從半夜屠宰到晨間市場或到下午黃昏市場，想想已有多少細菌沾染其上，而有些牛肉甚至在食用時只有幾分熟度而已，有的並未全熟。
3.購買進口牛肉分有冷藏及冷凍包裝處理，冷藏肉價格較貴，建議當日食用完畢，保鮮也保美味，其餘都應立即放入冷凍庫冰存。待下次食用時也應放在冷藏庫解凍，不宜直接放在室溫下解凍。
4.建議肉品還是以全熟處理為最安全的方式。

四、雞肉

雞和豬是農業時代裏最常被蓄養的動物，豬通常被用來買賣賺錢，而雞可能就是農家用來增加家庭菜色與營養的重要食材。雖然今天雞的料理和食物已

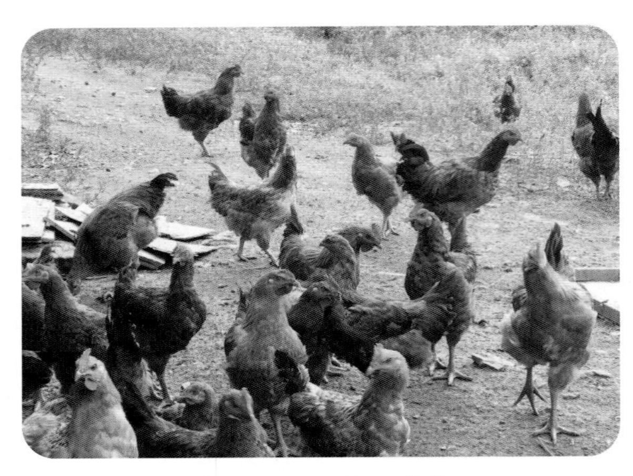
圖5-18 放養的雞隻

變成大街小巷中最夯的小吃，像鹽酥雞、香雞排，雞隻的飼養也變成工廠化大量生產的模式，以提供每天市場上的需求，但是走入鄉間，還是處處可見家庭後院幾隻家雞昂首闊步的可愛模樣。

用傳統養雞的方式，一隻雞從出生到成熟大約需要一百二十天左右，讓牠在空曠的空間自由地奔跑成長，有的還特地養在山裏頭，空間大又有草和蟲子可以挖，這樣的雞隻當然健康快樂，慢慢長大肉質也比較緊實。而工廠化大量飼養的雞，可能就無法如此操作了，因為時間、飼料成本的關係，從雞隻的品種就不同，現在市面上所見的雞隻大多是國外引進的「白肉雞」，全身白色羽毛，雞冠紅艷，這品種的換肉率（餵食飼料後可長出的肌肉量）較高，飼養的時間短，相對成本就會降低。許多養雞場為了能快速養成出售，最好的辦法就是讓小雞快快長大，所以最好孵出後四十多天就可以出售了，而事實上也的確如此，目前市面上有些白肉雞是以這樣的養育天數完成生命成長，而後進了人類的肚子。如何辦到的？抗生素、荷爾蒙加上各種營養劑或藥物防止生病，就是要讓牠可以在最短的時間內長到成雞的標準，而這樣的雞肉口感可以說是「入口即化」的柔嫩。各位想想在速食店或街頭炸雞排店的雞肉口感不是如此的嗎？這也是這一代年輕人熟悉且喜愛的雞肉口感，與傳統中肉質緊實的雞肉是有差異的。

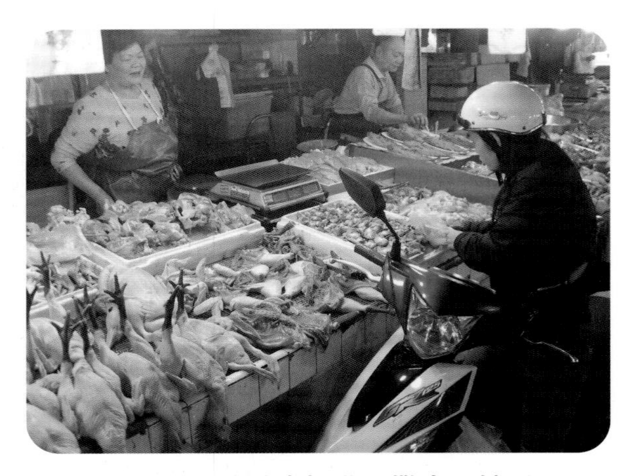
圖5-19 傳統市場雞肉攤交易情形

如何挑選健康的好雞肉：

1.看雞冠：用藥多的雞隻，雞冠的顏色比鮮紅色來得

淡。

2.看肉質：健康新鮮的雞肉具有光澤和彈性，不新鮮的雞肉較無彈性，雞胸和腿肉的顏色為暗紅色。

3.看脂肪：健康新鮮的雞肉脂肪是乳白色或淡淡黃色，如果脂肪呈暗紅色或血管內有紫紅色血液，表示雞隻是有問題的。

4.建議向固定的攤商或雞場瞭解其雞隻來源及養育過程，而後購買之。

第四節　水產類

在海洋環繞的台灣，最幸福的莫過於豐富的水產資源及進步的水產養殖技術，魚蝦貝蟹不可勝數，可以讓此地的消費者盡情地發揮運用。以台灣為中心畫十字線區分為四部分，東海岸以蘇澳為界，北為淺海、南為深海；西海岸以澎湖為界，北為泥砂底海域、南為珊瑚礁海域，構成不同的生態環境，也孕育出不同類型的漁獲資源。十一月的烏魚、黃魚和白鯧，四、五月間的旗魚、鮪魚、鰹魚和飛魚，還有潮汐間的定住性魚群及蝦蟹。但是多年來海洋自然的魚產資源，因為人們的濫捕濫殺及氣候變遷的緣故，隨季節而到的漁獲量已降至稀少，遂有養殖水產的取代。烏魚即是明顯一例，過去十一月後遇寒流，便是大批烏魚來台的時刻，帶來漁民引頸殷盼的烏金，但多年來暖冬的結果，烏魚來得少，更慘的是魚群洄游至中國大陸沿海時，雖尚未成長完成，但中國的漁民便大舉捕撈，能脫逃至台灣西部海岸者少矣，而此時的魚體才算豐滿成熟，滋味最美！自然野生的海鮮固然勝於養殖魚，但較大型魚類（特別是深海魚）卻隱藏著重金屬污染的疑慮（油魚、鱈魚），所以應採取不同來源的漁貨，不宜偏好某些魚種或海魚。且深海魚身體累積較多的脂肪，又缺少

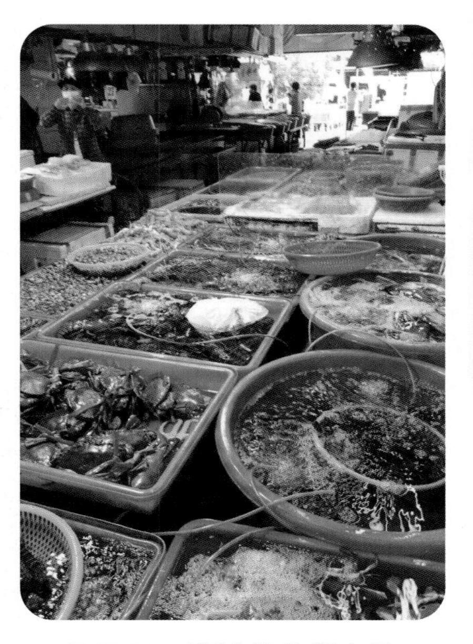

圖5-20　東港的魚貨市場

運動，所以肌肉纖維較短，肉質較細緻柔軟，適合作魚鬆；而淺海魚如旗魚、鮪魚等肉質硬、纖維長，煮熟後肉較粗硬，所以適合做成生魚片。

表5-4　台灣常見的魚貝類

品名	俗名	英文	產地	產期
鯉魚	鮘仔魚、大和鮭、在來鯉	Crap	西部內陸平原淡水域	全年
白鰱	竹菜鰱、鰱仔、白菜仔	Silver crap	台灣各地池塘	全年
鰻魚	白鰻、黑鰻	Japanese eel	彰化、屏東、宜蘭	全年
吳郭魚	烏鯽魚、南洋鮘	Tilapia	中、南部	全年，11、12月最多
虱目魚	安平魚、海草魚	Milkfish	西南部	4月至翌年1月
鱸魚	七星鱸	Sea perch	基隆至西部沿海	全年，以11月至翌年1月最多
花身雞魚	花身仔	Jarbua	各地沿海	全年
臭肉鰮	圓眼仔、鰮仔魚	Round herring	西部中央以外各地沿海	全年
灰漁荷鰮	丁香	Silver anchovy	澎湖產量最多	全年
鯔魚	信魚、聖魚、烏魚	Striped mullet	桃園以南至鵝鑾鼻	11月至翌年1月
劍旗魚	旗魚舅、丁挽舅	Swordfish	本島周圍近海	全年
鱰魚	鬼頭刀、飛烏虎	Dolphin fish	屏東、台東	全年
花腹鯖	花飛、青飛、花鰱	Spotted mackerel	北部、東北部	2～4月及7～9月
正鰹	鰹鯤、烟仔虎、小串	Skipjack	台東、花蓮、屏東	4～7月及12月至翌年1月
圓花鰹	烟管仔、炸彈魚	Round frigate mackerel	台東、花蓮、宜蘭	全年，盛產期為4～7月
黃鰭鮪	串仔、甕串	Yellowfin tuna	遠洋海域	全年
高麗鰆	澗腹、白北、破北	Korean mackerel	西部、澎湖	11月至翌年5月
土鰻鰆	土托、馬鮫	Barred Spanish mackerel	西南沿海、高雄、澎湖	全年
黑鯖河魨	青魚規、烏魚規	Brown-backed toadfish	台灣附近海域	10月至翌年5月
扁甲鰺	鐵甲	Pompanos	台灣沿海、台南、高雄	11月至翌年2月

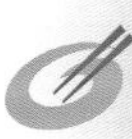

（續）表5-4　台灣常見的魚貝類

品名	俗名	英文	產地	產期
銅鏡鰺	硬尾、金古、廣仔	Amberfish	沿海、台灣海峽	全年
眼眶魚	皮刀、菜刀魚	Spotted moonfish	西南、東北部、澎湖	・西南：9月至翌年4月 ・東北：3～6月 ・澎湖：4～8月
秋刀魚	秋刀魚、山瑪魚	Pacific saury	高雄港	5～10月及7～10月
日本灰鮫	沙條、沙魚	Japanese gray shaik	蘇澳、基隆、高雄	全年
紅肉雙髻鮫	雙過沙、長旗	Scalloped hammerhead shark	蘇澳、基隆、南寮、高雄	全年
紅馬頭魚	紅面頭、馬頭	Red horsehead	東港、新竹、淡水	全年
錦鱗蜥魚	狗母、烏狗肉、紅九母	Crocodile lizardfish	東港至台灣海峽	全年
海鰻	虎鰻	Pike eel	台灣附近沿海	全年
桂皮扁魚	咬狗、皇帝魚	Cinnamon flounder	西部沿海、基隆、台南、茄萣	12月至翌年4月
白帶魚	刀魚、紫帶、黃旗	Haittail	各地沿海	全年
瓜子鯧	肉魚、土肉	Japanese butterfish	西部沿海、基隆	全年
白鯧	暗鯧、正鯧、黑鰆	White pomfret	西部沿海、基隆	2～4月
黑鯧	三角鯧	Black pomfret	澎湖海域、馬祖海域	・北部：5～8月 ・中南部：11月至翌年 ・澎湖：6～8月
大眼鯛	紅目鰱、紅嚴公、岩公	Red bullseye	西部沿海、台灣海峽	全年
小黃魚	黃口、黃順、黃瓜	Small yellow croaker	基隆	冬季之前後
巨首鰔	白口、有頭、烏耳	White mouth croaker	基隆、高雄	全年
赤鯮	赤鯮	Yellow porgy	蘇澳、基隆、高雄、澎湖	全年，以6～7月最多
血鯛	魬鯛、盤仔魚	Crimson sea bream	基隆至高雄	全年

（續）表5-4　台灣常見的魚貝類

品名	俗名	英文	產地	產期
嘉臘魚	長加納、白加納	Porgy	東部、蘇澳、淡水	全年
秋姑魚	鬚哥、秋姑、紅魚	Goatfish	高雄、基隆、澎湖	全年
金線紅姑魚	金線鰱	Golden-thread	基隆至東港沿海	全年
沙鮻	沙鑽仔、沙腸仔	Sand borer	各地沿海	全年
正牡蠣	蚵仔、正蚵	Oyster	西部沿海及澎湖	全年
文蛤	粉蟯、蚶仔	Hard clam	淺海沙岸	4～9月最多
蜆	蜊仔	Freshwater clam	小河川	全年
紫貝	獅頭刀、西刀舌、西施舌	Purple clam	淡水至東港	全年，以3～9月最多
草對蝦	草蝦、烏斑節仔	Grass shrimp	蘭陽地區、屏東	全年，以6～12月最多
日本對蝦	九節蝦、雷公蝦	Banded shrimp	基隆、東北部	全年
長角仿對蝦	劍蝦	Spear shrimp	基隆、西部海域	全年
梭子蟹	市仔	Pelagic crab	金門、馬祖近海	夏季多，但冬季最肥美
紅星梭子蟹	三點仔	Red-spotted swimming crab	高雄各地沿海	全年，夏季較多

目前台灣從北到南、從高山到平地，都有許多的養殖場，供應市場絕大多數的各類水產需求，最常見的莫過於吳郭魚和虱目魚，還有更多的海水魚也紛紛改造成適合陸上養殖的魚類，像烏魚、鱸魚，而最有獲利價值的屬龍膽石斑和海鱺魚。養殖水產最擔心的問題還是藥物殘留一事，偶有在報端上引發一陣驚恐，事件過後又歸於平息，常聽聞的是孔雀石綠和重金屬的檢測，孔雀石綠是一種帶有金屬光澤的綠色結晶體，是一種殺真菌劑，也是染料，溶於水呈藍綠色，它具有高毒性、高殘留，會致癌、致突變等作用，通常用於養殖水產避免魚類受到寄生蟲和真菌的寄生感染，也用於運送途中，避免魚類因為運輸碰撞導致魚鱗脫落而遭致真菌感染，以致糜爛或死亡。孔雀石綠會被魚類的組織吸收進行代謝，研究指出它會使實驗動物的肝臟受到毒害出現腫瘤，如果在養殖時濫用孔雀石綠，恐怕也會造成食用者的健康受損。因此養殖的水產要注意

蓄養的密度和調配的飼料配方比例，並且注意維護養殖池的衛生安全。有些安全養殖的業者會幫魚進行洗澡的動作，將魚撈放在乾淨的水池中，創造一個優質的生長環境給飼養的魚群，如此安全、乾淨的養殖魚肉的美味與口感將不輸給海水魚。

> 小專欄
>
> **吊白塊**
>
> 吊白塊是一種工業用漂白劑，也就是福馬林，沒有味道，但水溶液在 60 ℃ ~120 ℃時會產生甲醛和硫化氫等毒物，長期食用或接觸會傷害肝、腎功能，罹癌風險極高，大量食入時會產生休克甚至致死。

水產食材的特性：

1. 魚類中脂肪成分主要為多元不飽和脂肪酸構成，吸收率高且對防治人體動脈血管硬化等疾病有效；其中尤以二十碳五烯酸（EPA）及二十二碳六烯酸（DHA）最受重視，對身體幫助很大，EPA是前列腺素的前驅物質，有抑制血漿凝固的作用，不飽和脂肪酸有降低膽固醇的功用。
2. 魚類中的蛋白質含量及價值很高，約18~20%，約含有人體必須的八種胺基酸，屬完全蛋白，尤以離胺酸較多，可以補足穀類中所欠缺的必需胺基酸，魚的肌纖維較短所以相較於肉類纖維就顯得較為柔嫩，易於烹煮也較容易消化。魚類中有紅色魚種，是因為該體內肌紅蛋白較多，另外尚有血紅蛋白和脂溶性的類胡蘿蔔素。鮭魚和蝦蟹的紅色物質主要是類胡蘿蔔素中的還原蝦紅素。此外，魚類中礦物質的成分略高於畜禽肉類，包括鉀、鈉、磷、鐵，還有豐富的鈣質和碘（海產魚鮮）。
3. 魚類中脂肪含量依魚的種類不同有所差異，一般紅色肉質腹部肌肉所含的脂肪較高，冬季的魚或產卵前的魚所含的脂肪量也較多。脂肪含量高的魚類，腐敗的速度較快。
4. 軟體動物門的貝殼類所含的肝醣和胺基酸較魚類豐富，其中甜味來自甜菜鹼、甘胺酸、丙胺酸和脯胺酸，鮮味來自琥珀酸，因此味道鮮美且具特殊風味。
5. 具有紅黃色澤的魚類或蝦蟹，容易因酵素與空氣的作用產生黑色素而變色，顯現鮮度不足的狀態。

過去在選擇魚類時通常會看鰓和眼睛，認為魚鰓鮮紅、眼睛明亮就是新鮮

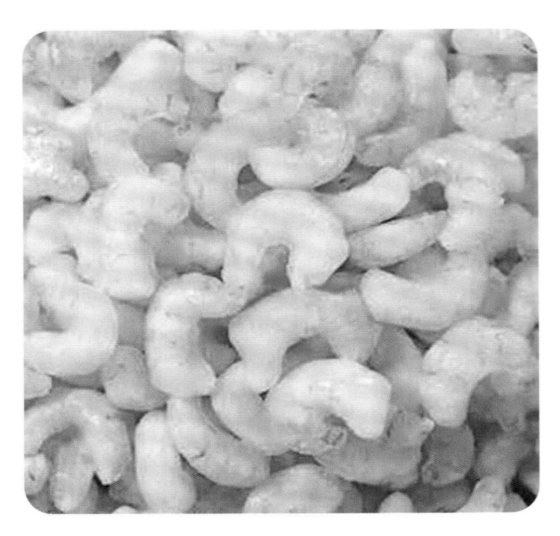

圖5-21　泡過磷酸鹽的蝦仁賣相較好，但對身體有害

的魚，殊不知有些不肖商人用吊白塊或甲醛浸泡以保持魚鮮，只要泡過吊白塊者，會發現魚鰓和眼睛反而比一般正常的魚鰓和眼睛更有新鮮感。蝦子也是一樣的，尤其蝦子更容易變黑不新鮮，在蝦頭和蝦腳部分，煮熟的鮮蝦和泡過吊白塊的蝦子，外觀看起來差異不大，只有吃進口中從蝦子的鮮味表現，才能覺察。一般蝦子從養殖池撈起十五秒鐘左右即開始有洩水現象，意味著腐壞的開始，所以有些商人會再加入鮮度復活劑和磷酸鹽。目前市面上慢慢有一些從產地撈起就直接冷凍處理的冷凍蝦，不加任何添加物，冷凍保鮮的技術如果良好的話，再解凍處理的蝦子品質是非常新鮮有口感的。再來說說蝦仁，真正新鮮的蝦仁是非常鮮甜的，正常的口感是厚實的，但是現在市售冷凍的蝦仁通常是泡過「綜合磷酸鹽」的，看起來晶瑩剔透，吃起來清脆有聲，許多消費者因為吃多了這樣的蝦仁，竟嘲笑餐廳的師傅做不出這樣爽脆的蝦球，逼得師傅只好淪落去買處理過的蝦仁來滿足消費者，實在可笑亦可悲，泡過「綜合磷酸鹽」的蝦仁不僅沒有甜味，還會增重20%左右，等於消費者買貴了。消費者要從新鮮的蝦子中，去品嚐蝦子真正的口感及肉色，學習新鮮蝦仁的判斷，才能吃到安心美味的真蝦仁。

選擇新鮮的水產品要注意用眼睛細看、用鼻子嗅聞、用手觸摸：

1.魚體僵硬的程度：離水後的魚，商人通常會用碎冰冰鎮，保鮮得宜可以維持較長時間的僵硬魚體，如果魚體變軟可能是退冰很久，較不新鮮，此外溫度較高或常被翻動的魚，身體變軟的速度也較快。打冰的魚，其眼球的亮度也較高，能維持三、兩天的時間。若魚眼睛充血也可能是不新鮮的狀況。

2.新鮮的魚外皮有完整的黏液且魚鱗完好。魚鱗脫落代表過程中魚兒受到驚嚇碰撞，可能死亡已久或被真菌感染了。黏液完整光亮透明也代表魚的鮮度，但如果沒有黏液只有魚鱗粗糙的手感，或者黏液呈現白濁，都代表魚

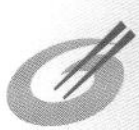

是不新鮮的狀況。

3.看魚的鰭條：正常狀況下應是白色的，如果有著色則可能浸泡藥劑或孔雀石綠所導致。

4.嗅聞魚體的氣味：新鮮的海魚有一股大海的味道，養殖的魚也會有一種正常屬於魚鮮的味道，但如果使用漂白劑、保鮮劑的魚，會有一股氯的味道或藥味。縱使無法聞出，還可以注意魚體表面的黏液是否變白濁，保鮮劑可以讓魚體和眼睛保持新鮮的表象長達一星期以上，但實際上魚肉已經腐敗不新鮮了。此外，養殖的魚類如果養殖池子不夠乾淨，本身也會散發出一股濃濃的「土」味。

5.蝦蟹要注意蝦體是否發黑，蟹腳是否完整、無斷缺。

6.選擇當季的魚類，或適當大小的魚，且注意腹部脂肪不宜過高，可能是多吃少動的懶惰魚。

7.民眾多偏好鮮活的蝦子，如此很容易促使商人使用許多藥劑去維持蝦子「活著」的假象，買回來清蒸的蝦子吃進嘴裏卻毫無滋味，建議選購的地方能有冷藏冷凍設備或包冰作法，能夠讓水產品持續新鮮安全。

8.細細挑選一位可靠的攤商，或採買有生產履歷或CAS標章的水產品。

第五節　雞蛋

價格平實、易保存、營養性高的特性，使得雞蛋成為飲食中應用廣泛的食材，可烹調，可烘焙，可生食，可熟食，可醃製，處理起來也容易，所以在人類的餐桌上，從早餐開始就可以見到蛋的蹤影。西式餐點中閃耀著如太陽般的太陽蛋，或早午餐皆宜的煎蛋卷（omelette），日式餐點中的茶碗蒸和玉子燒，溏心蛋，還有中式早餐中

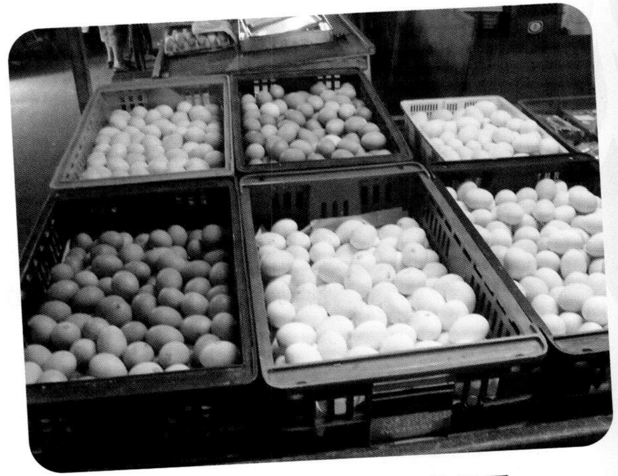

圖5-22　市場上散裝販售的蛋

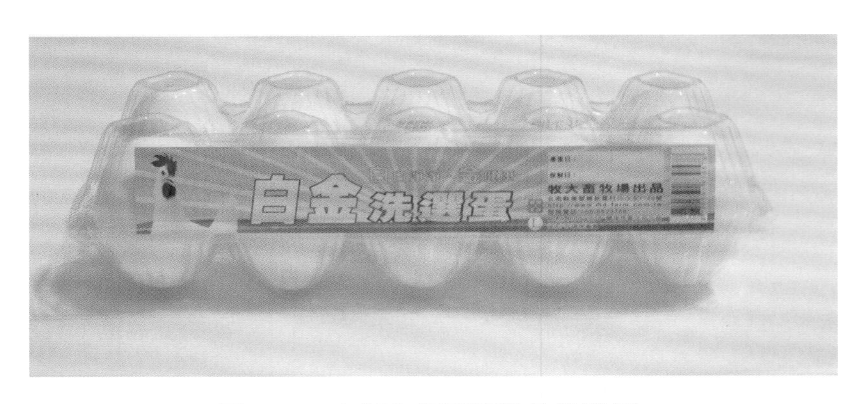

圖5-23　市場上經過清洗的洗選蛋

的煎荷包蛋、蔥花蛋等。根據瞭解台灣每天產蛋約一千八百萬顆，平均每人一年從不同的管道上吃掉了二百八十顆蛋。

雞蛋裏含有豐富的蛋白質、胡蘿蔔素、抗氧化劑、維生素、$\omega 3$，其中蛋黃是整顆雞蛋營養成分的集中處，卵磷脂是優質的乳化劑，亦是協助身體消化脂肪和膽固醇的元素，蛋黃中的抗氧化劑「穀胱甘肽」可預防LDL氧化，「葉黃素」、「玉米黃素」有益眼睛預防黃斑部病變。但是眾所皆知，雞蛋本身容易含帶的沙門氏菌是造成食物中毒的主要原因，所以在大量生產的工廠管理過程，甚至在運送的過程，乃至於消費者買回家後的保存，都是很重要的關鍵，國內有研究指出，在攝氏十六度以上的環境時，即使是低量的沙門氏菌也會很快地繁殖增加，形成足以危害人體的菌數，所以歐美國家都有規定雞蛋從運送、保存到販售都應該冷藏管理，尤其像洗選蛋，經過溫水洗滌、殺菌消毒後雖除去蛋殼外的可見髒污，卻也可能將原來的保護膜清洗掉，病菌更容易入侵，應該要以冷藏處理。目前國內市場上許多大賣場依舊將蛋放置在一般區，而沒有冷藏存放。

曾有研究調查蛋雞，檢驗卵巢和十二指腸的沙門氏菌，結果發現26%左右的蛋雞已遭到沙門氏菌的感染，也就是說四顆雞蛋中約有一顆已遭到沙門氏菌的感染了，如此高的比例，消費者豈能不慎！

杜絕沙門氏菌其實需從養雞開始，若雞隻本身就帶有病菌，則必會汙染給體內的雞蛋，這就不是表面洗滌就能去除的，且讓我們瞭解整個雞蛋生產的過程，詳見**圖5-24**。

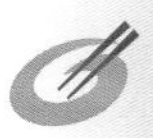

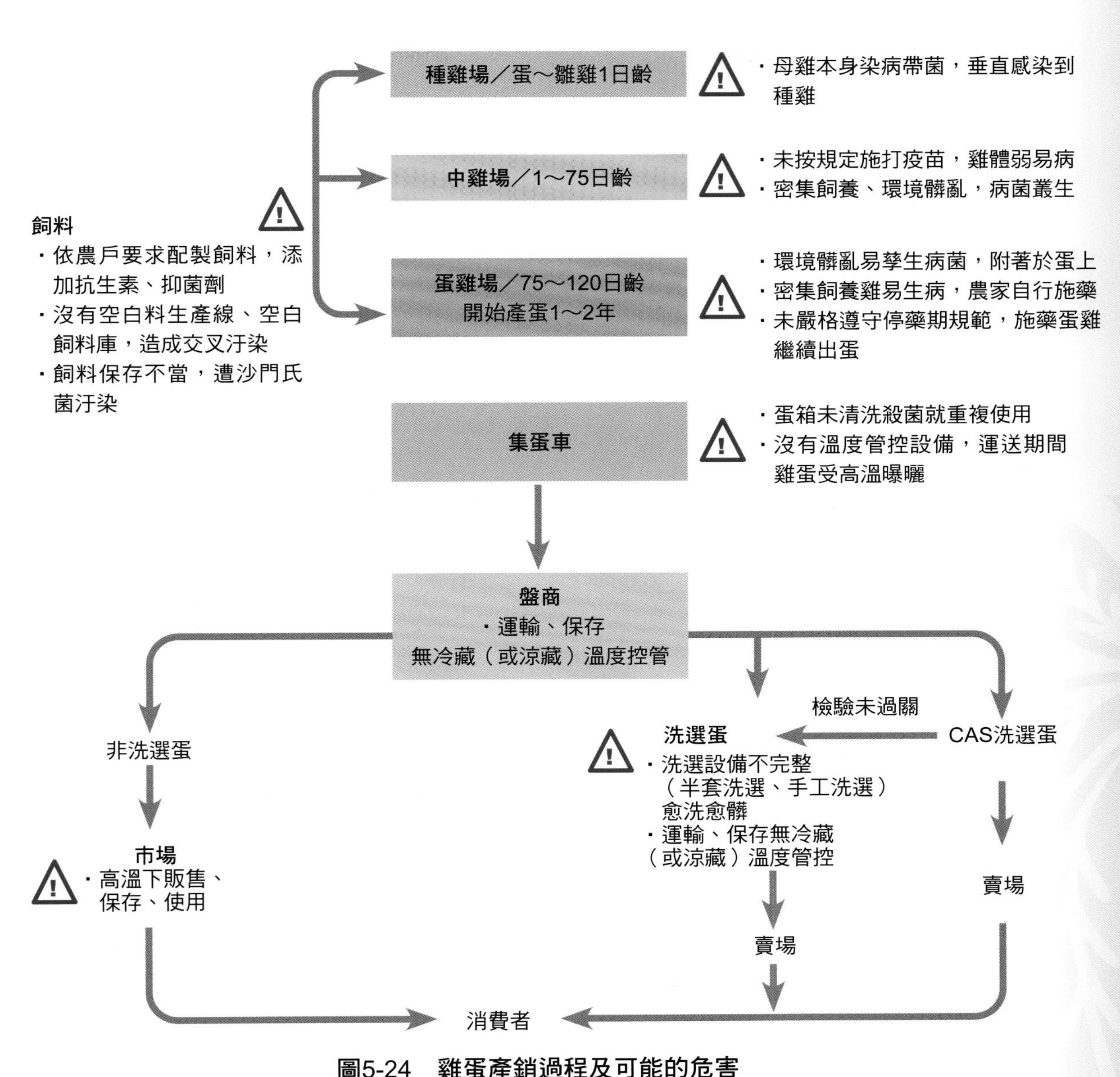

圖5-24　雞蛋產銷過程及可能的危害

資料來源：《你吃的蛋安全嗎？》，《康健雜誌》，第157期，2011年12月，頁42。

由**圖5-24**可知，雞蛋除了可能遭到沙門氏菌汙染外，另一個危機是藥物殘留的問題，從種雞場到蛋雞場，因為大量飼養，蛋雞場飼養的密度極高，為了防治病菌蟲害，所以在飼料中加入抗生素的情形是有的，雞蛋的藥物殘留和一般肉類不同，因為蛋黃早在下蛋前十天已在體內形成，而蛋白則是下蛋前二十四小時形成的，如果這段期間施予藥物，就會不斷累積在蛋黃裏，由此看來，雞蛋的選擇與保存的方式顯得格外重要。

1. 應選購CAS雞蛋或有品牌的雞蛋，或向熟悉的小農購買放養的雞蛋。
2. 儘量選購低溫運送販賣的雞蛋，以及蛋殼完整無裂痕髒污的蛋。
3. 買回的雞蛋應立即冰存於冰箱冷藏庫。
4. 使用雞蛋前（不論煮蛋或用來醃拌食材）應先將蛋洗滌乾淨。
5. 蛋不宜放在爐火旁或高溫底下擺放，容易孳生細菌。如早餐店煎蛋餅或煎荷包蛋、小吃攤上的蚵仔煎，應該將雞蛋清洗乾淨且放至遠離火源處。
6. 煮好的蛋製品應儘快食用完畢，特別是沒有煮熟的蛋製品，如太陽蛋、慕斯甜品、美乃滋。

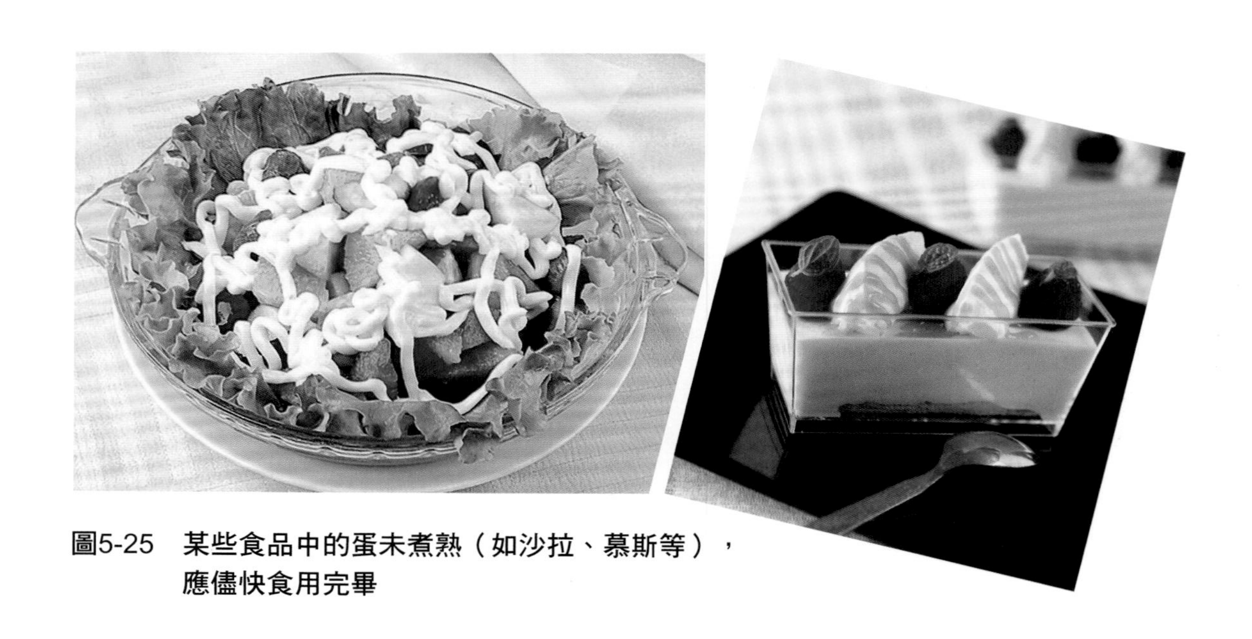

圖5-25　某些食品中的蛋未煮熟（如沙拉、慕斯等），應儘快食用完畢

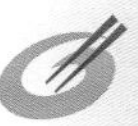

第六節　黃豆製品

豆類中最常運用的是黃豆及黃豆製品，過去的時代裏，物資缺乏，蛋白質類的食物價格高較不易取得，尤其是動物性來源的蛋白質如肉類、魚類，因此黃豆便是最佳的蛋白質來源，豆漿、豆腐及各種豆製品，成了餐桌上最好的蛋白質食物。而今物阜民豐的時代，植物性蛋白質來源的豆類更被視為新四大健康飲食之一（穀類、豆類、蔬菜、水果），使營養豐富的豆類得到其應有的讚賞與重要性。

豆類（尤其是黃豆）含有豐富的蛋白質（離胺酸）、礦物質（鈣、鐵）、維生素、纖維素、多元不飽和脂肪酸（亞麻油酸）、ω3脂肪酸、卵磷脂、皂素、類黃酮素，可降低膽固醇，對因過度飲食或不當飲食所造成的文明肥胖症或心血管疾病者而言，黃豆及其製品是最佳的食材應用品；類黃酮素與女性荷爾蒙中的動情激素相似，可以扮演更年期後的婦女荷爾蒙取代的作用。

前台灣大學董大成教授以近20年的精神研究推廣黃豆糙米飯，在營養界而言，被視為聖品，但若能加上廚藝的口味研究，想必更能全民普及化，取代精白米飯。穀米中缺乏離胺酸，而黃豆恰能補其所缺，完備兩者的蛋白質成分。黃豆中另含有胰蛋白酶抑制因子，必須經過加熱破壞後才能食用。黃豆最常被運用的應是提煉製成植物性油脂（黃豆沙拉油），及衍生的許多黃豆製品，其加工流程及形成食品之圖示如**圖5-26**。

許多黃豆製品皆是由磨成豆漿製成豆腐而後演變的產品，傳統豆腐的製作過程是：

先將黃豆浸泡六至八小時－磨成漿液－進行煮沸－而後過濾豆渣－進行第二次過濾，確保豆液無渣滓－加入氯化鎂或硫酸鈣凝固劑－進行第一次破花－進行第二次破花－上模－上模後加壓製成豆腐。

製成後的豆腐顏色略顯微黃，不應是白色的，一般市場上的傳統豆腐都在半夜製成，清晨時分送至菜市場販售，這過程極可能因高熱促發豆腐酸敗。從製造到成品運送儲存，製造者不可使用製酸劑、消泡劑或漂白劑，來避免豆腐或豆製品變酸、泡沫過多或增加潔白程度。販售者應將豆腐以乾淨的涼水存放，購買回家後也應立即冰藏在冰箱，以保鮮度。

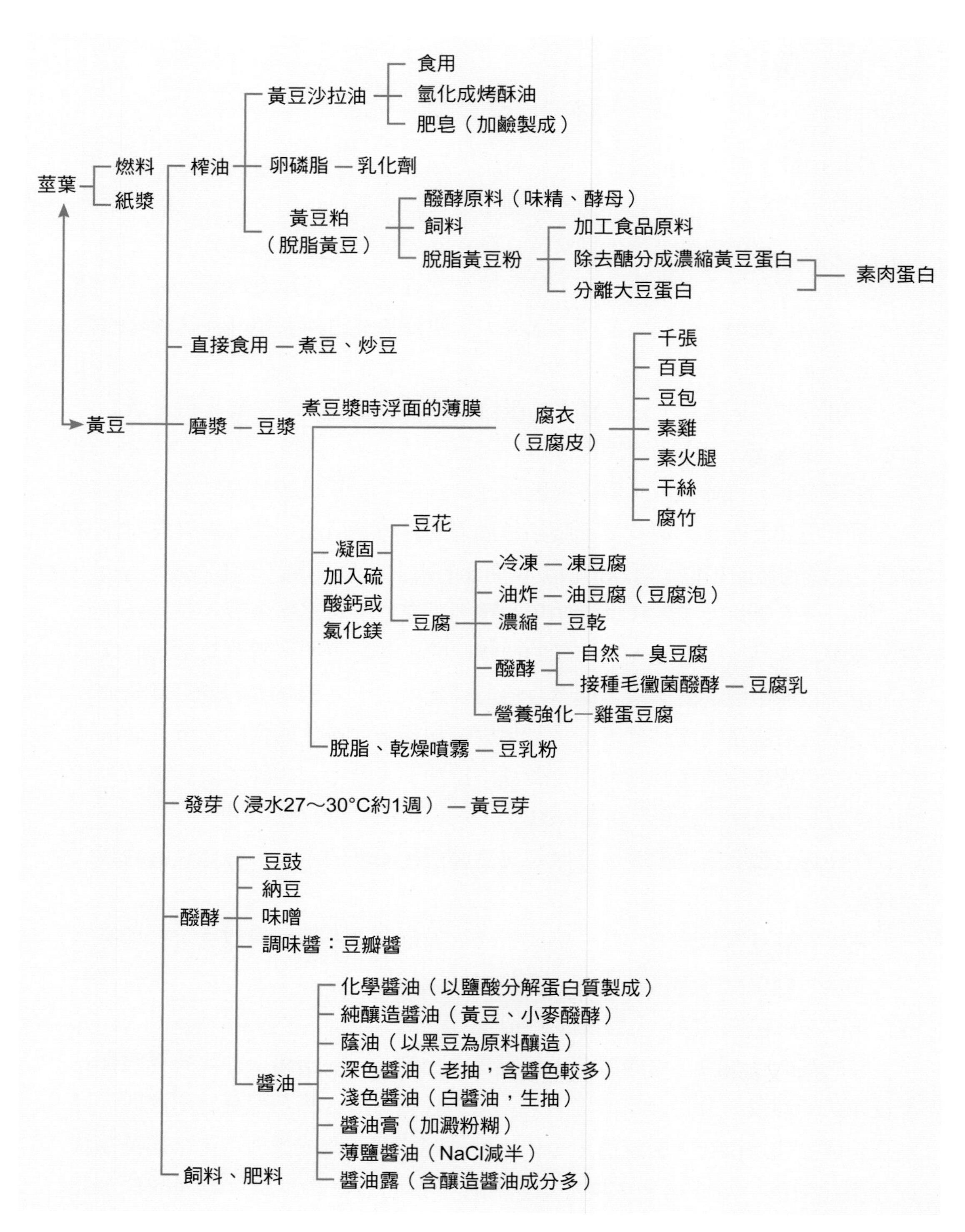

圖5-26　豆類加工流程及形成食品之圖示

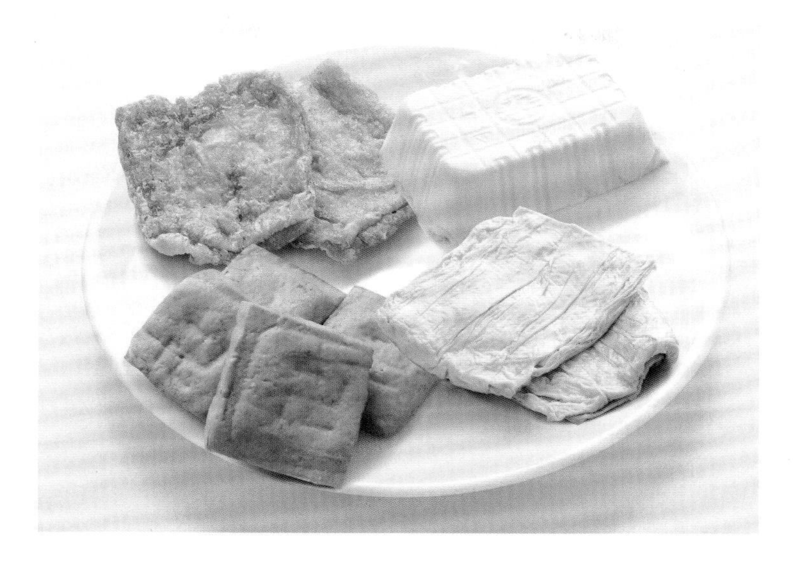

圖5-27　豆腐、豆皮、豆乾都是國人常食用的豆製品

另一款豆腐就是超市中販售的盒裝豆腐，盒裝豆腐加入葡萄酸類酯凝固劑，且含水量較高，所以吃起來的口感和傳統豆腐不同，盒裝豆腐比較嫩、比較白，但是少了許多芳香的豆味，如同一杯十元的豆漿，口味濃淡決定了利潤的多寡。盒裝豆腐同樣需要冷藏。

豆腐的相關製品很多，茲將常用的幾種產品特色予以說明：

1.凍豆腐：經過冷凍後可得，是現在吃火鍋時最受歡迎的配料，因為水分經過冷凍而減少，內部孔洞變大，可以吸收湯汁，尤其是放入麻辣火鍋中非常有味道。凍豆腐應注意小包分裝冷凍，多次來回解凍冷凍，豆腐會容易酸敗。

2.雞蛋豆腐：豆腐中加入雞蛋成分，營養增加，顏色變黃，但較缺乏豆香味。多用於日式料理製作或沾粉乾炸。

3.豆皮：又稱腐皮，是豆漿加熱後所形成的薄膜，取薄膜乾燥製成，可以用來包捲其他材料，可炸可蒸，均非常可口。自然形成的豆皮已具有彈性，商人不可再添加藥劑，使豆皮更有Q彈的彈性。

4.豆包：由豆皮堆疊壓實而成，有乾濕兩種，濕豆包可直接烹煮，而乾豆包則是炸過而成。

5.腐竹：趁豆皮尚未完全乾燥前，疊成多層捲起烘乾而成，形狀像竹枝狀，口感較Q，需較長時間烹煮才能煮爛入味。

6.百頁（結）：又稱為千張，是油豆腐壓成薄片再切小切薄，水分較少，質地強韌，烹調前會在水中加小蘇打燙煮使口感軟Q，建議還需再換水煮過以減少小蘇打的攝入。百頁結經由打結的動作，入口後口感更加有勁。

7.各式豆乾：將豆腐再持續壓實減少水分即成白豆乾，白豆乾切成長條絲狀即是所謂的干絲。將白豆乾放進五香料及焦糖混合的滷汁中燒煮，取出風乾即成五香豆乾，黑豆乾類似作法，差別在於滷汁成分；而黃豆乾則是添加了人工色素才能呈現誘人的黃色，建議購買白豆乾食用。

豆腐的好處不勝枚舉，可以多多食用，但有幾種情況需要注意：若有脹氣的情形，則酌量之；另外黃豆中普林含量極高，所以痛風的患者或尿酸過高者都必須要限量食用，會建議此兩種患者都要多攝取水分，以降低普林在血液中的濃度比例。

台灣少產黃豆，絕大部分均由美國進口，據瞭解美國在黃豆的品種改良及基因改造著力甚多，為了大量生產供應世界消費，所以大部分的豆腐製品應為基因改造之產品，市面上也有非基因改造但價格較高的豆腐及豆製品，消費者在選購時可留意自己所需求的產品。

第七節　奶類及其製品

奶，是哺乳動物自乳腺產生的分泌物，對人類來說，最好的是健康的母親所生產的母乳，或許不會有人記得在自己母親懷裏吸乳的情景，但從他人母子互動的情境中，我們可以看到滿足幸福的感覺。除了母乳之外，最常為人類取用的是牛乳和羊乳，其中以牛乳為大宗。早期飲用牛乳的機會較少，因為牛乳及其乳製品多屬高經濟物質，在社會經濟水平尚未達一定程度時，乳製品的食用是較為昂貴的。台灣地區自一九五一年間，接受美軍物資支援保久乳的供

應，開始認識了「牛乳」，至今日各式的乳製品已成為日常生活中普遍的飲料或食材了。目前國內酪農戶分布在台南、彰化、雲林和屏東等地，全年度市場需求量約為三十至三十五萬噸，國內生產量其實是不足的，因此得從紐、澳等地進口生乳或奶粉到國內再進行其他的加工，經過各種加工手續製成各不同階段的乳製品，**圖5-28**為牛乳及其製品為主要的內容介紹。

牛乳所含的營養成分非常豐富多元，包括醣類（乳糖）、脂肪、蛋白質（酪蛋白、乳清蛋白、酵素）、維生素（維生素B群、胡蘿蔔素、維生素D、菸鹼酸、泛酸）和礦物質（鈣、磷、鎂、鋅）等。乳糖和脂肪是熱量的來源。牛奶的蛋白質是可被人體完全吸收的完全蛋白質，其生物價是85%，僅次於蛋的95%，脂肪是牛奶風味的構成元素，隨品種、季節、泌乳期及營養狀態而有變化，夏天乳脂肪含量較少，冬天牛乳產量多且風味品質均佳。

牛乳的特性

1.牛乳是微酸性物質，PH值約在6.5~6.7之間，牛乳的白色是因為含有酪蛋白鈣，當光線折射時，會呈現不透明的顏色，乳脂肪因含有維生素A，所以全脂乳的顏色看起來會較脫脂乳微黃。
2.牛乳中含有許多短鏈的脂肪酸，如丁酸、己酸、甲基酮類及硫化物，使其具有與眾不同的風味，但熱度會使牛乳的風味產生改變，例如加熱會產生硫化氫或甲基酮等烹煮風味，在日光照射下也會使甲硫胺酸分解產生硫氫基甲烷，所以牛奶的包裝應以不透光的材質為佳。
3.酸性物質或鹽類會使牛乳產生凝塊作用，酸性食材（鳳梨、番茄）加入牛乳中會使PH值下降，當PH值下降到4.6以下時，牛乳便會開始變性凝塊，所以市售的果汁牛奶經過一段時間後就會產生凝塊分離的現象，建議應即時喝完，以免浪費。
4.牛乳會吸收並傳達環境或接觸的物品之氣味，包括餵養的飼料、牧草、牛隻體味、儲存場域味道，所以乳牛的照顧需要乾淨、安全、細心。

國內的乳業發展在過去五十多年間確實有很大的進步，透過乳牛群性能改善計畫將國外的乳牛改良成適應台灣氣候環境的台灣牛，主要有兩個品種，一是黑白相間的荷蘭牛，另一種是引自紐西蘭的娟珊牛，為了讓酪農戶可以安心

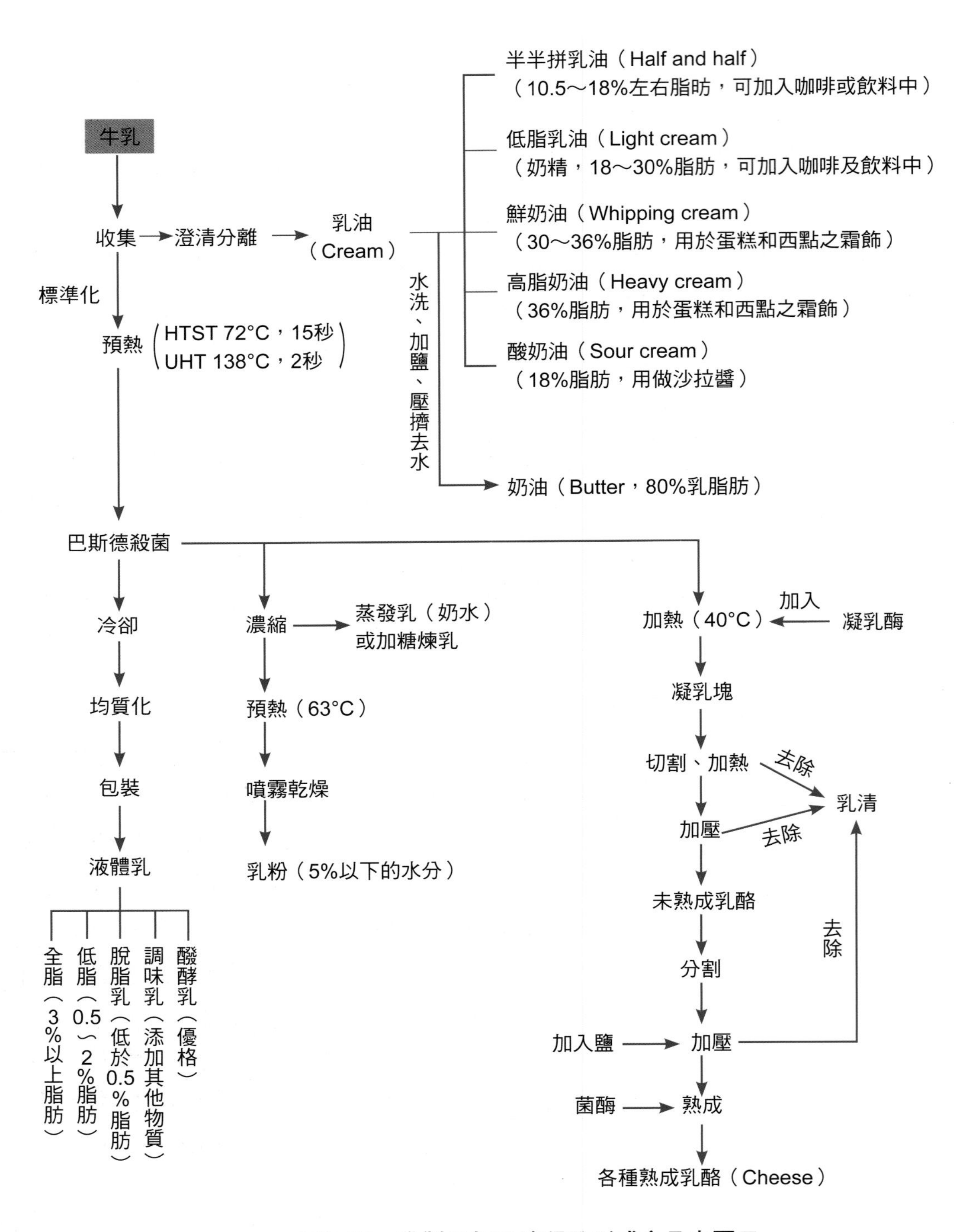

圖5-28　乳製品加工流程及形成食品之圖示

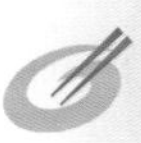

表5-5　慣性畜牧和健康養殖的比較

	慣性畜牧	健康養殖
飼料	包括牧草、黃豆、玉米等大宗物資，多半以進口或購買廠商配好的TMR精芻混合飼料，一般不會特別檢驗飼料殘留問題。	會要求飼料成分安全證明或是自行種植。
藥劑	在醫療所需及強化品種繁殖下，會使用合法允許的抗生素及荷爾蒙制劑，安全考量下，多數廠商也會遵守抗生素使用需要的安全管控標準。	通常讓牛自然生長繁殖泌乳，產量固定，無法突然量增。
養殖	為求經濟效益，多半集約圈養，牛舍單位密度高，運動放牧場不大。	一般會有一定面積的放牧場讓牛可以自由運動，牛糞及廢水也會設法做有機肥與其他污水系統處理。
成品	依約交給乳廠，乳廠再進行必要的口味安定調整步驟。	自產自銷，通常不會再進行添加動作。

資料來源：《在地健康鮮乳大搜查　跟我一起放牛去》，《有機誌》，第26期，2008.12，頁32。

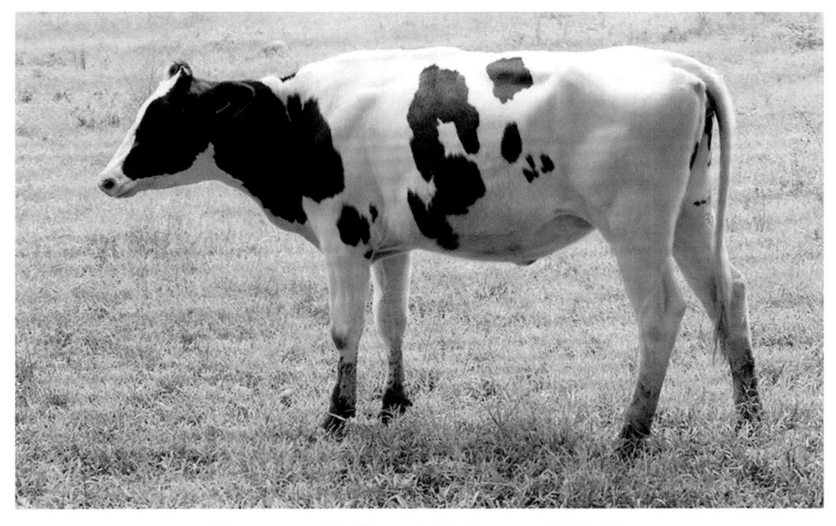

圖5-29　最常見的乳牛——荷蘭牛

養牛，政府特別提倡「廠農一家」的制度，讓乳廠與酪農戶簽定一定的生乳訂購，確保收購價格，希望能保障酪農的收入，且有收乳廠的檢驗把關，還有政府相關單位的規範標準及抽驗，牛乳的安全品質就有了一定的要求。這些生乳透過乳廠不同的配方比例調整後，就成了市面上出現的各種不同品牌的鮮乳，甚至有些酪農更積極地用心想提供市場上另一種更安全自然的有機鮮乳讓消費者選擇，依美國、紐、澳的有機鮮乳認證標準，有機鮮乳必要的條件是：(1)母牛來源：不可用生長激素增加乳汁產量，以免牛乳荷爾蒙激素提高人類罹癌的發生機率。(2)不可以施打抗生素，縱使因為生病的關係必須施打，也要等到乳牛體內無任何抗生素物質，其生產的牛乳才能使用。(3)飼料中無殘留的藥物或殺蟲劑，飼料或牧草種植過程中不可使用殺蟲劑或除草劑。(4)放牧飼養，母牛要能在寬廣的牧場上自在地吃草。

天然的鮮乳口感主要來自於乳脂肪，牛隻飼料中包含草料（狼尾草、盤古拉草）和精料（黃豆、玉米），多吃草料可以讓乳脂肪變高但乳量變少，多吃精料少吃草，牛乳量變高但乳脂肪變少；其次季節氣候也會影響牛乳風味和營養的改變，夏天台灣高溫多濕，對原本生長在溫帶地區、喜愛低溫乾燥氣候的乳牛就會影響食慾，且牧草採食量及飼料普遍不足，所以生產的牛乳量及風味也會較差，但是等到冬天時，牛隻的胃口自然變好，所生產的乳汁品質當然就變得更好。由此可知消費者日常所飲用的鮮乳其實都是經過廠家調配過比例的鮮奶，而非完全天然的鮮乳。如果想要喝鮮乳的原味，則消費者要先摒除「又香又濃又純」的觀念，應建立起夏天的乳味會較為清淡的概念，選擇有機鮮乳或標榜無添加的純自然平安鮮乳。市場上各種品牌的鮮奶，消費者在購買時不妨看看成分標示，才知道那些才是真正的鮮奶，而非調整後的牛奶。

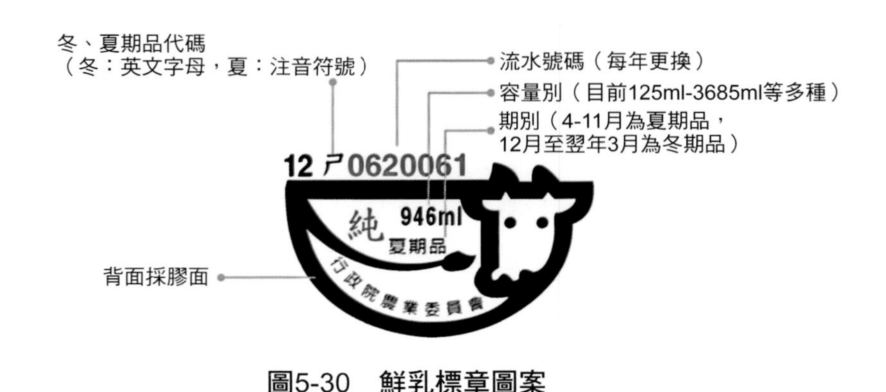

圖5-30　鮮乳標章圖案

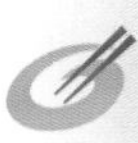

第八節　油脂類

油脂是烹調上不可缺少的一部分，除了對食物的色香味有提振加分的效果外，也是身體熱量的來源，提供必需的脂肪酸，幫助脂溶性維生素A、D、E、K的吸收。早期物資缺乏時代，以動物性油脂為主（豬油、雞油、牛油），後來大豆沙拉油取代了大多數的動物性油脂，但隨著生活富裕，也衍生出許多因脂肪攝取過多而產生的疾病，於是各界大力鼓吹降低油脂的使用，而市場上也吹起一股健康油脂的使用，如橄欖油、冷壓油、蔬菜油等等，頓時間五花八門的油品，霧裏看花擾亂了消費者的購買思維。

脂肪酸是構成脂肪的主要成分，脂肪酸和甘油結合成三酸甘油脂是最普遍的油脂結構，脂肪酸依鏈長（碳數4~24不等，短鏈脂肪酸C6以下，中鏈脂肪酸C8~C10，長鏈脂肪酸C12以上）及飽和度（雙鍵數0~6個，飽和脂肪酸雙鍵數為0，單元不飽和脂肪酸雙鍵數為1，多元不飽和脂肪酸雙鍵數為2~3，而高度不飽和脂肪酸雙鍵數在3以上，如EPA、DHA）而有所區別，鏈長會影響油脂的熔點、水溶性與生理機能等特性，脂肪酸碳鏈越長熔點越高；雙鍵數的多寡即飽和度也會影響油脂的熔點、氧化安定性與生理機能等特性。飽和脂肪酸常溫下多為固體、氧化安定性較佳，多存在於動物性脂肪中，最大量的飽和脂肪來源有乳酪、奶油、牛奶、烘焙油脂、肉類；還有較特別的是植物性來源中的椰子油和棕櫚油；不飽和脂肪酸常溫下多為液體，常存在於植物性油脂中（棕櫚油

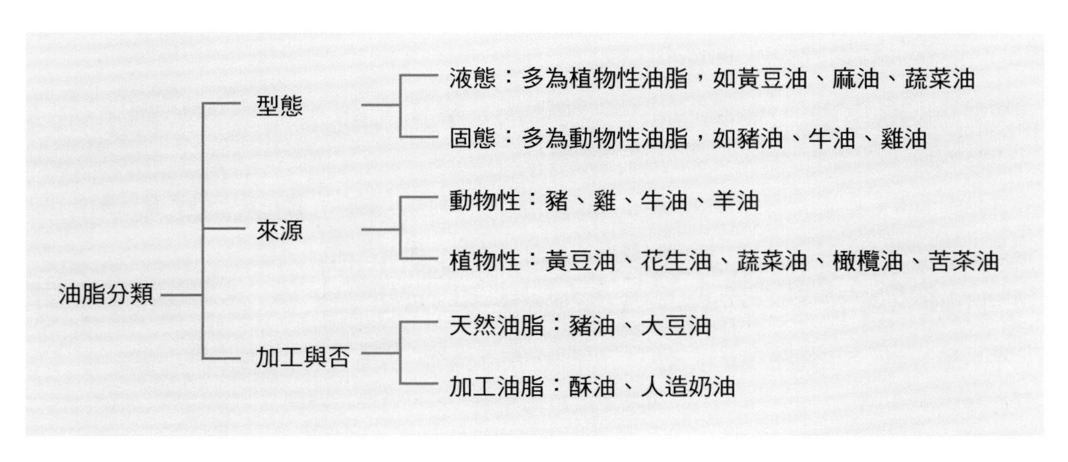

圖5-31　油脂的分類

和椰子油例外），其中單元不飽和脂肪酸含量較多者如橄欖油、花生油，多元不飽和脂肪酸含量最多者是紅花油、芝麻油、葵花油、玉米油、大豆油等，另外堅果類和種子中也富含多元不飽和脂肪酸，而亞麻油酸和次亞麻油酸更是人體無法自行形成的必需脂肪酸。

表5-6　常見油脂之組成

脂肪酸／種類	乳酪	豬油	牛油	椰子油	棕櫚油	玉米花	花生油	米糠油	黃豆油	橄欖油
C8:0	15	—	—	8	—	—	—	—	—	
C10:0	3	—	—	7	—	—	—	—	—	
C12:0	45	0.1	—	48.2	—	—	0.2	—	—	
C14:0	15	1	2	18	1	0.2	0.1	0.5	—	
C16:0	9	23	35	8.5	4.6	12	11	17	11	
C18:0	3	9	16	2.3	4	2.2	3	2.5	4	
C18:1	13	46	44	6	37	27	46	46	25	62～83
C18:2	2	14	2	2	10	57	31	32	50	8～15
C18:3	—	1	0.4	—	0.3	1	1.5	1	8	0.5～0.7
飽和脂肪酸（%）		40	48	90～92	48	12～18	17		12～15	10～12
不飽和脂肪酸（%）		60	52	8～10	52	82～88	78		86～88	83～90
多元不飽和脂肪酸（%）		—	—	—	—	40	32		48	7

資料來源：施明智（2012），《食物學原理》，藝軒，頁335。

表5-7　亞麻油酸與次亞麻油酸的比較

亞麻油酸	次亞麻油酸
ω-6脂肪酸	ω-3脂肪酸
存在植物油中	存在數種植物油中及魚類：鮭魚、青花魚、沙丁魚、鮪魚
促進血液凝結	降低血液凝結，防範心血管疾病
降低膽固醇含量	降低膽固醇含量，減少癌症的發生
促進生長、皮膚與毛髮健康	為生物細胞膜重要成分，正常發育和生長所需
幫助腺體作用	幫助免疫系統及腦神經系統維持健康
大豆油、葵花油、葡萄子油	亞麻仁油、芥花油、大豆油

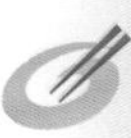

如同胺基酸一樣，脂肪酸也視人體是否能自行構成而分為必需脂肪酸和不必需脂肪酸，必需脂肪酸亦即人體無法自動合成，必須藉由攝取食物而獲得的脂肪酸，一是亞麻油酸，另一種是次亞麻油酸，所以能夠從油脂中多攝取這兩種必需脂肪酸是較為理想的選擇。

選用油脂時會考慮以上諸多因素，但油脂在烹調使用的過程中有一些必須注意的安全問題，是消費者不得不知的。一是發煙點、引火點的分辨，二是對反式脂肪的瞭解和運用。發煙點（smoke point）是指油脂在加熱過程中，剛起煙的溫度，發煙點下降代表油脂氧化分解劣變，所以使用時要避免加熱至大量冒煙，中餐烹調常有熱鍋熱油的作法，是一種不甚安全的方式，油脂容易產生劣變，不妨改以乾鍋（熱乾鍋子即可加油）溫油的方式進行調理。對使用過的油脂，因為經過氧化分解了，內部已含帶雜質，越容易達到發煙的狀態，表示油脂分解劣變得越嚴重，油脂的黏度也會增加，應趕快用完。

引火點（flash point）為和空氣混合而引起燃燒的溫度，若未及時降溫處理，很容易使油脂全面燃燒達到著火的狀況。

表5-8　油脂的發煙點與引火點

	發煙點	引火點
一般精緻油脂	230~250℃	300~330℃
胡麻油、橄欖油	170~190℃	270~290℃

胡麻油和橄欖油的發煙點不高，基本上適用於涼拌菜餚，不適合高溫炒炸食物，所以像國人喜愛的麻油雞或薑母鴨，較安全的作法應先用沙拉油去煸香薑片或薑塊，再放入雞塊拌炒，而後加入黑麻油略炒以增香，隨即加入米酒或水烹煮，如此才能避免麻油因高溫而變質。

反式脂肪是由不飽和脂肪酸去除雙鍵以縮短碳鏈並呈現直鏈狀（類似飽和脂肪的結構），以加工氫化過程製造而來。所謂的氫化作用是利用氫氣、加熱和數種金屬催化劑，把液狀的植物油轉換成固體狀的油脂，也就是原來植物性油脂中自然穩定彎曲的不飽和脂肪酸結構變成了直鏈狀，猶如飽和脂肪酸一樣，筆直結構緊密地結合在一起，例如烘焙中的烤酥油（又名白油）即是部分被氫化的植物油，它具有奶油或豬油的特性，但價格便宜許多，且有較長的保存期限；氫化油可以使用在高溫油炸物上（氫化可使發煙點升高），也可讓產品持久保鮮，常用於許多餅乾、花生醬和沙拉醬。

對於油脂檢測與品質鑑定的方法，一般家庭中操作時可以眼觀判斷油品品質的方式有下列幾種：

1.發煙點下降，油脂已氧化劣變。
2.油色：顏色越深越差。
3.黏度：烹調後產生聚合作用，會使黏度增加。
4.泡沫越多代表氧化程度越高，油脂越不新鮮。
5.味道是否有油耗味。

另外尚有幾種常聽但較專業的化學方式可檢測油品品質的純度，消費者可以從包裝上的顯示資料去判斷選擇需用的油品及油品品質。

1.酸價：中和1克油脂中的游離脂肪酸所需的氫氧化鉀毫克數，酸價越高代表游離脂肪酸越高，油品品質就越差。
2.碘價：表示油脂的不飽和度指標，每100克油脂吸收碘或碘化物的克數，碘價越高表示油脂的不飽和度越大，各種油脂的碘價大小和變化範圍是一

表5-9　各類油品品質指標之比較

	脂肪酸	碘價	維生素E
大豆油	85%（不飽和）	131	72~110mg/100g
葵花油	90%（不飽和）	132	32~52 mg/100g
芥花油	93%（含單元不飽和約59%）	116	36~60 mg/100g
橄欖油	85%（含單元不飽和約74%）	87	9~17 mg/100g
葡萄籽油	90%（含亞麻油酸約66%）	134	50 mg/100g
胡麻油	85%（富含油酸及亞麻油酸）	111	39~49 mg/100g
棕櫚油	50%（飽和：棕櫚酸、油酸）	53	23~36 mg/100g
椰子油	93%（飽和：月桂酸）	8	2~6 mg/100g
牛油	47%（飽和：棕櫚酸、硬脂酸、油酸）	45	0.6 mg/100g
豬油	34%（飽和：棕櫚酸、硬脂酸、油酸）	65	0.5 mg/100g
奶油	68%（含短中長鏈飽和脂肪酸）	31	1.6 mg/100g

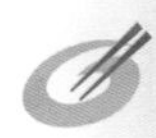

定的，透過碘價的測定，可以瞭解油脂的組成是否有摻雜作假。也可以根據碘價來計算油脂氫化時所需要的氫量、檢查油脂氫化的程度。

綜合以上所有的資訊，當可以瞭解幾點重要的油質選擇及使用的方法：

1.家庭食用油的考量：以富含不飽和脂肪酸之精緻植物油為佳，如大豆油、葵花油、橄欖油。但須注意油類的發煙點高低，發煙點較高者才可運用於煎、炸等用途，胡麻油或橄欖油因為發煙點較低，不建議作為油炸使用。發煙點低的油質以冷壓方式取得，會比高溫萃取而得的油質品質更好，一般家庭中宜多準備幾款不同用途時使用的油品，取代一瓶沙拉油烹調所有菜餚的觀念。

2.工廠型態業務使用的油炸油：速食麵、洋芋片等長時間流通的油炸食品，多以棕櫚油為主，部分使用豬油或牛油添加抗氧化劑。速食餐廳炸雞、炸薯條也多以棕櫚油、牛油、豬油為主，部分調和芥花油或沙拉油使用。夜市路邊攤的炸雞塊因成本考量，則多以沙拉油為主，而實際上植物性的沙拉油是較不適合多次高溫油炸的。

3.油品開封前應避免陽光直射，所以最好存放在陰涼乾燥處，使用時要遠離火苗。開封後儘快使用完，要注意蓋緊瓶蓋，避免接觸空氣及混入其他髒物，新油和舊油不宜混在一起。

4.避免油質加熱冒煙或持續高溫，容易氧化變質，且使用後的油質應過濾去除雜質，但不建議使用麵粉水倒入滾燙的油鍋中去除雜質浮渣，此法極容易使油質加速劣變且具危險性。

5.避免將油炸後的油脂直接放在油鍋中，如此極易混入異物或昆蟲且易與空氣大面積的接觸產生氧化，所以應趁熱將油脂過濾後冷卻，將它放入容器內密封，並放在陰涼的地方。

第九節　蔬果類

蔬果所含的營養並非人體主要能量來源，在以往的筵席概念中，蔬果也非主角的地位，但隨著健康意識抬頭，植物性來源的食材漸漸成為新世紀飲食新思維，蔬果的種類繁多，可利用性廣，最重要的是富含豐富的纖維質、礦物質和維生素，這些元素是人體健康的重要因子，且熱量的負擔少，更能讓身體有美好的型態。

蔬果可說是大自然安排的健康食材，隨著四季的更替都有當令盛產的蔬果，美味又價廉，人們的飲食選擇如果能遵循這自然法則，適量適當且均衡取用，身體便可健康強壯，但同樣地拜農業科技的進步，現在有許多的蔬果是基因改造的品種，像木瓜、番茄，還有許多為增加果蔬甜度或口感而發展的改良品種及耕作的方式，也增添了許多人為不可預測的變化因素，如化學農藥、過度的肥料和生長素等等，消費者在選擇食用時不得不注意這個問題。

因為蔬果在飲食生活中扮演著很重要的健康角色，且消費者也難從蔬果的外觀上去辨別是否有農藥殘留，都得仰賴農作物出貨前的抽驗，依資料顯示，近年來整體的不合格率大約為7~10%，還是有相當的風險，所以對蔬果的安全性更需要注意：

1.藥物的問題：豆菜類、小葉菜類和包葉菜類是農藥殘留最多的種類：

豆菜類：菜豆、敏豆、四季豆、甜豌豆等連續採收的作物，由於採收期長，為了預防未成熟的部分遭蟲害而噴灑農藥，如未加留意可能發生「今天噴藥，明天採收」的狀況。另外連續採收之瓜果類亦有類似的情形，如小黃瓜、胡瓜、茄子等。

小葉菜類：小白菜、菠菜、青江菜、芥藍菜、茼蒿、空心菜等。

包葉菜類：高麗菜、青花菜、花椰菜、包心白菜等因為葉片大、接觸農藥的面積較廣、生長期又短，可能產生未達安全採收期即採收上市的狀況。國內曾經發生撿拾包心菜外葉給鴨子吃，結果發現鴨子暴斃的事件，令人吃驚菜葉中農藥濃度之強烈。

一般菜農、果農都使用藥物來驅除菌蟲，保障收成果蔬的美觀與品質，這些程序都應在安全的用藥劑量範圍內。在颱風過後菜價上漲時，農民有搶收搶市的心理，消費者反而在此時刻更要留心注意。平常蔬果一定要認真清洗幾遍，不要因為看起來很乾淨、很漂亮，就隨便過一下清水，並沒有清洗乾淨。又一般藥物都有衰退期，也可將買回的蔬果擱置一兩天後再食用，以減少可能的藥物殘留量。坊間有人販售蔬果清潔劑，基本上並不推薦，除了增加費用，效果不一定好，且可能發生清潔

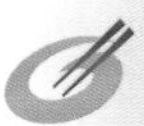

劑殘留的問題，反而更不健康。此外選擇較有抵抗力及味道較重的作物，如鳳宮菜、莧菜、洋蔥、九層塔、大蒜等，都相對安全；包葉菜類則去除外層葉片也可降低風險。

2.購買有標章認證的安心蔬果：在許多有規模制度的大賣場，陳列政府推動的標章認證蔬果，如優良農產品、CAS和有機蔬果等等，價錢會較貴，但整個產製過程會有幾個關卡檢測把關，安全性提高不少，是消費者可以選擇的項目之一。雖然曾發生認證通過的廠商及產品檢測出非法的農藥或添加物，但就風險看，還是要對政府的認證賦以信任，同時也監督政府、廠商。

3.購買有機蔬果：如果經濟許可，倒是建議購買有機蔬果。發現許多蔬果越來越不耐放，兩三天內外觀及風味變化很大，甚至就出現了腐爛的情形。有些蔬菜長得很好很漂亮，但是炒出後一大盤水，口感虛軟；有些水果的甜度已經遠超過正常水果的清甜，達到甜膩的水準，對無所感的人而言，甜脆就代表好吃，卻忽略了不同水果原有的風味，而瞭解的人可能會對現在的高甜度水果感到疑慮和憂心。有機的種植法首要遵循當季當地生產的原則，不用人為力量變更作物的天性，考慮當地的土壤氣候，選擇適合當地種植的品種去種植生產。其次有機的種植過程是非常傳統、嚴謹的，不借助一切人為的外加藥物去成就蔬果的品質，倒是高品質的有機產品需要養復肥沃的土壤及農人更多的精神和時間去關注蔬果成長的變化，適時以自然的方式去克服蟲鼠菌害；有機的蔬果較耐保存，在冰箱放置二至三周還能有不錯的品質，因為生長緩慢所以組織綿密，口感上比較扎實。有機的蔬果包裝上都須有驗證的標籤，標明種植者、驗證單位及聯絡電話等資料。

4.自種蔬菜：這是個人最為推荐的方式，當然不是要每一位消費者都成為專業農夫，而是不妨做個業餘農人，在家裏找一個小地方試試看，陽台或頂樓或門口，最重要的是需要有陽光可以充分照射的地方，找個適當的容器即可，或花一點錢買個菜盆子和種子。剛開始不見得能成功，但經過幾回的失敗與檢討、請教或研究，相信會越來越漸入佳境，甚至滿滿的收穫。自種蔬菜的好處是可以綠化家庭，可以培養種植耐性，學習觀察與照護事物，甚至可與不會言語的生命對話，進而發現心靈的世界；成功時那種喜悅與成就感不可言喻，品嚐自種的蔬菜才瞭解蔬菜的真滋味。

表5-10 台灣常見蔬菜

分類	品名	俗名	英文名	主要產地	產期	發源及傳入
根莖類	胡蘿蔔	紅菜頭	Carrot	彰化、雲林、台南	12月至翌年3、4月	原產歐洲、北非、西亞，1985年自日本引入
	蘿蔔	白菜頭	Radish	竹北、崙背、元長、布袋、台南	秋、冬、春	原產歐洲、東亞及中國，中國引入
	蕪菁	大頭菜頭	Turnip	鹿港、福興、伸港	冬	原產歐洲，日本引入
	馬鈴薯	洋芋	Potato	豐原、石岡、后里、民雄、吳鳳	12月至翌年3月	原產南美洲，荷蘭人傳入
	甘藷	番薯、地瓜	Sweet potato	台南、雲林、竹山、金山	3～9月	原產熱帶美洲，17世紀荷蘭人引入，有紅、白肉之分
	芋頭	芋仔、芋乃	Taro	大甲、甲仙、高樹	7～9月	原產印度、中國
	牛蒡	吳帽	Great burdock	屏東、歸來	2～4月	原產中國、亞歐，日本引入
	青蔥	蔥仔	Chinese small onion	宜蘭、大甲、雲林	全年	原產中國東北，中國移民引入
	洋蔥	大粒蔥頭	Onion	恆春、車城	12月至翌年4月	亞洲中部，1961年以前由日本進口，1962年後美國引入種子種植
	紅蔥頭	蕗芥蔥	Shallot	新港、學甲、佳里	冬、春	亞洲中部
	韮菜	韭菜	Chinese chives	大溪、田中、田尾、新城、吉安、壽豐	全年	原東南亞，先民帶入栽植
	韮菜黃	韭黃	Chinese leek	溪湖、草屯、清水	全年	韮菜黃
	大蒜	蒜仔、青蒜	Garlic	溪湖、雲林、台南	11月至翌年2月	亞洲西部或地中海，早期先民帶入栽植
	麻竹筍	麻竹	Ma bamboo	埔里、中寮、竹山、古坑、關廟	夏、秋	中國、緬甸、泰國
	孟宗竹筍	冬採稱冬筍；春採稱春筍	Moso bamboo	南投鹿谷	冬（11月至翌年2月）、春（2～4月）	中國江南
	綠竹筍	綠仔笋	Green bamboo	觀音山、三峽、屏東	5～9月	中國華南
	桂竹筍	桂竹仔筍	Makino's bamboo	三峽、大湖、竹山、中寮、魚池	3～4月	中國江南
	箭竹筍	台灣箭竹	Usawa cane	陽明山區、南投山區、阿里山	冬	東亞、中國華南

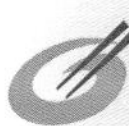

（續）表5-10　台灣常見蔬菜

分類	品名	俗名	英文名	主要產地	產期	發源及傳入
根莖類	茭白筍	加白筍	Water bamboo	埔里、竹山、三芝、礁溪（北部）	5～10月 10 ~ 11月	本島古老作物
	甘蔗筍	蔗荀	Sugar cane son	埔里、魚池、國姓、水里	10月至翌年3月	
	荸薺	馬蹄、馬薯	Chinese water chestunt	雲林、嘉義	11月至翌年3月	原產中國長江流域，鄭成功時代移入
	豆薯	刈薯、涼薯	Yam beam	台南、高雄	春	原產熱帶亞洲，日據時由中國引入
	蓮藕	藕	East indian lotus	白河、六甲	6～9月	原產亞洲、印度
	菱角	龍角	Water chestunt	左營、柳營、民雄、六甲、東石	9～12月	
	薑	紫薑	Ginger	南投中寮、名間、宜蘭（嫩薑） 三峽、大湖、嘉義（粉薑） 東部太麻里、知本(老薑）	5～10月 1～6月 3～4月	本省古老作物，原產亞洲熱帶及東印度
	薤	蕗芥、芥頭	Rakkyo	古坑、白河、吳鳳	4～7月	中國移入
	山藥	薯蕷、山薯、淮山	Chinese yam	竹山、恆春、阿里山、瑞芳、花東	11月至翌年1月	自古即有
	白蘆筍		Asperge	嘉義、里港、鹽埔	4～10月	原產歐亞大陸，美國引入
	綠蘆筍		Garden asparagus	嘉義、里港、鹽埔、雲林	4月至翌年10月	美國引入
	蘆筍花		Asparagus flower	嘉義六腳	11月至翌年2月、7月	
	球莖甘藍	大豆菜	Kohlrabi	彰化、雲林、高屏	11月至翌年4月	原產北歐、地中海區域，日據時代引入
	甜茴香	結球茴香	Sweet anise	台北士林	1～3月、10～12月	原產中歐、義大利，1986年自美國及荷蘭引入
	山葵	山薑、哇沙米	Wasabi	阿里山、太平山、南投、花蓮	春、夏	原產中國、日本，1918年自日本引入

（續）表5-10　台灣常見蔬菜

分類	品名	俗名	英文名	主要產地	產期	發源及傳入
葉菜類	甘藍	高麗菜	Cabbage	溪湖、土庫、元長、新港、褒忠	冬、春、秋	原產歐洲法國及地中海區，荷蘭人引入
	紫色甘藍	紅色高麗菜	Red cabbage	雲林	12月至翌年3月	原產地中海區，光復後自美國引入
	抱子甘藍	芽甘藍	Brussels sprouts	溪湖、埔心、嘉義義竹	12月至翌年2月	原產歐洲、比利時，60年代日本引入
	包心白菜	山東白菜	Chinese heading cabbage	彰化、嘉義、雲林 梨山	全年 夏季	中國，自中國引入
	翠玉白菜	（竹）直筒白菜	Upright	彰化、雲林、嘉義 梨山	11月至翌年2月 8～9月	中國，1986年自美國引入
	小白菜	白菜	Pak-choi	全島	全年	中國，自中國引入
	青江白菜	湯匙菜		全島	全年	
	甘藷葉	番薯葉	Sweet patato vine	雲林、台南、台北近郊	5～11月	
	大心菜	菜心	Brown big stem mustard	大埤、斗南、西螺、埤頭、鹽埔	11月至翌年3月	亞洲及中國，自中國引入
	芹菜	輕菜	Celery	雲林、新港、田尾	10月至翌年4月	原產南歐、瑞典，早期自外引入
	山芹菜	山輕菜	Soan khun chhai	南投鹿谷、溪頭	3～5月、10～12月	台灣，早期野生植物
	美國芹菜	西洋芹	Celeriac	西螺、溪湖、二崙、埔心、新港	12月至翌年1月	自美國引入
	萵苣菜	蒿仔菜、A菜	Garden lettuce	全島	全年	中國、印度、日，本島自產
	結球萵苣	球萵苣	Head lettuce	二崙、崙背、西螺、元長、彰化、台北近郊	11月至翌年2月	原產歐洲，70年自美國引入
	廣東萵苣	皺葉萵苣、皺妹菜	Curled lettuce	新莊、埔心、田尾、西螺、梓官	全年	中國，50年代自香港引入
	菊苣	苦苣、美國萵苣	Endiue	台北雙園區、嘉義義竹	冬、春	原產歐洲，1976年自美國引入
	吉康菜	野苦苣、荷蘭菊苣	Chicory	梨山 新屋、後龍、壯圍	夏季 秋、冬、春	原產北非、歐法，1985年自荷蘭引入

（續）表5-10　台灣常見蔬菜

分類	品名	俗名	英文名	主要產地	產期	發源及傳入
葉菜類	大芥菜	大心芥菜、大葉芥菜、長年菜	Chinese mustard	台北近郊、二崙、大埤	冬	中國，先民自中國引入
	芥藍菜	格藍菜	Chinese kale	台北近郊、西螺、二崙、田尾、新港、梓官	全年	中國，先民移入
	芥藍芽	芥藍仔花	False pak-choi	新北市	秋、冬、春	光復初引入
	芥菜	刈菜	Mustard greens	全島	全年	先民移入
	包心芥菜	包心刈菜	Leaf mustard	大埤、崙背、公館、斗南	11月至翌年3月	
	芫荽	香菜	Coriander	北斗、新港、台北近郊	全年	原產南歐、地中海、中國，清初引入
	九層塔	羅勒	Commen basil	全島	全年	原產熱帶、中國，自古即有野生種
	茴香	客人芫荽、茴香子	Fennel	西螺、二崙、新港、彌陀、新園、田尾、新莊、板橋、社子	10月至翌年3月、冬	歐洲、地中海，清代引入
	紅鳳菜		Gynura's deux couleurs	台北市雙園區淡水河旁、崙背、全省	全年	中國、馬來西亞，早期中國引入
	恭菜	茄茉菜、芥茉菜	Leaf beet	新港、二崙、土庫、台北近郊	9月至翌年5月	歐洲、北非，清代時引入
	美國香菜	巴西利、洋芫荽	Parsley	台北近郊、新港、西螺	全年	歐洲，1971年代自美、日引入
	豌豆苗	豆苗、飛龍豆苗	Eaily dwarf pea	嘉義縣	4～6月、10～11月	原產地中海、西亞，1971年自美、日引入
	蕨菜	過溝菜、過貓	Bracken fern	魚池、水里、信義	全年量少	台灣野生
	紫蘇	蘇草、紅紫蘇	Perilla	公館	3～8月	1700年由華南引入台灣
	菠菱菜	菠菜	Spinach	全島	秋、冬、春	原產西南亞，早期移民引入
	空心菜	應菜、蕹菜	Water convolvalns	全島	春秋夏多，冬較少	東亞、中國，早期自華南引入
	水蕹菜	水應菜	Swamp morning glory	全台	全年（冬較少）	中國華南
	茼蒿	打某菜、苳蒿菜	Garland chrysanthemum	新港、田尾、二崙、西螺、台北近郊	10月至翌年4月	原產地中海，早期自中國引入

（續）表5-10　台灣常見蔬菜

分類	品名	俗名	英文名	主要產地	產期	發源及傳入
葉菜類	白莧菜	杏菜	Edible amaranth	梓官、新港、西螺、埔心、蘆洲、新莊	北部4～8月，中部3～9月，南部全年	原產印度，早期先民引入
	紅莧菜	紅杏菜		梓官、路竹、新港、田尾、埔心、板橋、士林	全年有產，6～10月較多	原產東亞，早期先民移入
	油菜		Edible rape	梓官、路竹、新港、二崙、埔心、田尾、竹南、台北近郊	全年有產，4～12月較多	歐洲裏海，先民自中國沿海移入
	油菜心	油菜花、油菜嬰	Field mustard	零星生產	11月至翌年3月	
	刺木蔥	茱萸、越椒、刺江某	Ailanthus prickly ash	集集、埔里、信義、三峽、大溪	冬末至夏初	野生原產
	香椿	椿樹	Chinese cedar	南投以北	立春至夏末	中國，1915年引入
	黃豆芽	大豆芽	Soybean	全島	全年	中國東北，400年前自中國引入
	綠豆芽	豆菜	Green gram	全島	全年	亞洲南部，本地古老作物
花果類	韮菜花	韭菜花	Chinese chive	溪湖、永靖、田中、鹽埔、二林、埔心	4～10月	中國、印度，早期自中國引入
	金針菜	金針、萱草	Day-lily	玉里、太保、魚池、大湖、汐止、太麻里	6～10月最新鮮	中國，早期自中國引入
	花椰菜	花菜、白花菜	Cauliflower	台南、高雄、雲林	秋、冬、春	原產西歐、地中海，1680年引入
	青花菜	青花苔、美國花菜	Broccoli	路竹、安南、六腳、新港、大林、二崙、斗南	11月至翌年4月	地中海區，二次大戰後自美國引入
	胡瓜	大黃瓜、黑瓜、刺瓜	Cucumber	佳冬、里港、屏東 竹塘、埠頭、溪州 竹山、仁愛、吉安、光復	12月至翌年8月 5～8月 7～10月	原產印度，早期引入
	花胡瓜	小黃瓜、花瓜	West indian cherkin	屏東、高雄、嘉義、花東	全年	印度，約1941年自日本引入
	冬瓜	東瓜、白瓜	Chinese watermelon	全島	全年	中國、東亞、澳洲，早期自華南引入

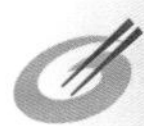

（續）表5-10　台灣常見蔬菜

分類	品名	俗名	英文名	主要產地	產期	發源及傳入
	絲瓜	菜瓜	Vegetable sponge	林內、古坑、斗六、莿桐、南投	5~9月	印度，清末引入
	稜角絲瓜	角瓜、澎湖絲瓜 花果類	Angled luffa	全島	全年	熱帶亞洲，1970年引入島內，1925年引入澎湖
	越瓜	菴瓜、生瓜	Oriental pickling melon	屏東、高雄、台南	4～11月	早期先民移入
	南瓜	金瓜、番瓜	Pumpkin	屏東、嘉義、雲林	3～10月	亞洲、中南美洲
	苦瓜	錦荔枝	Bitter gourd	柳營、田中、田尾、大湖、新社、名間、吉安	5～10月	亞洲
	隼人瓜	佛手瓜	Vegetable pear	嘉義、新竹	5~9月	熱帶美洲，1935年由日本引入
	扁蒲	瓠瓜、蒲仔	Calabash	雲林、嘉義、台北近郊	4~9月	印度、北非，自華南引入
	板栗	栗子、毛栗	Chinese chestnut	草屯、國姓	8~10月最新鮮	中國、日、韓，1921年引入
	破布子	朴子、樹仔子	Cuming cordia	太保、水上、鹿草	6~8月	南美洲
花果類	大番茄	大粒柑仔蜜（黑葉番茄）	Tomato	新港、員林、西螺、元長、鹽埔、潮州、萬丹	1~5月、10~12月	1895年由日本引入
	小番茄	小粒柑仔蜜	Tomato	台南市	11月至翌年3月	熱帶美洲，1928年由日本引入
	落花生	土豆、長生果	Peanut	全島	10月至翌年1月	
	豌豆	荷蘭豆	Garden pea	彰化	11月至翌年3月	東歐、西亞，荷蘭人引入
	甜豌豆	甜脆豆	Edible podded pea	嘉義、彰化、元長	11月至翌年3月	
	敏豆	四季豆、雲豆	Common bean	九如、里港、路竹、楠梓	11月至翌年5月	美洲，1905年自中國引入台灣
	菜豆	長豆、長豇豆	Cowpea	嘉義、新港、六腳、民雄	5月至9月	印度，先民移入
	紅菜豆	紅菜豆仔	Asparagus bean	零星生產	夏季	先民移入
	菜豆	萊豆	Lima bean	麻豆、善化、旗山、九如、鹽埔	11月至翌年4月	原產中南美洲，1960年引入台灣
	花豆	紅花豆	White dutch runner bean	量少	12月至翌年3月	原產中南美洲，自日本引入
	翼豆	四角豆、翅豆	Four-angled bean	官田	10～12月	印度、孟加拉，1975年引入台灣

（續）表5-10　台灣常見蔬菜

分類	品名	俗名	英文名	主要產地	產期	發源及傳入
花果類	甜椒	番椒、大同仔、生椒、青椒	Bell pepper; Sweet pepper	潮州、萬丹、官田、新化、埔里、吉安、壽豐	1～8月	熱帶美洲，1911年自日本引入
	紅甜椒	紅色大唐	Bell pepper; Sweet pepper	竹山、屏東里港	春季	
	辣椒	紅辣椒	Long pepper	全島	12月至翌年6月	熱帶美洲，光復初期引入
	朝天椒	雞心辣椒	Red cluster pepper	全島	6～11月	熱帶美洲，1911年由日本引入
	茄子	紅茄仔	Egg plant	田尾、田中、埔心、永靖、溪湖、名間、北斗	5～12月	早期由中國引入
	玉米（白、黃）	番麥	Sweet corn; Zea mays	全島	1～3月、9～12月	印度，由日本轉入台灣
	玉米筍	番麥筍		嘉義		

資料來源：楊昭景著（2012），《中華廚藝理論與實務》，華都。

表5-11　台灣常見水果

品名	產期	主要產地
桶柑	1-4月	新北市：三峽、新店、三芝、石碇、坪林 新竹：新埔、北埔、竹東、芎林、寶山、峨眉 苗栗：卓蘭、大湖、三灣、獅潭、三義 台中：和平、東勢、豐原、大坑、石崗 宜蘭：員山、礁溪、冬山、頭城 台東：成功、卑南、太麻里、東河、長濱
西瓜	5-6月	新北市：林口、三芝、石門、淡水 桃園：大園、觀音、新屋 新竹市 苗栗：竹南、後龍、通宵 宜蘭：員山、蘇澳、南澳、五結、壯圍 彰化：大城 雲林：四湖、口湖、台西、麥寮、西螺、二崙、崙背 嘉義：鹿草 台南：安定、山上、新市、善化 高雄：阿蓮 屏東：麟洛、里港、東港、新埤、佳冬、林邊、獅子 花蓮：光復、瑞穗、壽豐、鳳林、玉里 台東

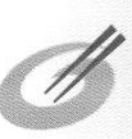

（續）表5-11　台灣常見水果

品名	產期	主要產地
梅	3-5月	南投：信義、水里、仁愛、中寮、國姓 台中：和平、新社、東勢 台東：台東市、大武、鹿野、海端、池上、東河、延平 高雄：三民、桃源、六龜 台南：楠西 花蓮：富里、卓溪
茂谷柑	11月至隔年3月	嘉義：梅山、竹崎 南投：水里 宜蘭：三星 臺東：成功、東河 苗栗：通宵 新竹：北埔 雲林：斗六、古坑 台中：東勢
荔枝	5-7月	新竹市 台東：大武、卑南、太麻里 高雄：大樹、內門 屏東 嘉義 南投 台中 台南 彰化
鳳梨釋迦	11月至隔年4月	台東：東河 彰化：竹塘
百香果	5-10月	苗栗：三義 台東 南投 台南
葡萄	5月至隔年2月	苗栗 彰化 南投 台中
火龍果	5-12月	桃園：新屋 新竹：橫山 苗栗：三灣、泰安 宜蘭：羅東 花蓮：玉里、壽豐 台東：成功、長濱
美濃瓜	全年	嘉義：民雄

（續）表5-11　台灣常見水果

品名	產期	主要產地
小番茄	12月至隔年3月	嘉義：六腳
桑椹	4-6月	嘉義：布袋
金煌芒果	5-8月	高雄：六龜 台南 屏東
玉荷包	5月	屏東：恆春 高雄：大樹
土芒果	3-4月	屏東：鹽埔
香蕉	全年	高雄：旗山 南投 屏東
楊桃	10月至隔年3月	新竹：寶山 苗栗：卓蘭 彰化：二林 雲林：西螺 台南：楠西 屏東：鹽埔 宜蘭：員山
草莓	1-3月	苗栗 南投
枇杷	11月至隔年5月	苗栗 宜蘭：南澳 台東：鹿野、卑南、太麻里 臺中 南投 臺東
李子	3-8月	桃園：復興 新竹：五峰、尖石 苗栗：公館、三義、大湖、泰安 台中 彰化：員林 南投：仁愛 花蓮：卓溪
蓮霧	1-7月	新北市：八里 宜蘭：礁溪、冬山、員山、頭城 嘉義：梅山 高雄：六龜、旗山 屏東：內埔、林邊、萬巒、麟洛、里港、鹽埔、高樹

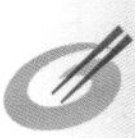

（續）表5-11 台灣常見水果

品名	產期	主要產地
番石榴	全年	宜蘭：頭城、礁溪、員山 彰化 高雄：燕巢 台東：大武 台南 嘉義 南投
金棗	2-4月	宜蘭：礁溪、員山
甘蔗	10月至隔年5月	花蓮：瑞穗、壽豐 南投：埔里 雲林：北港 台南：白河 彰化
水梨	8-9月	新竹：橫山、寶山、新埔 苗栗：三灣
酪梨	7-10月	台東：關山 台南：大內、麻豆 嘉義：竹崎 屏東：內埔 高雄：六龜
文旦柚	8-10月	新北市：八里 苗栗：苗栗市、三灣、造橋、頭屋、南庄、三義、西湖、頭份、通霄 花蓮：玉里、萬榮、光復、瑞穗、壽豐 台東：東河、長濱、台東市 宜蘭：冬山、礁溪、頭城、三星、員山、蘇澳 台南：麻豆 雲林：斗六 嘉義 南投
鳳梨	6-8月	台中：霧峰 嘉義：民雄 宜蘭：員山、礁溪、冬山、蘇澳、南澳 屏東 台南 高雄 南投 彰化 雲林 台東：鹿野、大武

（續）表5-11 台灣常見水果

品名	產期	主要產地
檸檬	6-8月	屏東：九如
龍眼	7-8月	苗栗：西湖 南投：中寮 台中 彰化 嘉義 台南 高雄
釋迦	7月至隔年2月	台東：卑南、太麻里、東河、金峰、鹿野、大武 高雄：阿蓮、岡山 屏東
蜜桃	6-8月	桃園：復興 新竹：五峰、尖石、芎林 台中：和平、新社、東勢、霧峰 南投：仁愛 花蓮：秀林 台東：關山、延平、海端 高雄：三民 嘉義：竹崎
高接梨	6-8月	新竹：芎林、尖石、五峰、新埔 苗栗：大湖、卓蘭、頭份、南庄、三灣 宜蘭：礁溪、員山、冬山、三星、蘇澳 花蓮：壽豐 台東：關山、卑南、鹿野 台中：東勢、新社、石岡、后里 嘉義：竹崎
洋香瓜	7月	桃園：八德、觀音、新屋 新竹：新豐 苗栗：通霄 宜蘭：壯圍、蘇澳 台南：七股
荔枝	5-7月	新竹市 台東：大武、卑南、太麻里 高雄：大樹、內門 屏東 嘉義 南投 台中 台南 彰化

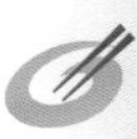

（續）表5-11　台灣常見水果

品名	產期	主要產地
明尼桔柚	1-2月	台東：長濱、東河、成功 雲林：古坑
橘子	11月至隔年1月	嘉義：梅山
柳丁	11月至隔年1月	嘉義：大林 雲林：古坑
木瓜	8-12月	屏東 台南 高雄 嘉義 南投 雲林 花蓮：新城 台東
蜜棗	12月至隔年2月	屏東 高雄 台南
虎頭柑	11月至隔年2月	主產於桃園、苗栗、台中東勢、石岡，果農大多是在家裡種上一、二株虎頭柑
臍橙	9-11月	台東：成功、東河 南投：水里 台中：東勢
橄欖	10月	新竹：寶山 台東：大武 南投：水里
大白柚	10-11月	台東：東河 台南：麻豆 台中 嘉義
柿子	9-11月	新竹：北埔、新埔、峨眉、五峰、尖石 苗栗：南庄、泰安、公館、三義 台東：成功 嘉義：番路 台中：東勢

資料來源：整理自行政院農業委員會-農業知識入口網，http://kmweb.coa.gov.tw/jigsaw2010/sub_list.aspx?searchkey=%u8543%u85AF&county=all。

結　語

「對食品我們總是問太少問題⋯⋯」在台灣爆發有毒的塑化劑事件後，有許多人的感想是「談飲食的問題必得要從食材開始，對食材的知識瞭解越多，才能有更美味和健康安全的飲食。」以往我們對入口的食物只問它好不好吃，卻很少關心它的來源及如何製造的過程，縱使有許多食品已有各項資訊的標識，但消費者往往只看到價格和保存期限，偶爾看看內容物分析，但對看不太懂的名詞卻無心追根究柢，「絕不加防腐劑」那麼放了一個月的麵條還不長霉，會是什麼原因？眼睛好鮮亮的魚，為何吃起來毫無味道且肉質靡爛？遠渡重洋而來的水果，又如何保持它的鮮度？當然也有許多外觀美麗碩大的進口蘋果、雪梨，吃進嘴裏卻是軟爛綿沙的口感。如果我們能夠養成對各種食材多關心一下它的來源和內容，具備一些當令當地食材的知識，多選擇真的食材，而少吃加工製品，慢慢地就會對食材的選擇更有概念和智慧，選擇對的食材，吃出食物的美味和健康。

6 台灣食材地圖

第一節　台灣食材地理概況

第二節　北部地區（基隆、台北、新北、桃園、新竹、苗栗）

第三節　中部地區（台中、彰化、南投、雲林、嘉義）

第四節　南部地區（台南、高雄、屏東）

第五節　東部地區（宜蘭、台東、花蓮）

第六節　離島地區（澎湖、金門）

結　語

食材是所有飲食的組成元素，在台灣的居民就飲食的需求而言可說是幸福的，因為台灣的確是個寶島，氣候溫和，從高山到海邊，從富饒的平原到貧瘠的荒地，都可以透過勤奮的人民，加上農業科技的協助，一年到頭都可以享有豐富的物產，五穀蔬果、肉蛋奶類、海洋與養殖水產等，每個季節都有盛產的食材可資應用。近十年來，透過政府農業觀光政策的推動，有許多的鄉鎮成功地營造當地特有食材，或品牌食材，如台南關廟鳳梨及關廟麵、台南虱目魚、屏東蓮霧、車城洋蔥、萬丹紅豆、花蓮無毒農業蔬菜及無毒米、日月潭阿薩姆紅茶、新竹北埔和峨嵋的東方美人茶、南投美人茭（茭白筍）、埔里紹興酒、東港櫻花蝦及黑鮪魚、宜蘭三星蔥和鴨間稻等等，增加了食材的故事性和價值性，同時也提升了食材的安全性，因為品牌的經營需要穩定且安全的品質，才能成功地永續成長。《天下雜誌》在過去近十年間製作了319鄉鎮系列報導，本章節內容整理自《天下雜誌》及農委會各地鄉鎮農會資訊，透過台灣食材地圖瞭解台灣各鄉鎮的農作漁牧產物，讓我們能在需用的時刻找到最合時合用及最高品質的食材。

第一節　台灣食材地理概況

台灣是個寶島，面積雖小，但卻能兼併各種不同地形及氣候變化，產出各式各樣的食材，也因為台灣是個海島，提供了豐富的海產資源，再加上台灣農業科技的進步，不斷創造種植與養殖的產品的奇蹟。自然與人為，山上與平地，海洋與陸地，四季輪替，提供了台灣人民豐富的食物資源。

我們習慣性地將台灣地理分為本島四區和離島地區，即北部地區（基隆、台北市、新北市、桃園、新竹、苗栗）、中部地區（台中、彰化、南投、雲林、嘉義）、南部地區（台南、高雄、屏東）、東部地區（宜蘭、花蓮、台東），離島地區則包括澎湖、金門、馬祖。離島地區之食材主要為來自海洋的漁產，台灣本島四區因為所處的海底地形不同，魚群種類也有差異；另外尚有人工圍海發展的箱網養殖水產。至於離島陸地上的農業生產則因為氣候的關係就較為稀少，較為特殊的是金門，有著名的黃牛養殖和名聞遐邇的金門高粱酒，造就了富裕的金門，也是該地的榮耀品牌。本島上各區最盛產的應是稻米

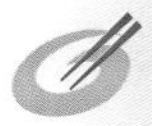

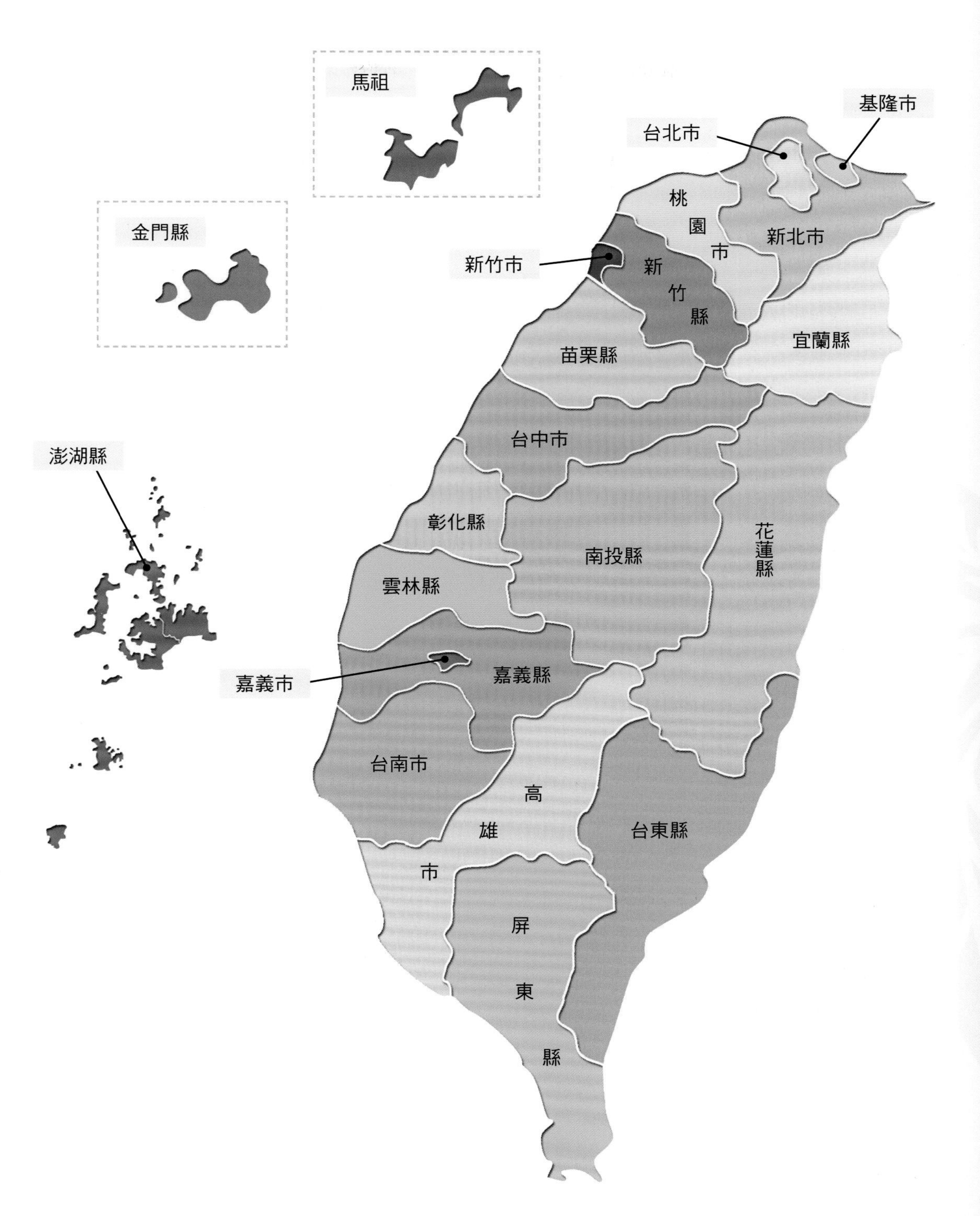

馬祖
基隆市
台北市
金門縣
桃
園
市
新北市
新竹市
新
竹
縣
宜蘭縣
苗栗縣
台中市
澎湖縣
彰化縣
花
蓮
縣
南投縣
雲林縣
嘉義市
嘉義縣
台南市
高
雄
市
台東縣
屏
東
縣

圖6-1　台灣縣市地圖

和各類的蔬果，這些農產作物受到氣候的影響較多，各地生產的時間和口感品質都有所不同，如稻米在緯度較高的北部只能生產兩期稻，氣候溫暖的南部則可收成三期稻，加上各地取用的水源不同，土壤成分不同，稻米的變化其實是很多元的。台灣的山林同時也提供了豐富的自然物產，如各類筍子。多年來許多人在高山上伐林開墾，種植高冷水果蔬菜、茶葉和從事養殖，甚至近年的有機生產，雖然有較高的食材品質，但是對山林的破壞在所難免，這不是農業永續發展應有的思維和做法，所以應有更嚴格的法規規範及謹慎的耕養方式，才能兼顧環境永續經營和實際的生產。

第二節　北部地區（基隆、台北、新北、桃園、新竹、苗栗）

北部地區基隆一帶因有港區，所以北濱漁產著名，桃竹苗一帶是客家聚落，有許多很有特色的客家產物，如關西仙草、公館福菜、紅棗、北埔東方美人茶。

一、新北市

新北市幅員廣闊，包山靠海，含括山林產物及海鮮等食材，甚至連台北市內的陽明山區近年來也以生產有機蔬菜著稱。金山靠海故有漁獲，土質關係適合種番薯，選擇紅心番薯品種有別於其他地區的黃色甜薯，更有金山番薯節活動打響名號。每年五至七月觀音山區的綠竹筍清甜細緻，一直是其他山區的竹筍無法比擬的，常被北部的餐飲業者搶購一空，北部的消費者有福可以在市場上購得，產量不多無法流出其他地區販售。台北有名的茶葉就屬新店、坪林一帶文山包種茶，屬輕發酵茶，長久以來享有盛名。深坑和石碇區的豆腐有濃郁的薰香味，不同於一般常見的豆腐，倒也成了獨特的招牌。

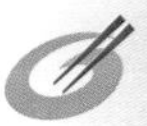

鄉鎮	物產	備註
金山	紅心番薯、芋頭、近海漁獲、茭白筍	
板橋	發芽米	
汐止	文山包種茶、山藥、文旦	
深坑	茶葉、竹筍、豆腐	
石碇	豆腐	
瑞芳	芋圓	
平溪	綠竹筍、包種茶、珠蔥、山藥	天燈
雙溪	山藥、珠蔥	
貢寮	漁產、山藥、珠蔥、鮑魚	
新店	茶葉、香魚、文旦	
坪林	茶葉	文山包種茶
烏來	桂竹筍、香菇、珠蔥	溫泉、泰雅族
三峽	茶葉、綠竹筍	
樹林	稻米	
泰山	蓮藕、綠竹筍（5-7月）	
五股	綠竹筍（5-7月）	觀音山區產
八里	綠竹筍（5-7月）、文旦柚、樹梅	觀音山區產
淡水	魚丸、文旦、茭白筍	
三芝	西瓜、茭白筍（9-11月）、山藥、番藷	
石門	茶、箭筍（1-8月）、海鮮、茭白筍	
萬里	萬里蟹、番藷	

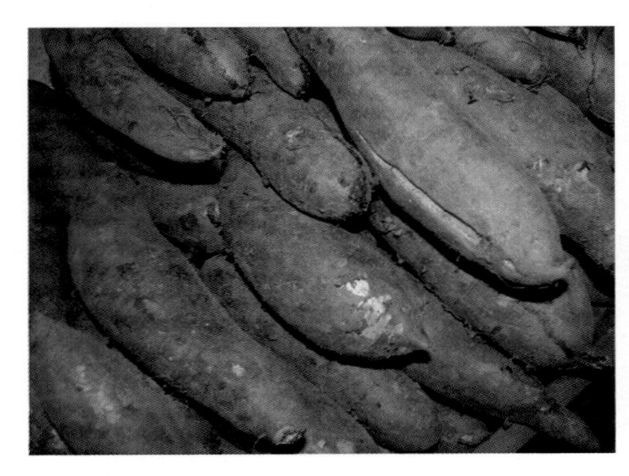

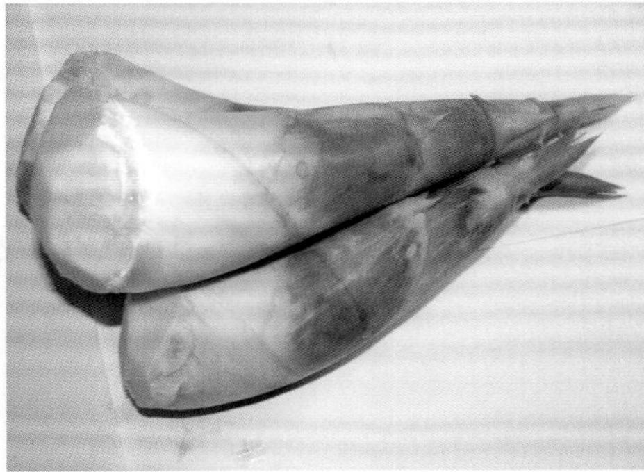

紅心番薯和竹筍是新北市盛產的農產品之一

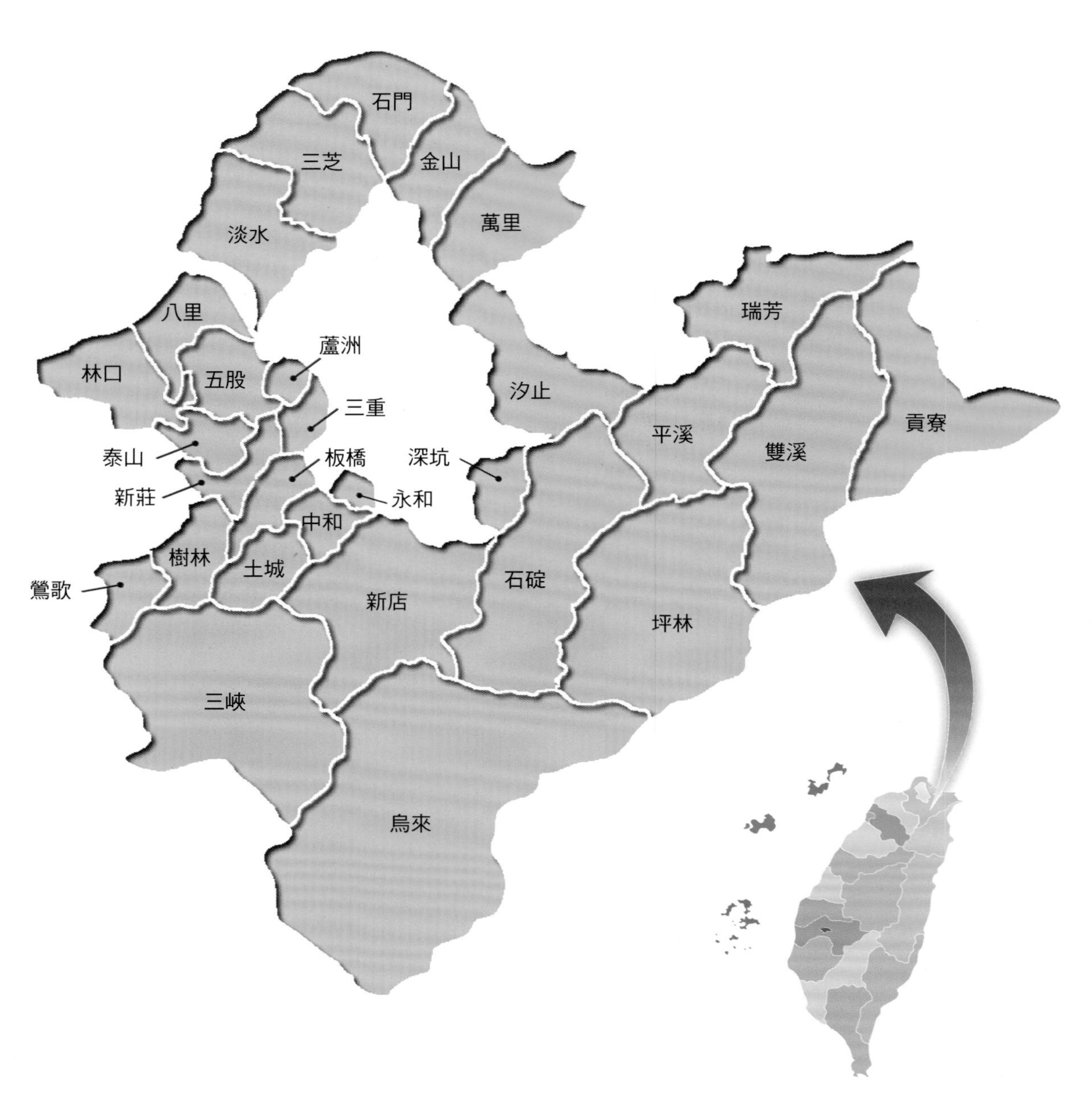
石門
三芝
金山
萬里
淡水
瑞芳
八里
蘆洲
林口
五股
汐止
三重
貢寮
平溪
泰山
板橋
深坑
雙溪
新莊
永和
中和
樹林
土城
石碇
鶯歌
新店
坪林
三峽
烏來

圖6-2　新北市行政區圖

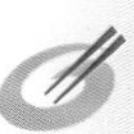

二、桃園市

桃園市內原有埤塘無數，澆灌境內農田，工業時期後，農地多轉為工業用地，農作的土地相對減少許多，但仍有一些重要的特產存在。

桃園市復興區位處較高海拔處，所以有諸多高山水果生產，最具知名度的水蜜桃是水果中的高價水果，6~8月間為盛出期，但產量終究無法滿足市場所需，近些年耳聞有許多標榜復興區拉拉山的水蜜桃卻是從日、韓進口而來，混淆視聽的後果恐怕會毀掉拉拉山水蜜桃的形象。本地所產的水蜜桃表皮絨毛較多，質地較軟，國外來的水蜜桃表皮絨毛較少，質地較硬。復興區的香菇是取段木培養，所以具有較濃郁的香氣，不同於台中新社以太空包培養的香菇。大溪的豆乾歷史悠久，是國內有名的豆乾產區，但多是以商業伴手禮販售而不是烹飪的食材。觀音區的蓮子與台南市白河區的蓮子齊名。其他趨近於平原的地區多半以種植稻米為主要農作。

鄉鎮	物產	備註
平鎮	稻米、豌豆苗	
龍潭	茶、湖魚	
楊梅	茶葉、蔬菜、稻米	
新屋	稻米、番藷	
觀音	稻米、蓮子	
龜山	苦茶油、茶葉青	
八德	清潔蔬菜	
大溪	綠竹筍、韭菜、豆乾	
復興	水蜜桃、香菇（段木香菇）、綠竹筍、高山茶、蜜李、水梨	拉拉山水蜜桃
大園	稻米、蔬菜	
蘆竹	茶、綠竹筍	

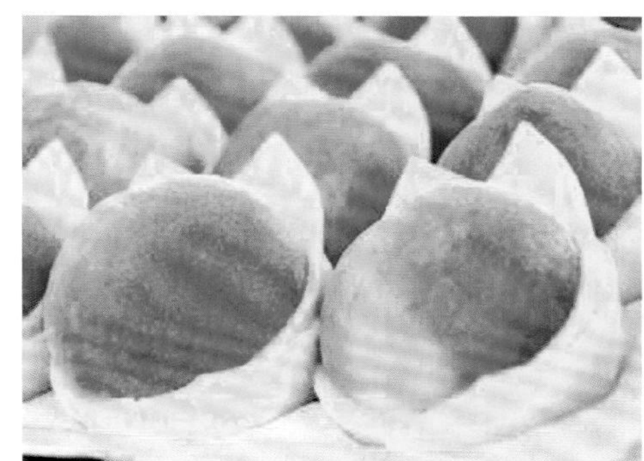

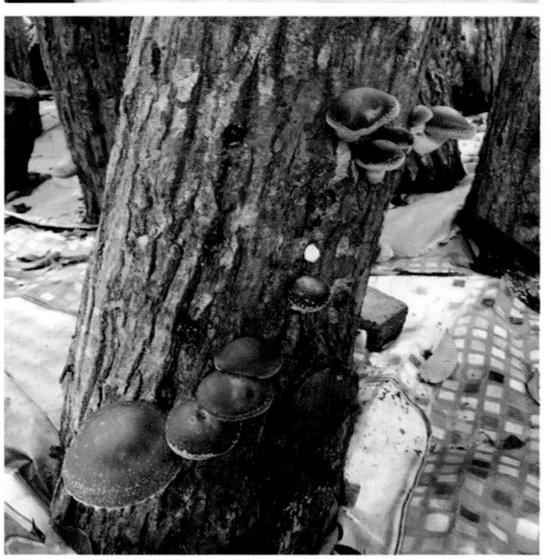

拉拉山水蜜桃和段木香菇是桃園盛產的農產品

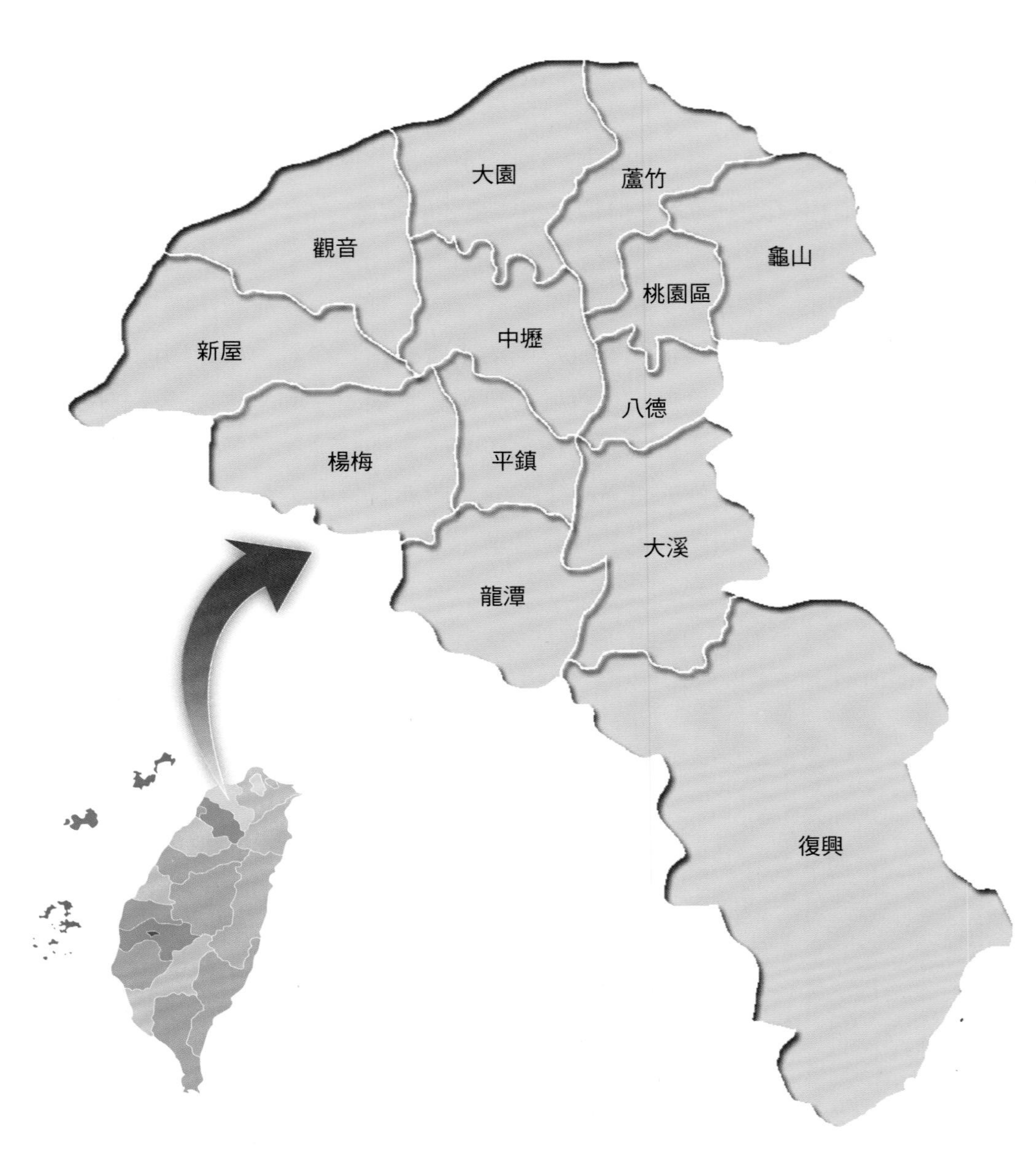

圖6-3　桃園市行政區圖

三、新竹縣

提到新竹最令人深刻的是高科技的科學園區，但那只是市中心的一小塊區域，境內更多的鄉鎮多處於較高緯度上，因此有許多高海拔的物產，如尖石鄉的高冷蔬菜、水蜜桃和鱒魚養殖；關西軟Q的客家仙草有別於傳統仙草的口感；峨眉和北埔所產的茶葉有迷人的「東方美人茶」之稱，是種經過小綠葉蟬啃咬過產生特殊蜜香味的發酵茶，和日月潭阿薩姆紅茶齊名；此外別忘了新竹強大的風力成就了新竹米粉響亮的名號，只可惜現在市售的米粉已少有米的成分，取代的是太白粉、地瓜粉和其他澱粉，廠商說是成本考量，但最重要的原因應該是消費者不懂真食材的真滋味，總是過度強調Q彈的口感，逼使製造商不得不迎合消費者口味，以假代真，又可節省成本，何樂不為！二〇一三年更爆發毒澱粉和黑心食用油事件，期望消費者能重新思考飲食安全及自然食材的重要性，而改變追求極致口感的謬思。

鄉鎮	物產	備註
竹北	洋香瓜、蔬菜、稻米	
湖口	稻米、茶葉	
新豐	西瓜、洋香瓜	
新埔	柿餅、水梨、粄條	粄條由純米製作，有別於南部美濃粄條
關西	仙草（客家作法）、番茄、柑桔、茶葉	
芎林	水稻、海梨、柑桔	
寶山	綠竹筍、柑橘、橄欖	
五峰	芋頭、小米（原住民種植的主食）	
橫山	柑桔、桃、梨（屬高山水果）、茶葉	
尖石	水蜜桃、甜柿（屬高山水果）、香菇（段木香菇）、高冷蔬菜、鱒魚養殖	
北埔	茶、柿、柑橘	
峨眉	稻米、茶葉（東方美人茶）、桶柑	

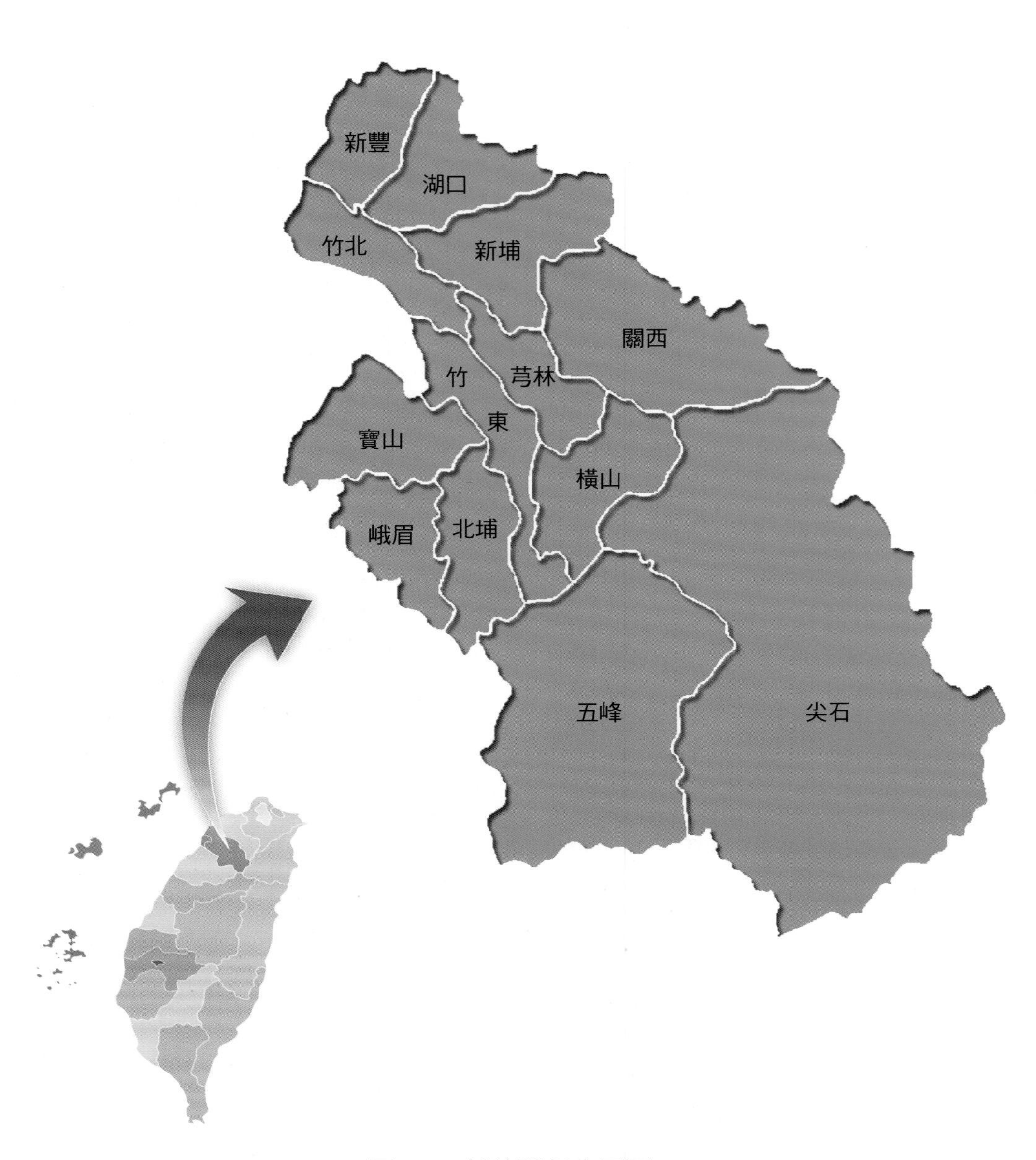

圖6-4　新竹縣行政區圖

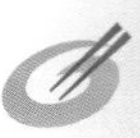

四、苗栗縣

苗栗多處高山地區，因此竹筍、茶葉、高山培育養殖的食材眾多，此外境內生產的杭菊、紅棗是台灣唯一產地，大湖的草莓更是鄉鎮特色產業中的佼佼者，每年冬天為當地住民創造上億商機。公館有福菜故鄉之美名，所生產的福菜有客家人質樸醇厚的味道，製作過程中需有扎實的製作技巧和程序。

鄉鎮	物產	備註
頭份	茶葉、蜂蜜	
三灣	三灣梨	
南庄	桂竹筍、鱒魚、香菇	高山養鱒場
獅潭	茶葉、桂竹筍、柑橘、有機芽菜	百壽有機芽菜農場
後龍	西瓜、花生	
通霄	精鹽、鮮奶	飛牛牧場
苑裡	稻米	鴨間稻
造橋	酪農產品	
公館	稻米、福菜（新鮮時為芥菜）、紅棗、芋頭、榨菜、梅干菜	福菜故鄉
大湖	草莓、茶葉、桂竹筍	
泰安	桂竹筍、李子、薑	
銅鑼	杭菊、紫蘇	樟腦
西湖	文旦、龍眼、西瓜	
卓蘭	高接梨、葡萄、柑橘、楊桃	
三義	桃、李	木雕藝術

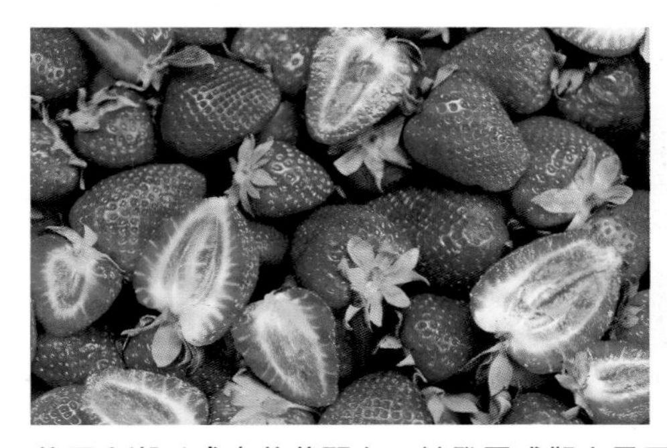
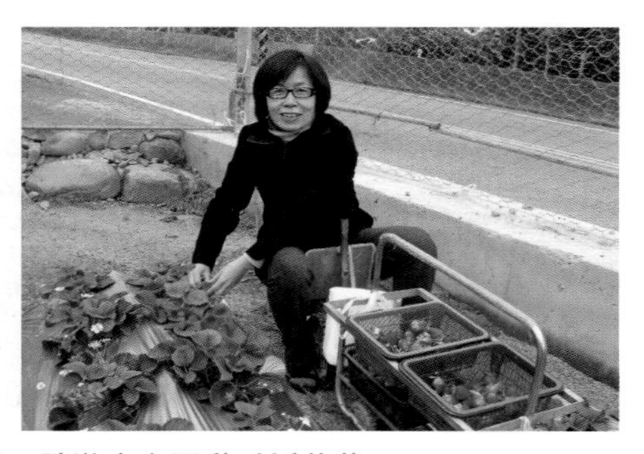

苗栗大湖以盛產草莓聞名，並發展成觀光果園，讓遊客自己動手採草莓

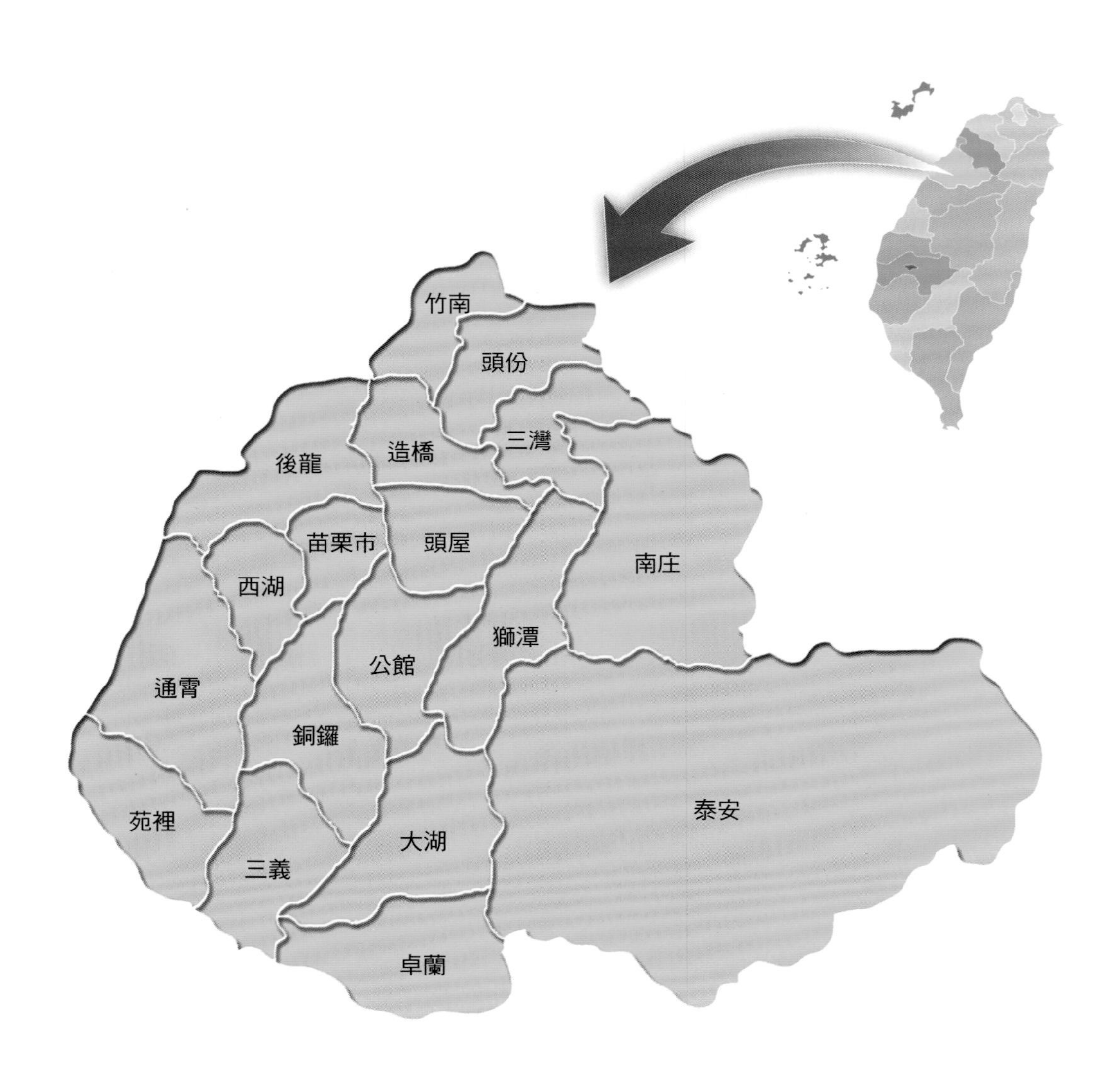

圖6-5　苗栗縣行政區圖

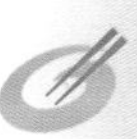

第三節　中部地區（台中、彰化、南投、雲林、嘉義）

中部地區所含括的地形較為廣闊，有山地、海濱，也有遼闊的平原，區域內的濁水溪孕育了台灣最富庶的穀倉——雲嘉平原，又有台灣唯一不臨海的地區——南投，也有獨特的物產發展，如菇類、茭白筍等。

一、台中市

台中市各鄉鎮的物產較無一致性，多元豐富，較為著名的有東勢的水果，高接梨、甜柿和椪柑都是國內消費者喜愛的物產，另外大雅地區有有心人士為實現環保減碳及愛心事業，積極種植小麥。新社是國內少數枇杷的生產地，且是菇類生產的重鎮。

鄉鎮	物產	備註
太平	枇杷、龍眼、荔枝、竹筍	
大里	酸菜、金針菇、荔枝	
霧峰	龍眼、金針菇、甜桃	
后里	馬鈴薯、洋香瓜	
石岡	木瓜、番薯、桃子、柳松菇	
東勢	高接梨、椪柑、甜柿、葡萄	
和平	溫帶水果、櫻桃	櫻花鉤吻鮭
新社	枇杷、高接梨、香菇、苦瓜、敏豆	
潭子	綠竹筍、黑葉荔枝、栗子、紅柿	
大雅	小麥	
神岡	稻米、荔枝、馬鈴薯、雞（蛋）	
大肚	金蘭西瓜、哈密瓜	
沙鹿	番藷	
龍井	番藷、甘蔗、西瓜	
清水	韭黃、蘿蔔乾、苦瓜、甘薯	
大甲	水稻、芋頭	鎮瀾宮媽祖文化
外埔	水稻、花卉、葡萄、茭白筍、芋頭	
大安	稻米、蔥、西瓜、苦瓜、芋頭	

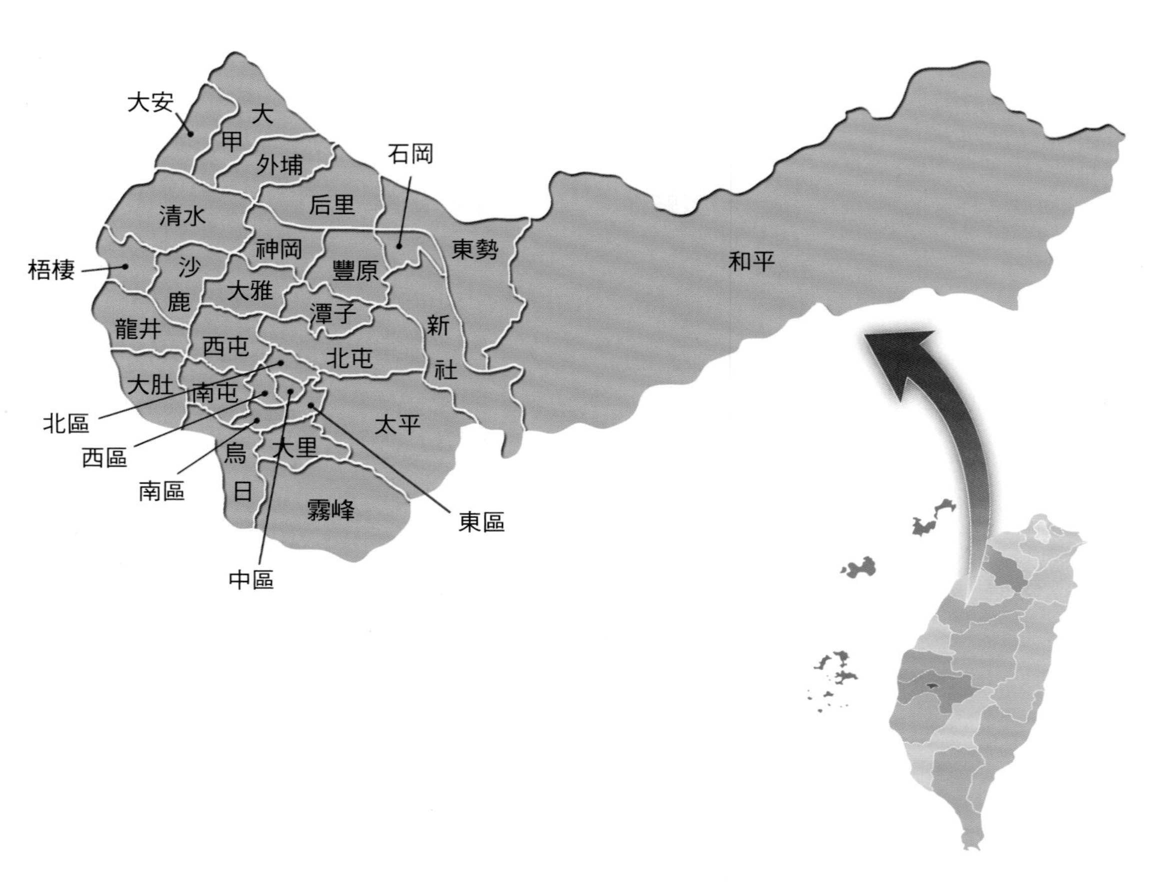
大安
大
甲
外埔
石岡
清水
后里
梧棲
沙
鹿
神岡
豐原
東勢
和平
大雅
潭子
龍井
西屯
新
社
北屯
大肚
南屯
北區
西區
太平
烏
大里
南區
日
霧峰
東區
中區

圖6-6　台中市行政區圖

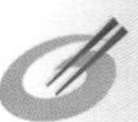

二、彰化縣

彰化縣境內幾乎各鄉鎮均有稻米的生產，芬園鄉更有米粉的製作，實際上新竹米粉的起源是來自於芬園的一批老師傅遷居到新竹，帶去製作米粉的技術，再加上新竹當地的烈日強風，造成新竹米粉的聲名遠勝於發源地芬園。花壇鄉顧名思義有許多花卉的生產，也是台灣境內最大的花卉生產地。鹿港除了著名的廟宇文化，還有獨一的蝦咕醬，狀似蝦子的蝦咕（蝦猴）以鹽醃漬而成，全台唯一。

鄉鎮	物產	備註
彰化市	稻米	
芬園	稻米、鳳梨、荔枝、龍眼、米粉	
花壇	稻米、楊桃、西施柚	花卉生產，紅磚
秀水	稻米、碗豆	
鹿港	蝦咕、烏魚子	
福興	豌豆、酪乳、西瓜	女真族聚落
線西	水稻、鴨蛋、荸薺、珍珠蚵、海產	
和美	稻米	
伸港	稻米、蒜、蚵仔	
員林	稻米、蔬菜、楊桃、芭樂	
社頭	芭樂	
埔心	稻米、蜜紅葡萄、金蜜芒果、寶島蜜拔	客家人
溪湖	韭菜、巨峰葡萄	
大村	葡萄	
埔鹽	花椰菜、韭菜、豌豆	
田中	稻米	
北斗	香菜、麥芽糖	肉圓
埤頭	洋菇、蘆筍、濁水溪米	
溪州	水稻、西瓜、蔗糖	
竹塘	稻米、洋菇、雞、鴨	
二林	稻米、火龍果、薏仁、蕎麥	
大城	鴨、西瓜、蜆	
芳苑	西瓜、蚵仔、雞蛋	
二水	濁水米、胭脂茄、紅甘蔗、白玉苦瓜、香蕉	

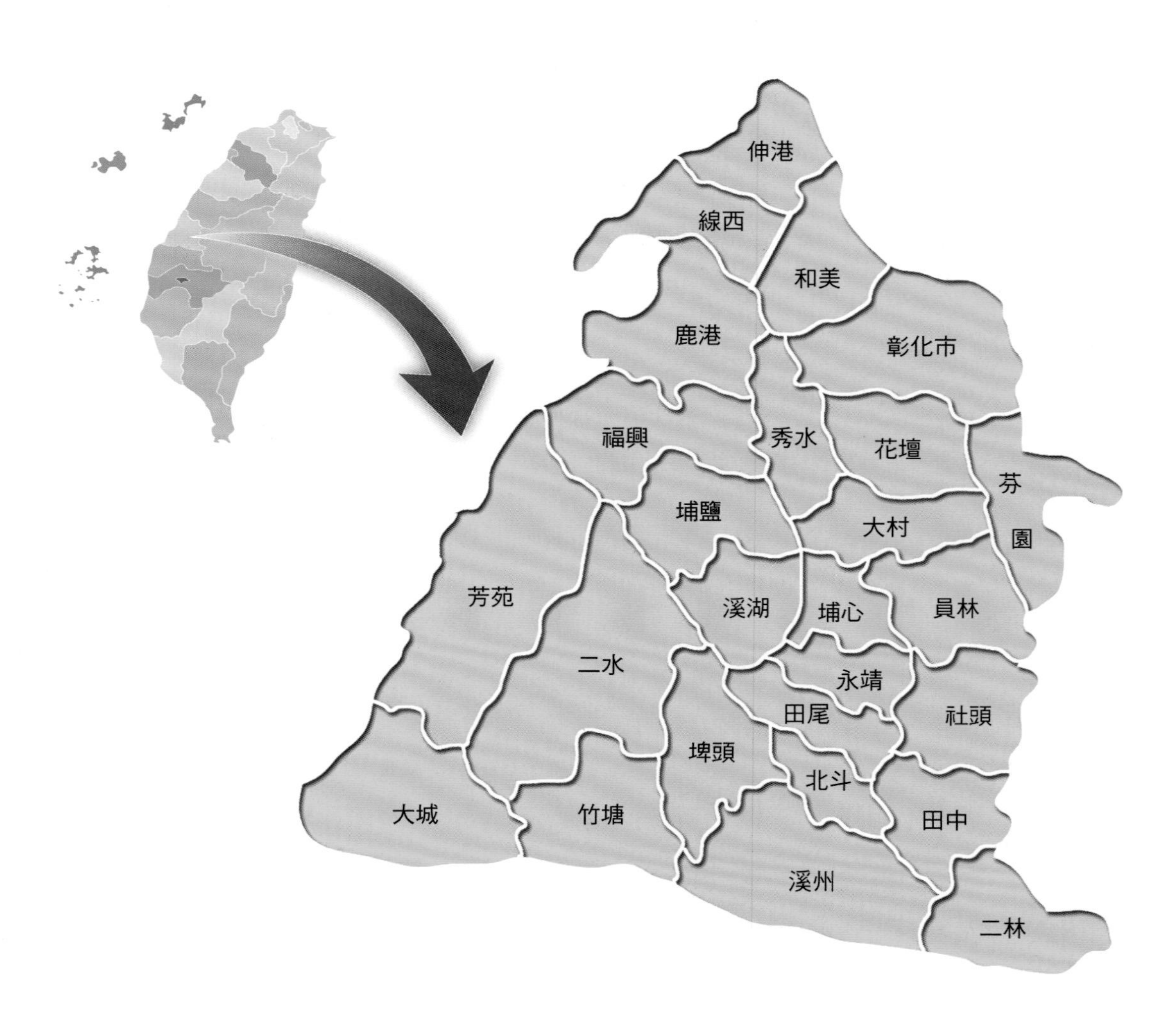
伸港
線西
和美
鹿港
彰化市
福興
秀水
花壇
芬
園
埔鹽
大村
芳苑
溪湖
埔心
員林
二水
永靖
田尾
社頭
埤頭
北斗
大城
竹塘
田中
溪州
二林

圖6-7　彰化縣行政區圖

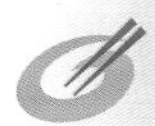

三、南投縣

南投是台灣唯一不臨海的地區，位居台灣的中央地帶，多屬較高地勢甚至高山地區，所以各區域的物產亦不相同。南投是台灣著名的茶產區，高山茗茶、凍頂烏龍茶和日月潭阿薩姆紅茶均產自南投。此外有許多著名品牌的產物，如埔里紹興酒、仁愛鄉的高山蔬果，產在冬季的竹山冬筍有別於一般竹筍的風味，特殊的香味是台菜料理中「魷魚螺肉蒜」不可缺少的一味食材；而信義鄉自一九九九年九二一大地震嚴重受創，在困境中努力重建耕耘農作，讓信義青梅成為台灣最有名氣的伴手禮和食材。

鄉鎮	物產	備註
南投市	稻米	
中寮	香蕉、鳳梨、樹薯、龍眼	
草屯	稻米、菸葉、檳榔、荔枝、葡萄、薏仁	
國姓	枇杷、青梅、草莓、檳榔、鹿茸、荔枝	
埔里	茭白筍、香菇、百香果、紅甘蔗、紹興酒	埔里米粉（屬水粉，較粗）
仁愛	水蜜桃、蘋果、梨、李子、高麗菜	
名間	濁水米、松柏長青茶、鳳梨、水蕹菜、生薑、山藥	
集集	香蕉、芭樂、葡萄	
水里	高山茶、青梅、巨峰葡萄	
魚池	香菇、茭白筍、瓜果類蔬菜	
信義	青梅、愛玉子、巨峰葡萄、芭樂、高山茶、鱒魚	
竹山	冬筍、桂竹筍、紅番薯、茶葉	
鹿谷	凍頂烏龍茶、茶梅、筍	

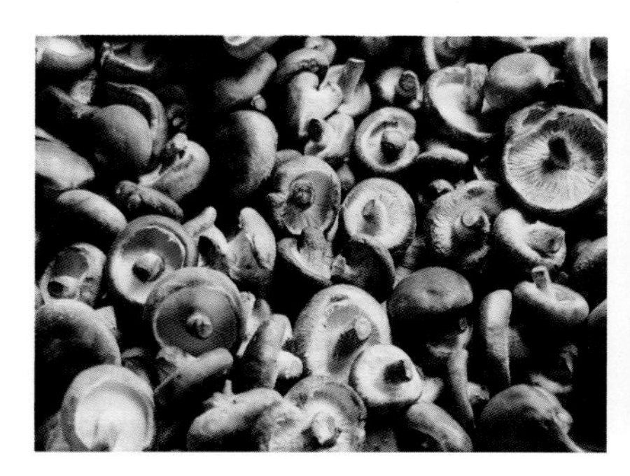
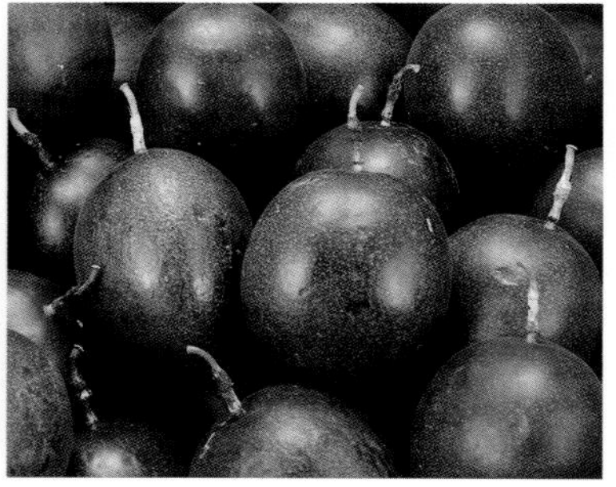

香菇和百香果是南投的農產品

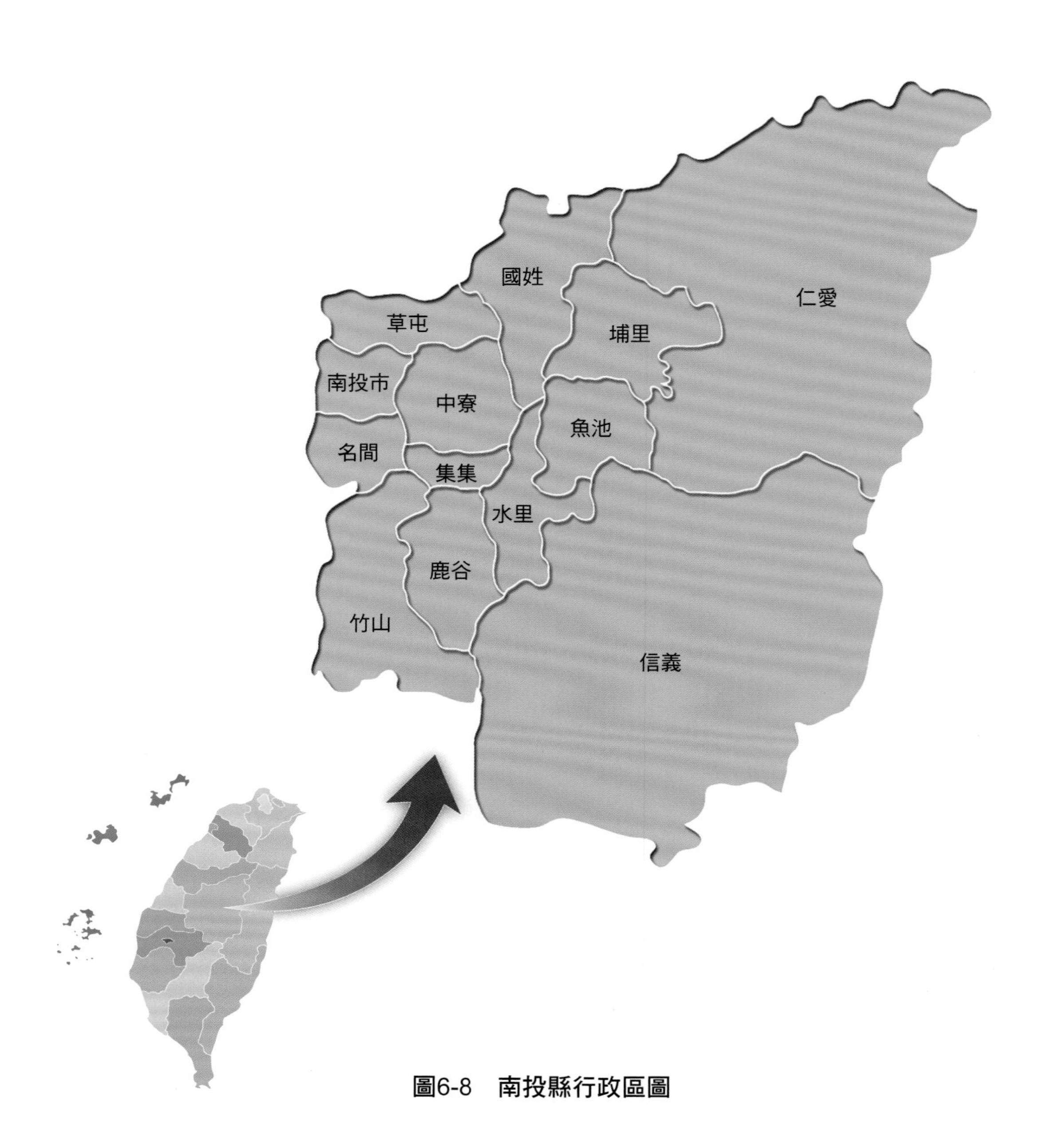

圖6-8　南投縣行政區圖

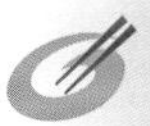

四、雲林縣

從地理特性可以推論地區食材產物，從地區食材產物當也能思考出當地的地理特性。雲林縣境內無高山，較高聳處如古坑地區，有桂竹筍生產，但較為著名的應是古坑咖啡，帶動國內各地種植咖啡、販賣咖啡文化的風潮。雲林境內以生產花生、蒜頭、番薯、西瓜、香瓜為多，由這些產物當能瞭解境內土壤多屬砂質，且土質並不肥沃。大埤鄉有「酸菜王國」之稱，為國內生產酸菜之大宗產地；另外油品（北港、元長）和醬油（西螺）兩項調味聖品，是雲林境內重要的農特產品。

鄉鎮	物產	備註
斗南	稻米、烏殼綠竹筍、馬鈴薯、紅蘿蔔	
大埤	酸菜、芥菜	酸菜王國，佔八成貨源
虎尾	花生、大蒜、甘蔗	布袋戲
土庫	水稻、花生、蒜頭、牛蒡、蘆筍	蒜頭占全國七八成
褒忠	稻米、無子西瓜、番薯、甘蔗、蒜頭	
東勢	木瓜、花生、鵝、蘆筍、甘蔗、彩色蘿蔔	
台西	蚵、文蛤、西瓜	
崙背	洋香瓜、牛奶、苦瓜	
麥寮	西瓜、毛豬、美生菜	
斗六	文旦、稻米、網室木瓜、絲瓜	
林內	網室木瓜、絲瓜	
古坑	台灣咖啡、桂竹筍、柳丁、苦茶油	古坑咖啡掀起台灣咖啡熱潮
莿桐	稻米、蒜頭、軟枝楊桃	
西螺	濁水溪稻米、蔬菜、醬油、西瓜	西螺果菜市場為全國最大宗蔬菜批發市場
二崙	西瓜、香瓜、米	
北港	稻米、花生、甘蔗、花生油、蠶豆	朝天宮媽祖文化
水林	番薯、藥草、花生、桑椹	
口湖	鰻魚、花生、台灣鯛、龍鬚菜	
四湖	養殖業、西瓜、地瓜、花生、火龍果、南瓜	
元長	水稻、花生、蒜、甘蔗、蔥、花生油	

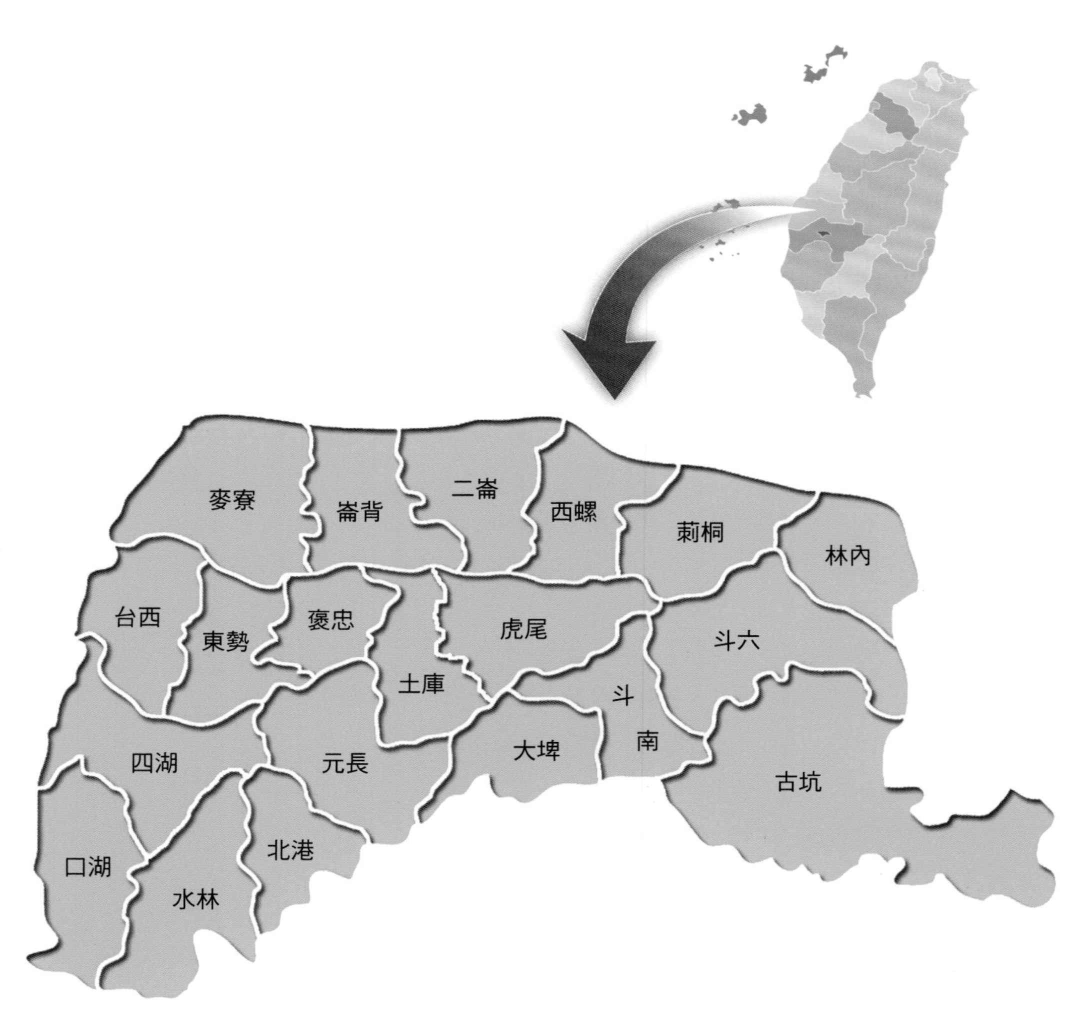

圖6-9　雲林縣行政區圖

五、嘉義縣

嘉縣境內有山嶺和平原，產物特色可想而知，較知名者以山上所生產的食材為多，如阿里山、梅山的茶葉、愛玉子，另有阿里山山葵自日據時代起就是進貢日本皇族的高貴食材，是搭配生魚片的特殊調味材料。中埔鄉的木耳、香菇和靈芝是系列的類似產物，靈芝更是高價位的具有療效的藥材。靠海的東石鄉，這幾年以東石蚵作為鄉鎮品牌食材，漸漸提高東石蚵的價值和產值。

鄉鎮	物產	備註
番路	柿子、茶葉、柑桔、葡萄柚、文旦柚、龍眼、愛玉子、香蕉	鄒族
梅山	高海拔烏龍茶、柑桔、蓮霧、愛玉子、龍眼、竹筍、蘭花、香蕉、甜柿	
竹崎	茶葉、竹筍、高接梨、龍眼、香蕉、甜柿、愛玉子、椪柑、茂谷柑、鳳梨	
阿里山	愛玉子、蔬菜、山葵、高山茶、竹筍	
中埔	木耳、香菇、靈芝、葡萄柚、酪梨	
大埔	麻竹筍、百香果、破布子、網室木瓜	
水上	稻米、玉米、甘蔗、番石榴	
鹿草	西瓜、水稻、洋香瓜	
太保	洋香瓜、甜玉米、稻米、火龍果、小番茄	
朴子	紅豆、綠豆、花生、洋香瓜	
東石	蘆筍、蚵、文蛤、鹽、花生	蚵殼可做成藝術品，或加工製成保健品
六腳	花生、水稻、小番茄	
新港	水稻、甘蔗、花生、蔬菜、洋桔梗	奉天宮媽祖文化
民雄	鳳梨、竹筍、柑桔、黑龍豆油、酪梨	
大林	竹筍、花生、甘蔗、柑桔	
溪口	酸菜、鵪鶉蛋、彩椒、小番茄	
義竹	稻米、高粱、哈密瓜、虱目魚、花跳	
布袋	鹽、魚、菜脯、茼蒿菜、蛤蠣 、西瓜	

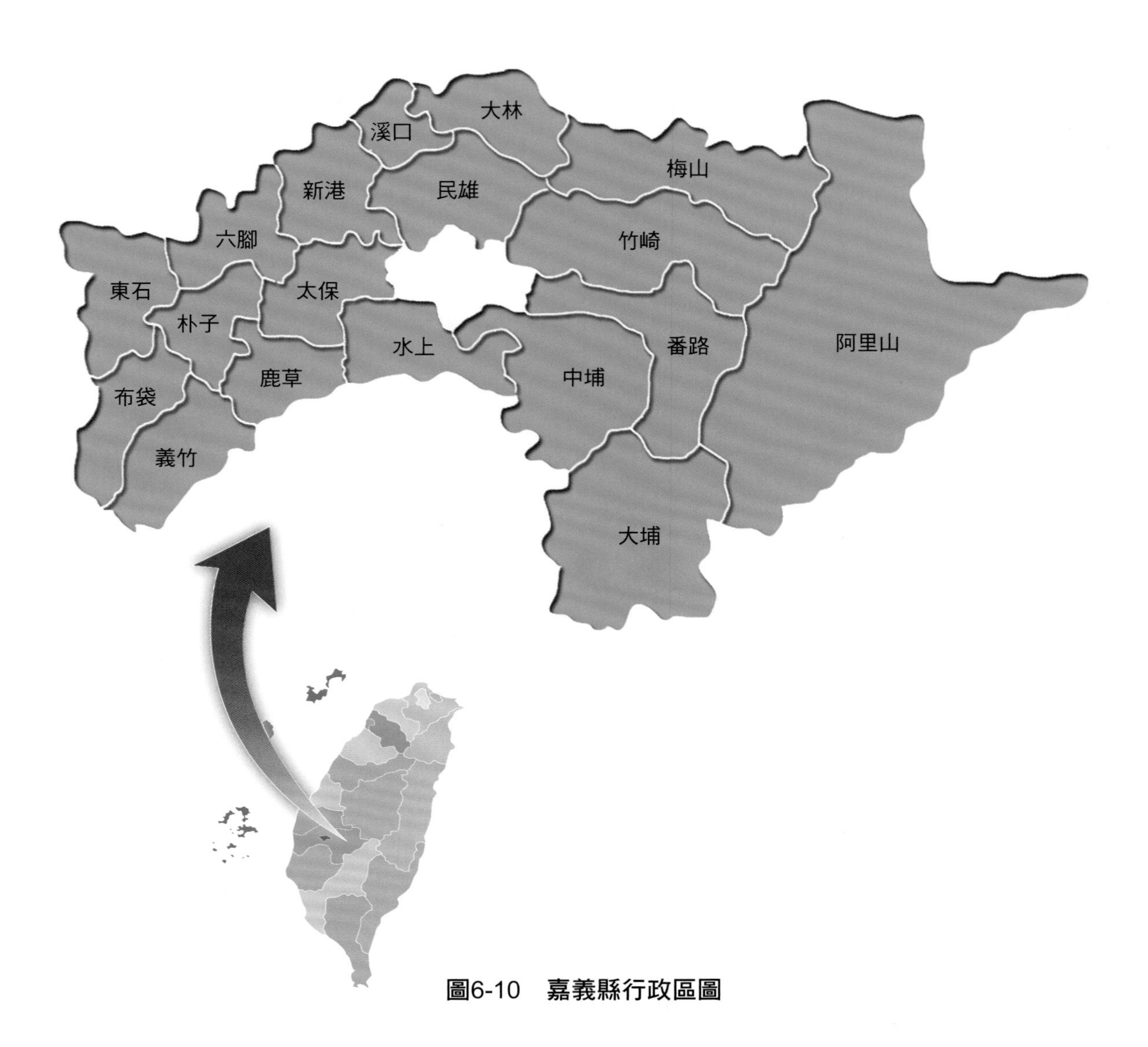

圖6-10　嘉義縣行政區圖

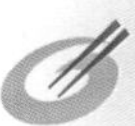

第四節　南部地區（台南、高雄、屏東）

南部地區已進入溫暖的地帶，稻米的栽種可達三期，區域內有知名的高雄美濃米，還有東港漁產、台南虱目魚養殖及其他農業蔬果，此外山地的物產也很豐盛，小米、芋頭、竹筍都是代表性的作物。最南端的恆春還有全台唯一的港口茶，受到海風吹襲、沙質土壤栽種而出的港口茶，別有一番耐久難忘的滋味。

一、台南市

台南境內各處的農作物多不相同，但地區品牌作物卻很多樣，如關廟鳳梨（另有關廟麵）、官田菱角，麻豆的文旦更有歷史文化因素加持，玉井愛文芒果品質冠全台；西港、善化兩個相鄰地區生產胡麻，為國內少數產地；下營有蠶絲被產業，而柳營則是國內牛乳生產重鎮，東山地區繼雲林古坑之後耕耘咖啡品牌，也卓有成效；七股曾是台灣鹽業的開展地，如今自產產量極少，多半國外進口，高聳的鹽山只是讓國人知道這裏曾經的「滄海桑田」。

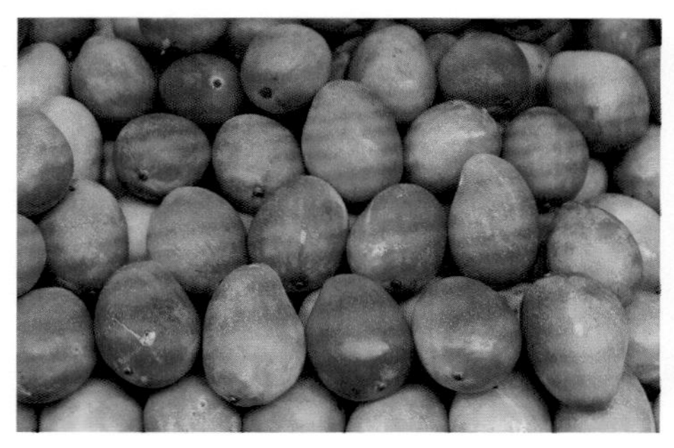

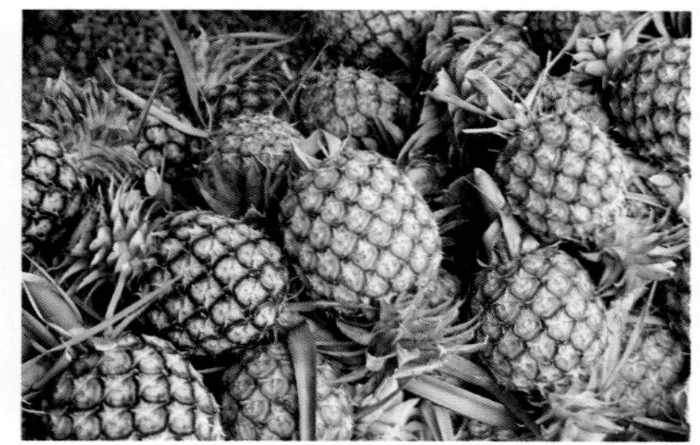

芒果、鳳梨、洋香瓜皆是台南盛產的水果

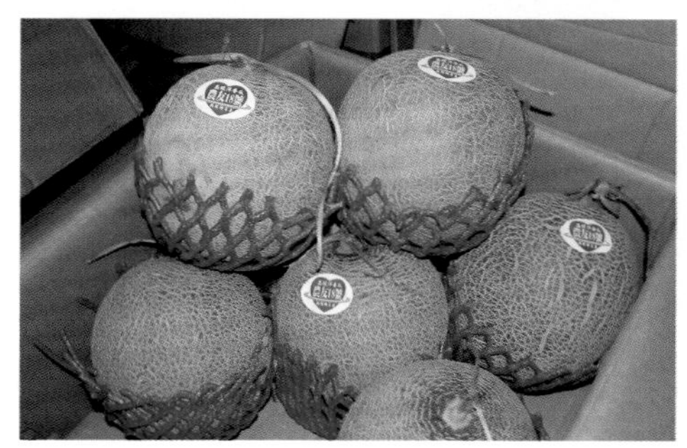

鄉鎮	物產	備註
永康	蘿蔔、蘿蔔乾、洋香瓜、小番茄	
歸仁	釋迦、雞蛋、西瓜	
新化	番薯、鳳梨、竹筍	
左鎮	破布子、山藥、山蘇	
玉井	芒果、柳丁、楊桃、荔枝、龍眼	
楠西	密枝楊桃、梅子、芒果	
南化	芒果、龍眼	獼猴生態保護區
仁德	番薯、桑椹	
關廟	鳳梨、竹筍、關廟麵	
龍崎	竹筍、鳳梨	
官田	菱角	
麻豆	文旦、大白柚、酪梨、皇帝豆	
佳里	牛蒡、洋香瓜、西印度櫻桃	
西港	洋香瓜、胡麻	
七股	洋香瓜、漁貨、鹽	
將軍	紅蘿蔔、牛蒡、酸菜	
學甲	分蔥（大頭蔥、紅蔥頭）、蒜、虱目魚、仔豬、洋香瓜	
北門	蔥蒜、虱目魚加工品、彈塗魚	
新營	大豆	
後壁	稻米、番石榴	
白河	蓮子、蓮藕粉	
東山	洋香瓜、龍眼、咖啡	
六甲	洋菇	
下營	白木耳、牛蒡、蠶絲被、下營鵝肉	
柳營	苦瓜、菱角、牛乳	國內牛乳大本營
鹽水	高粱、黑豆、小番茄	蜂炮
善化	花生、草莓、番茄、胡麻油、牛肉	
大內	酪梨、芒果、木瓜、柳橙、白柚、荔枝、龍眼	西拉雅族
山上	鳳梨、網室木瓜	
新市	無籽西瓜、毛豆、毛豆豆簽麵、白蓮霧	
安定	稻米、玉米、西瓜、小玉、蘆筍、無患子	

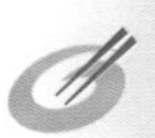

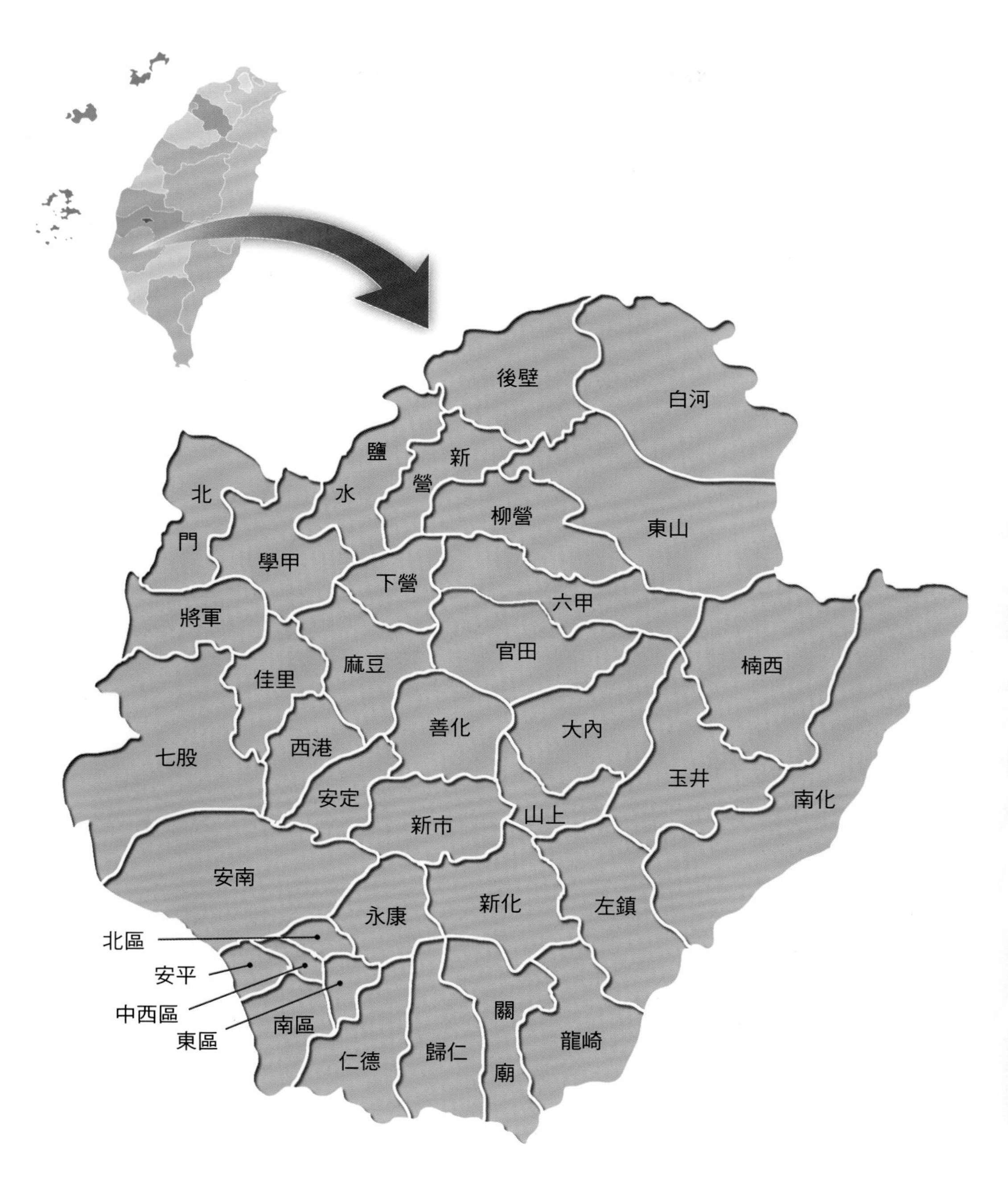

圖6-11　台南市行政區圖

二、高雄市

高雄市幅員廣闊，依傍中央山脈、太武山，有許多布農族居住的部落，高山處最多竹筍生產，另外培養梅子製成各項梅子產品；境內幾個地區共同的農作物是芭樂、蜜棗、龍眼和鳳梨。岡山有著名的龍眼蜜和羊肉料理，因早期岡山是高雄縣內及附近地區的交易集散中心，牛、羊會在此地交換買賣，始創出羊肉米粉、羊肉爐等料理，岡山不產羊肉，現在商家所使用的羊肉多半從紐、澳進口而得。彌陀（虱目魚）、永安（石斑魚、鱸魚）、茄萣（烏魚子）、湖內（鰻魚）幾個臨海地區都有特定的養殖魚品，美濃曾經是政策重點生產菸葉地區，後來政府停止收購而發展有機美濃米，冬季時有特別的白玉蘿蔔生產，質感細緻鮮甜，有別於一般大根蘿蔔，更勝於國外進口的蘿蔔。

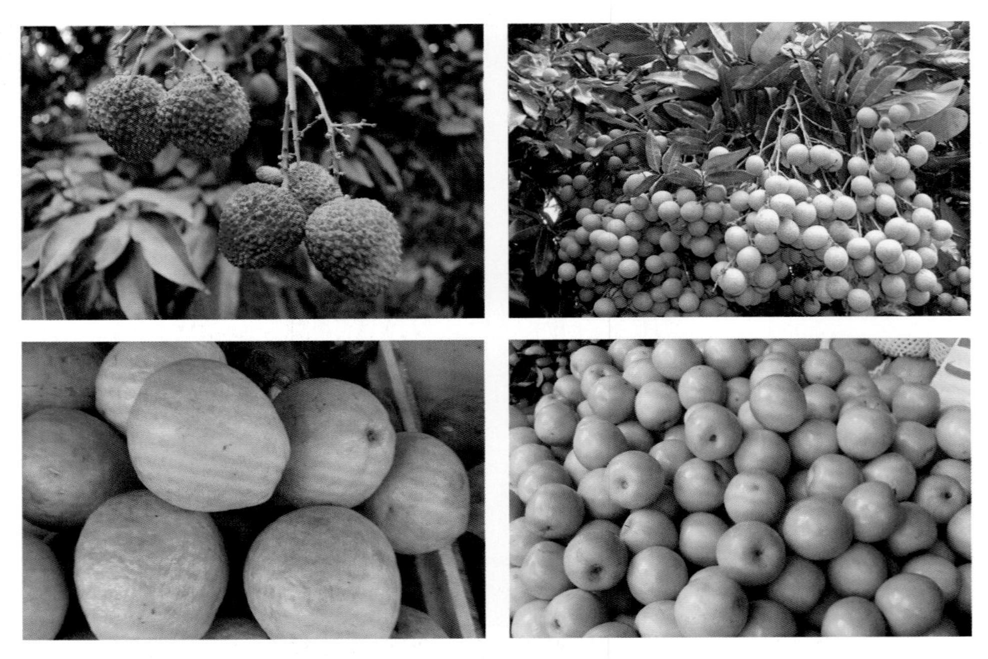

荔枝、龍眼、芭樂、棗子等是高雄盛產的水果

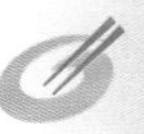

鄉鎮	物產	備註
大社	芭樂、棗子、竹筍	皮影戲
岡山	芭樂、龍眼	豆瓣醬
路竹	番茄、蔬菜、花椰菜	花椰菜
阿蓮	芒果、龍眼、釋迦、芭樂、棗子	
田寮	棗子、龍眼、芭樂、山羊、香蕉	月世界
燕巢	甘蔗、棗子、芭樂、西施柚、龍眼、土芒果、竹筍	
橋頭	甘蔗、米、玉米、番薯、花椰菜	
梓官	烏魚、蔬菜（夏：萵苣、莧菜、空心菜、小白菜。春秋：芥菜、甘藍。冬：菠菜）	南部蔬菜生產重地
彌陀	虱目魚	
永安	石斑魚、鱸魚、玉米	
湖內	皮蛋、鹹蛋、鰻魚、花卉、花椰菜	
鳳山	小包米	
大寮	苦瓜、小番茄、胡瓜、甜瓜、紅豆、稻米、香蕉、毛豆	
林園	九孔、蝦米、蝦苗、鰻魚苗、洋蔥	
鳥松	鳳梨、水稻	
大樹	鳳梨、玉荷包荔枝、西瓜、木瓜、龍眼、芒果、苦瓜	
旗山	香蕉、糖、玉荷包、檸檬、木瓜、毛豆、絲瓜	
美濃	美濃米、粄條、水蓮、白玉蘿蔔、橙蜜番茄、紅豆、香蕉、木瓜、毛豆、辣椒	紙傘、菸葉
六龜	黑鑽石蓮霧、金煌芒果、梅子、棗子、木瓜	溫泉
內門	內門龍眼、花生糖、香蕉	宋江陣、總舖師
杉林	芒果、絲瓜、胡瓜、木瓜、玉荷包、龍眼、絲瓜、苦瓜	
甲仙	芋頭、竹筍、梅子	化石
桃源	梅子、金煌芒果、玉米、土芒果、竹筍、甘藍	布農族
三民	梅子、竹筍、愛玉子、紅肉李	布農族
茂林	梅子、筍、土芒果	溫泉、瀑布、紫斑蝶、魯凱族
茄萣	烏魚子、鰻魚	
那瑪夏	金煌芒果、迷你水蜜桃、梅子、竹筍	

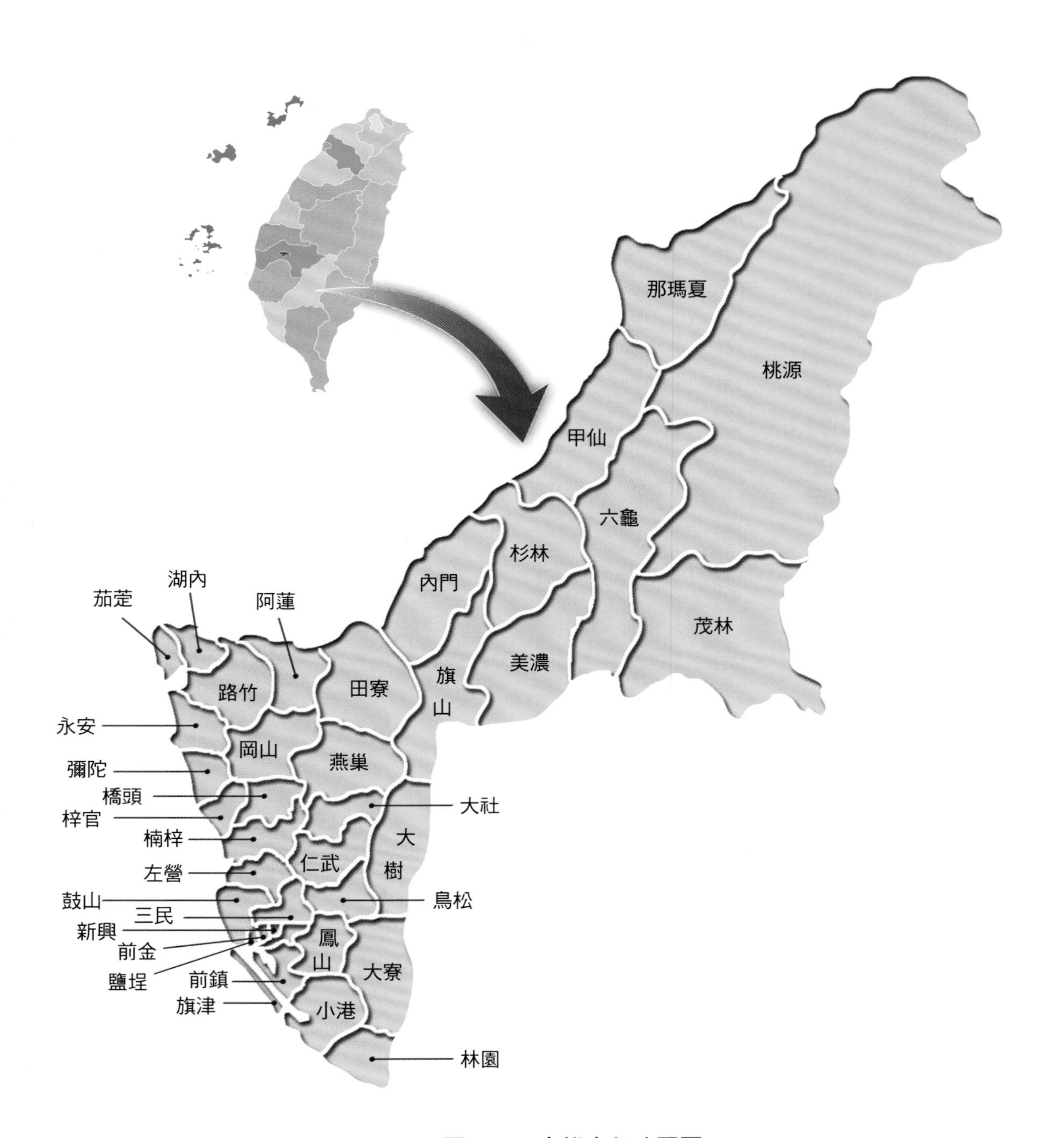

圖6-12　高雄市行政區圖

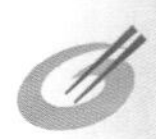

三、屏東縣

屏東縣境內有許多知名的品牌蔬果產品，如黑珍珠蓮霧、枋山芒果、萬丹紅豆、車城洋蔥，還有著名的東港三寶（櫻花蝦、黑鮪魚和油魚子）、養殖漁貨等，三地門、瑪家和霧台多為排灣族和魯凱族原住民，所以小米和芋頭的產量較多，因為這兩樣食材正是原住民的主食。屏東地處台灣的最南端，偏向熱帶性氣候，所以椰子樹林立，正是南國典型的景色。另外屏東境內也盛產檳榔，只是一般人不把檳榔當食材使用，也不鼓勵民眾吃檳榔，容易導致口腔癌，但檳榔心卻是一項清涼退火的食材，可炒可燙可燉湯，別名半天筍，口感恰似綠竹筍。

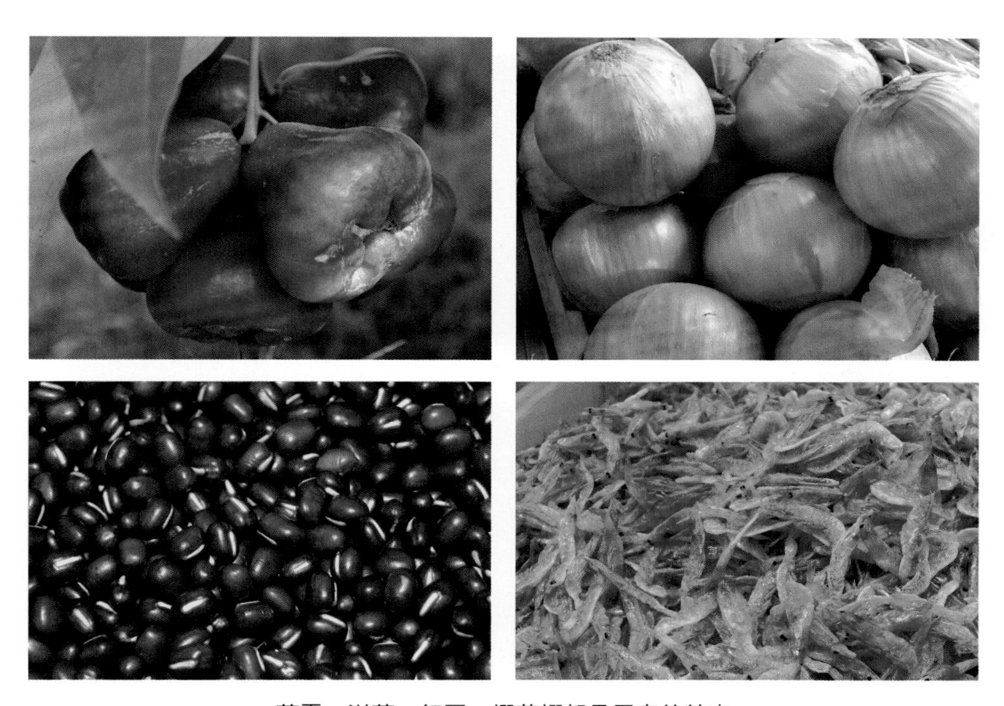

蓮霧、洋蔥、紅豆、櫻花蝦都是屏東的特產

鄉鎮	物產	備註
屏東市	牛蒡、綠竹筍	
三地門	小米、芋頭、土芒果、咖啡	排灣族、魯凱族
霧台	小米、芋頭	
瑪家	小米、芋頭、土芒果	
九如	香蕉、茄子、四季豆、蜜棗、檸檬、苦瓜	
里港	檸檬、蓮霧、楊桃、香蕉、苦瓜、小黃瓜	餛飩、豬腳
高樹	檳榔、香蕉、鳳梨、棗子、木瓜、檸檬	
鹽埔	蓮霧、芒果、棗子、檸檬	
長治	椰子、竹筍、香蕉、木瓜	
麟洛	椰子	
竹田	檳榔	
內埔	芒果、檳榔、木瓜、鳳梨、香蕉、咖啡	
萬丹	紅豆、米、牛奶、苦瓜	
潮州	米、大豆、紅豆、檳榔	
泰武	芋頭、咖啡	排灣族
來義	小芋頭、芭樂、芒果	排灣族
萬巒	檳榔、椰子、米、紅龍果	豬腳
崁頂	苦瓜、蓮霧	
新埤	檳榔、玉米、米	
南州	黑珍珠蓮霧、蔗糖	
林邊	黑珍珠蓮霧、檳榔、椰子、養殖漁業	
東港	黑鮪魚、櫻花蝦、油魚子	王爺祭
琉球	海產、愛文芒果	
佳冬	蓮霧、水稻、蝦類及魚苗養殖	
新園	綠蘆筍、芹菜、鰻魚、紅豆	
枋寮	黑珍珠蓮霧、香蕉、西瓜、甘蔗、魩仔魚、愛文芒果	
枋山	芒果、蓮霧、洋蔥、山蘇	
春日	芋頭乾、土芒果、愛文芒果	
獅子	芒果、西瓜、山蘇	
車城	洋蔥、紅仁鴨蛋	溫泉
牡丹	香菇、破布子、樹豆、愛玉子	排灣族
恆春	洋蔥、瓊麻、港口茶	
滿州	牧草、港口茶、瓊麻	

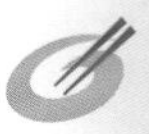

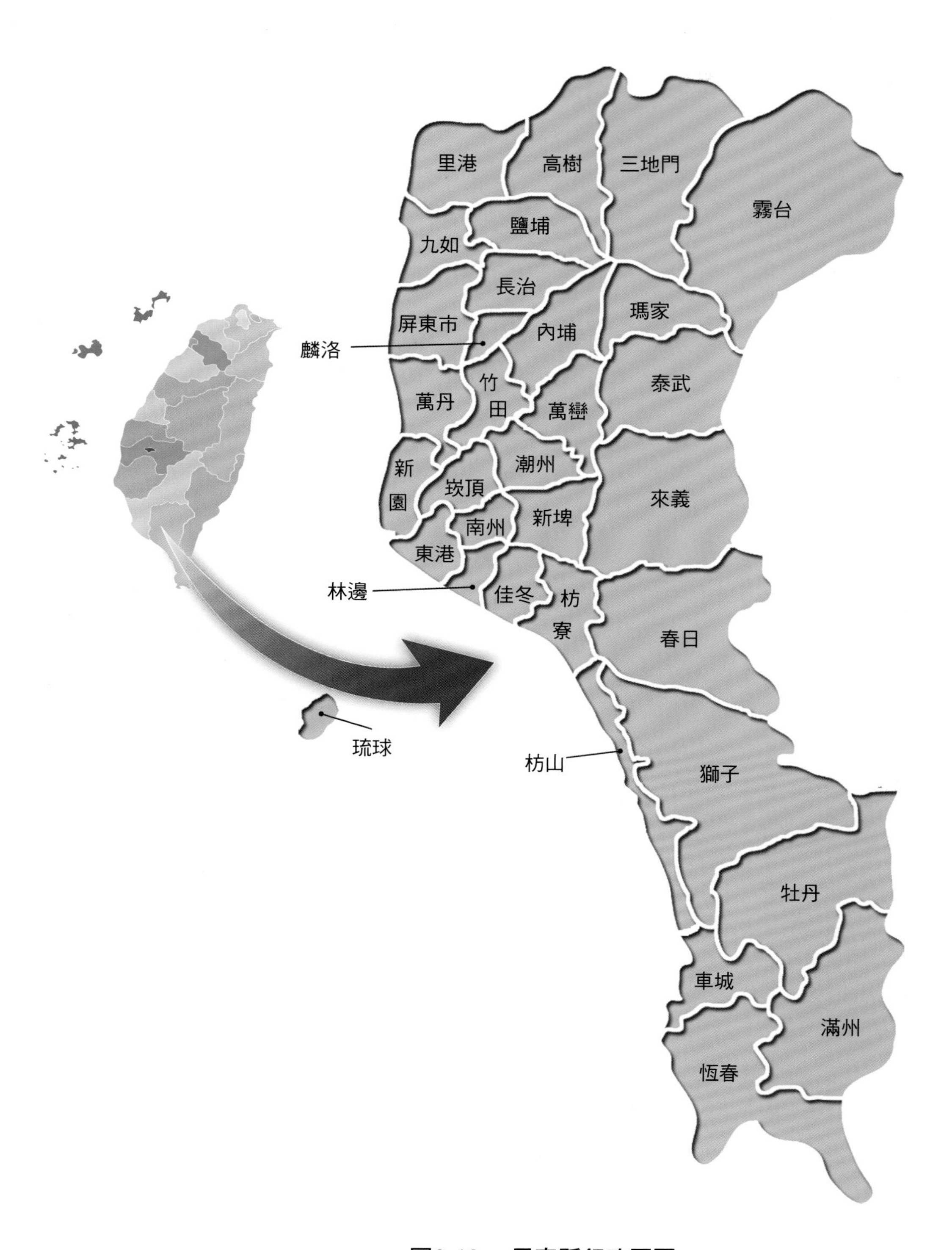

圖6-13　屏東縣行政區圖

第五節　東部地區（宜蘭、台東、花蓮）

受到工業污染較少的宜蘭、花東地區成了今日台灣有機生產的最佳地區，清新的空氣、乾淨的水源是優質農作物的最佳保證，所以來自於宜蘭的鴨間稻、花東縱谷出產的稻米都受到消費者的喜愛。

一、宜蘭縣

宜蘭雖歸於東部地區，但自雪山隧道通車後，往返台北地區時間只要四十分鐘左右，有如台北的後花園或自家農場，宜蘭地方政府一貫以推動農業和休閒觀光為發展政策，現在頗見成效，宜蘭三星蔥、上將梨、鴨賞、膽肝、金棗、鴨間稻和有機蔬菜都是國內赫赫有名的產物，唯有頭城和蘇澳、南方澳有漁獲的生產。

鄉鎮	物產	備註
宜蘭市	鴨賞、膽肝、羊羹、金棗糕	牛舌餅
頭城	漁產	搶孤、牽罟
礁溪	蔬菜、金棗、茭白筍	溫泉
壯圍	春蔥、冬蒜、哈密瓜（5-7月）、洋香瓜、西瓜、九孔、草蝦	
員山	魚丸米粉	
五結	五農米、鴨賞（噶瑪蘭）	日式、荷蘭建築
羅東	有機蔬菜、米、荷花	
冬山	文旦柚、金柑、高接梨、草蝦、斑節蝦	
三星	蒜、青蔥、銀柳、梨（上將梨）	
蘇澳	漁貨（鯖魚、豆腐鯊）、茭白筍、冷泉	
南澳	生薑、剝皮辣椒、枇杷、青毛蟹、香魚	
大同	高冷蔬菜、玉蘭茶	泰雅族

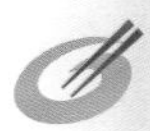

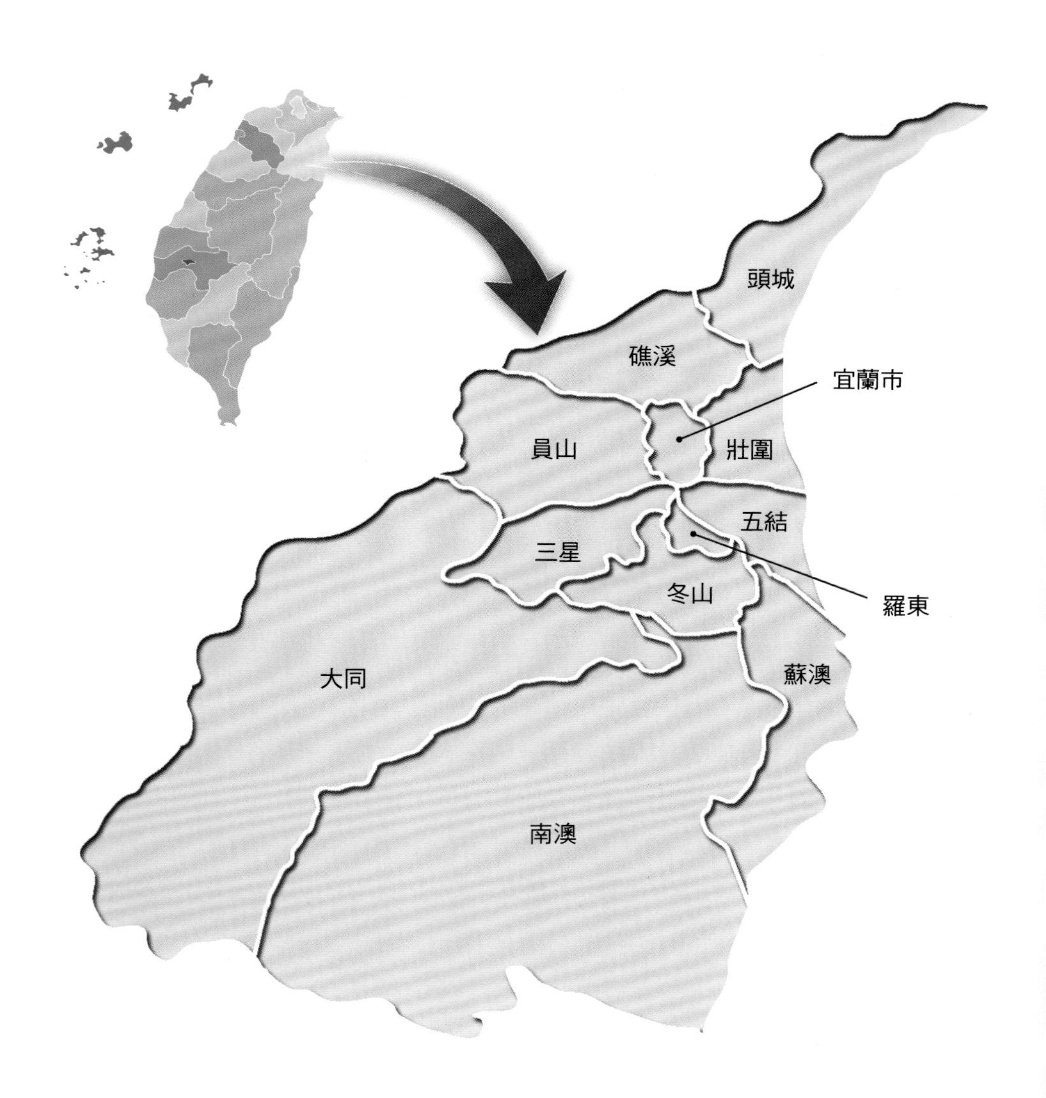

圖6-14　宜蘭縣行政區圖

二、花蓮縣

花蓮雖偏居東部，但因較少受到工業污染的結果，所以擁有潔淨的空氣、水源和土壤，使得花蓮稻米品質口碑良好，多數地區也是以稻米耕作為主，著名者如富里米。吉安是花蓮境內蔬菜最大宗的產地，因交通運送不便，所以多半供給花蓮境內使用。光復地區生產紅糯米和黃藤心是阿美族的喜愛糧食；瑞穗地區生產鮮乳已成為國內某家食品大公司之品牌牛乳。

鄉鎮	物產	備註
新城	木瓜、番薯、楊桃	
吉安	米（吉野一號米）、芋頭、花、蔬菜（花蓮地區2/3的蔬菜量）、竹筍、楊桃	野菜市場
壽豐	米、黃金蜆	
鳳林	米、甘蔗、西瓜、哈蜜瓜、山藥、剝皮辣椒、文旦	客家人
萬榮	玉米、米、李子、梅子、茶	紅葉溫泉
光復	米、甘蔗、紅糯米、箭竹筍、黃藤心	阿美族
豐濱	米、龍蝦、九孔、玉石	
瑞穗	鮮乳、天鶴茶、鶴岡文旦	阿美族
玉里	羊羹、金針、文旦、茶葉、西瓜、米、竹筍	
富里	富里米、金針、香菇、梅	
卓溪	玉米、水稻、李子、梅子、檳榔	
秀林	梅、酸菜、木瓜	

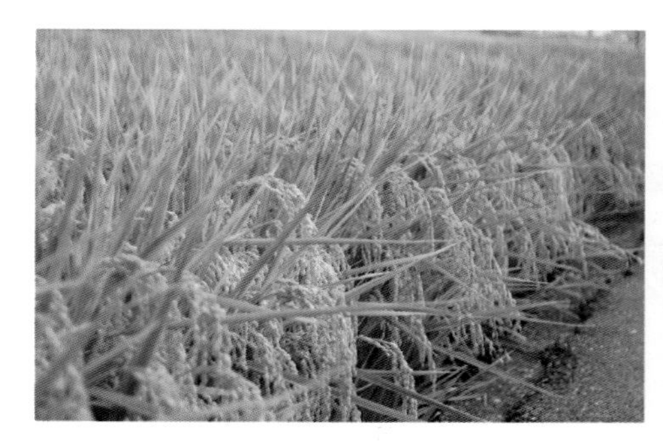

稻米和西瓜是花蓮的特產之一

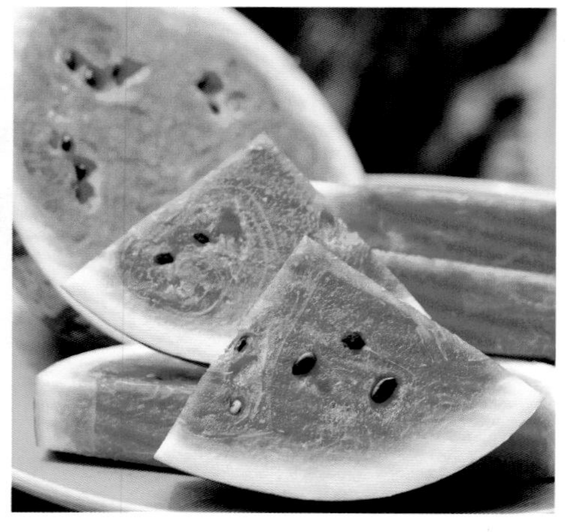

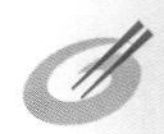

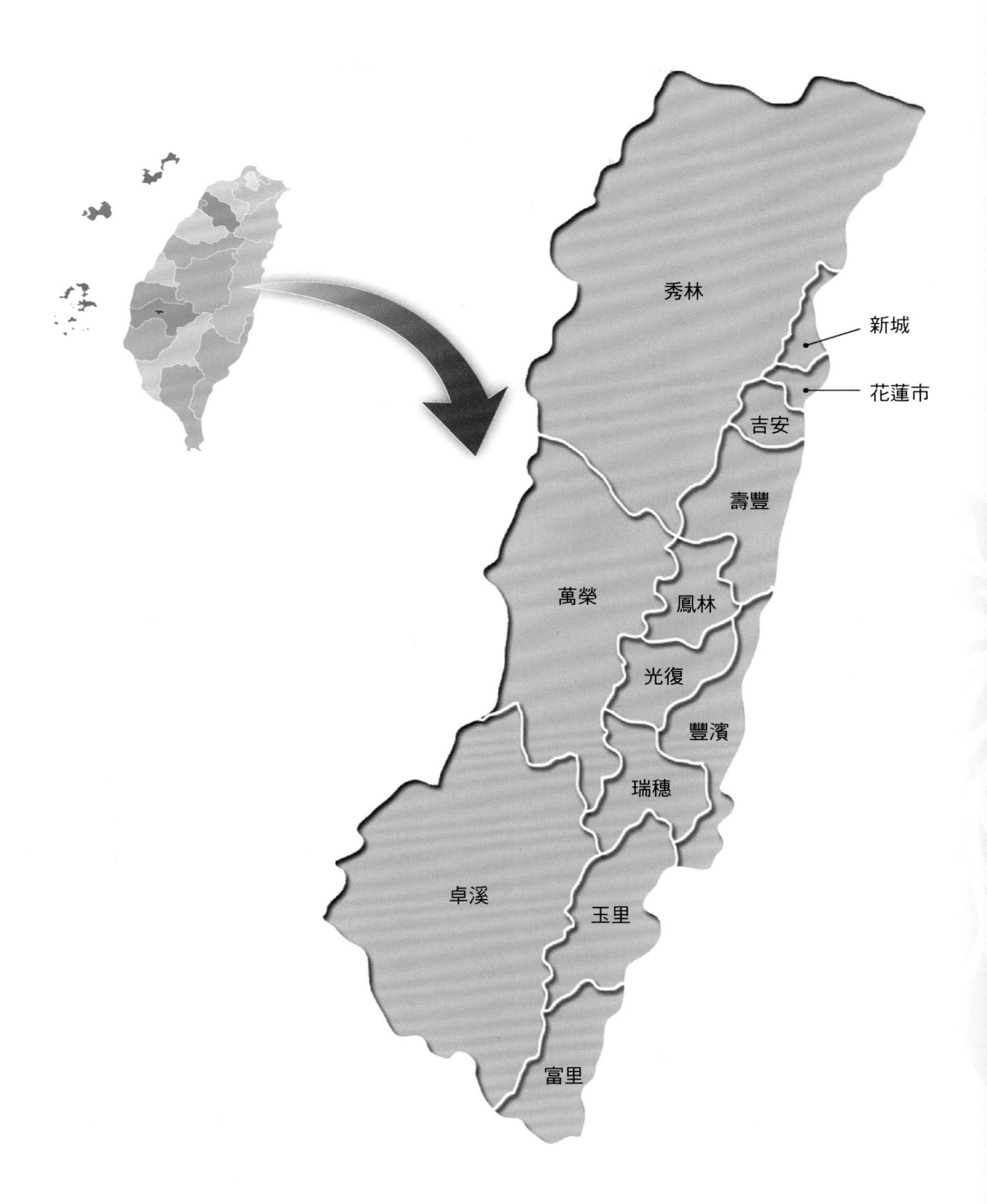

圖6-15　花蓮縣行政區圖

三、台東縣

台東地區和花蓮、宜蘭等處的重要作物都是稻米，較少污染的地方擁有較安全的天然資源，生產出較優質的米糧。台東的釋迦也是國內正宗產品；成功鎮是東部知名的海鮮產區，季節性漁獲讓在地居民滿足也讓到訪的客人驚艷，這些新鮮的漁獲也因交通因素較無法往西部市場銷售，但卻充分滿足了在地人。

綠島早期為關守犯人的獨立小島，解嚴後此地成為一歷史觀光景點，島上主要的作物以花生和捕捉海中魚鮮為主。

蘭嶼多數的居民是達悟族原住民族群，為一海洋性族群，以捕魚為主，特色的魚產是飛魚、飛魚乾，另外種植山芋，是早期重要的澱粉來源。蘭嶼達悟族對飛魚的捕獵都依照天時及傳統習俗，讓海洋永續發展的概念和做法會讓忙碌獵食的都市人感到羞愧。

鄉鎮	物產	備註
綠島	花生、魷魚	
蘭嶼	飛魚、芋頭	達悟族
延平	梅子、李子	布農族
卑南	釋迦、高接梨	知本溫泉、魯凱族
鹿野	米、甘蔗、茶葉、鳳梨	
關山	米、玉米、香丁	
海端	小米、玉米、高山水果、高麗菜	布農族
池上	米、蠶絲、葡萄柚	
東河	釋迦、大白柚、玉米	
成功	米、柴魚片、漁產（冬：旗魚、鯖魚。春：飛魚、鰹魚。夏秋：鬼頭刀、芭蕉旗魚）	
長濱	米、九孔、魚貝	長濱文化
太麻里	金針、釋迦	
金鋒	洛神花	
大武	米、鳳梨、香菇	
達仁	香菇	

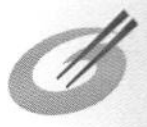

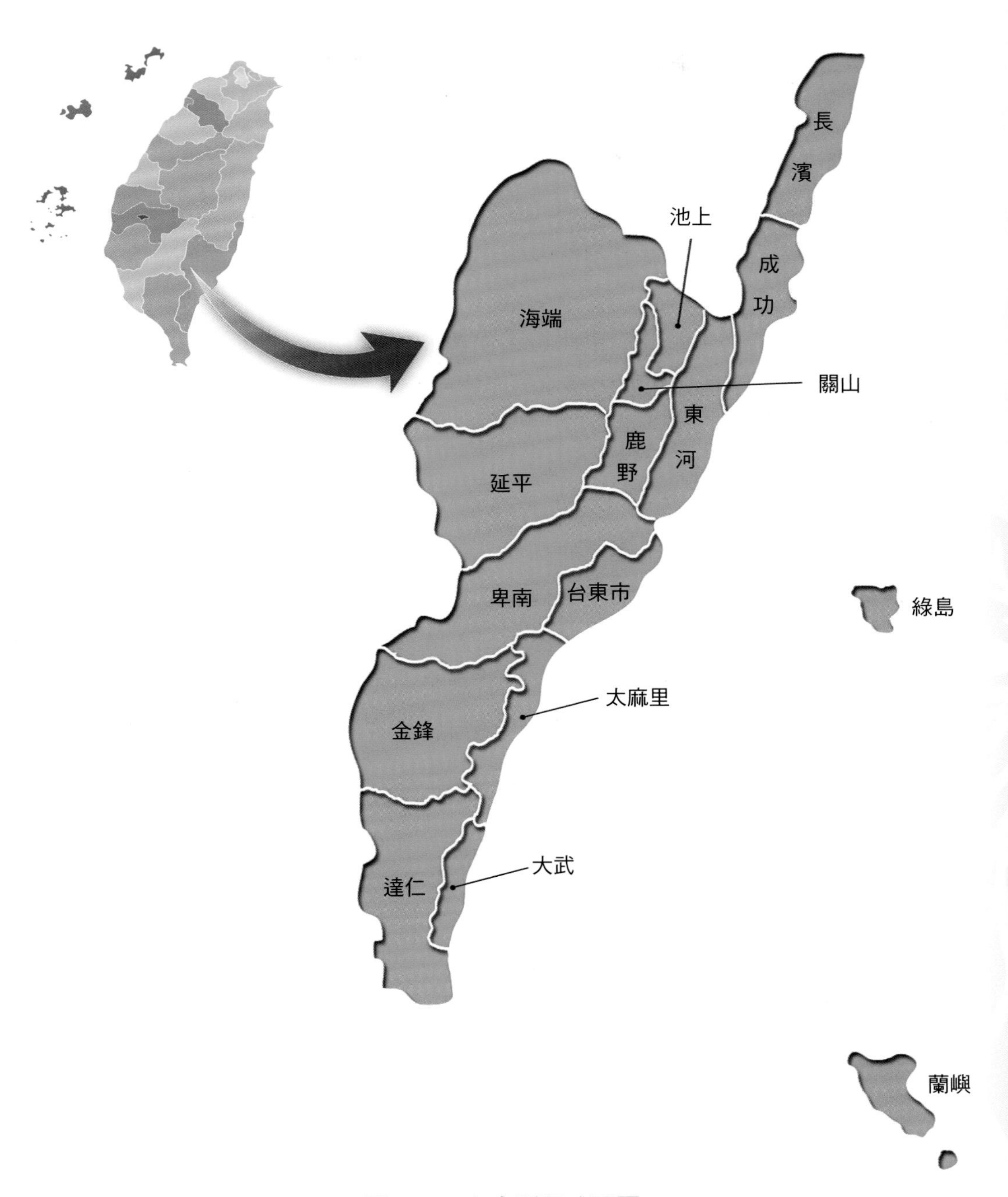

圖6-16　台東縣行政區圖

第六節　離島地區（澎湖、金門）

離島地區共同的地理特色是四周環海，所以魚鮮是重要的食材和營養來源，但也因為離台灣本島距離遙遠，交通運輸上的不便，所以這些魚鮮多數以留在島內消費為主，部分澎湖海鮮多會以當日飛機送至台灣餐廳或消費市場，但價格較貴。

此外島內土壤鹽分較高或東北季風強大，也無法種植太多蔬果，多數種植作物以花生或雜糧等能適應惡劣環境的作物為多。

一、澎湖縣

澎湖海鮮是台灣飲食市場上的高價品，近些年有許多在近海處以箱網養殖海鱺或龍膽石斑等高價魚，加上來自於大自然四季而生的魚鮮，澎湖的海鮮真是豐富啊！除了海鮮外，澎湖善用風大日烈的氣候，種植風茹草，更發展風茹草茶飲。此外，台灣地區第一家開設的餅舖是澎湖盛興餅店，成立於西元1868年，特產是鹹餅。另外有名的黑糖糕則傳自於日本沖繩的師傅，這兩項產品是澎湖除了海鮮外著名的伴手禮。

鄉鎮	物產	備註
馬公	海鮮乾貨	黑糖糕、鹹餅
西嶼	花生、鰮魚、土魠、海鱺養殖	
望安	各類海產	
七美	九孔養殖、魚類	
白沙	海產、嘉寶瓜、澎湖絲瓜、哈密瓜	
湖西	海產、花生、澎湖絲瓜、嘉寶瓜、哈密瓜	

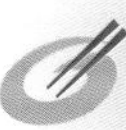

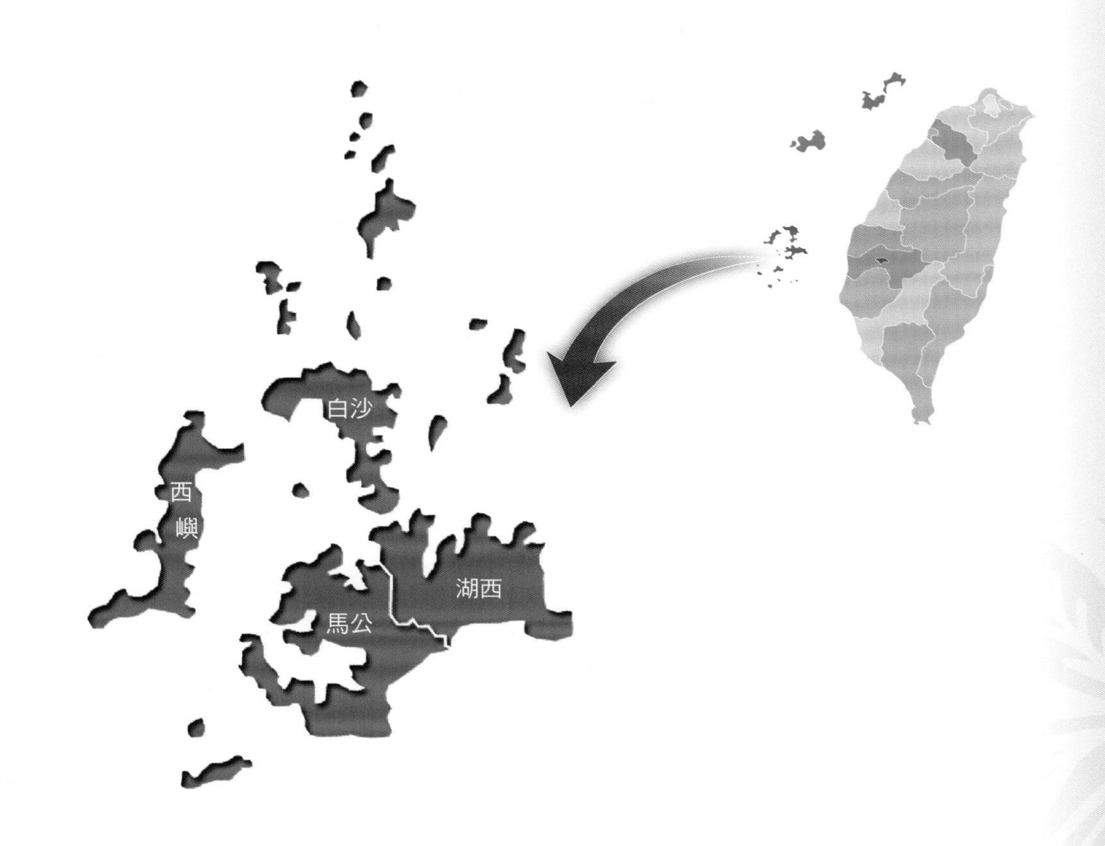

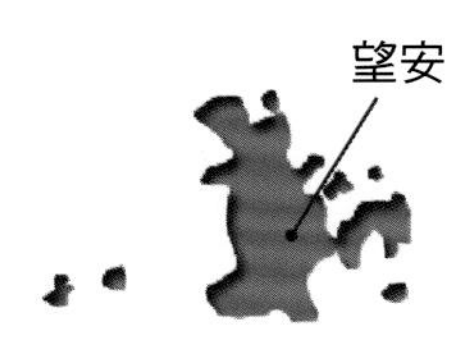

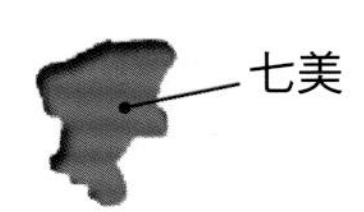

圖6-17　澎湖縣行政區圖

二、金門

金門最聞名的物產是金門高粱酒，每年為該地區居民創造莫大的商機和福利，為製造高粱酒，金門地區種植許多高粱及雜糧作物，並有黃牛畜牧業，近期金門也積極發展成為綠色有機島，希望能成為台灣有機產業的示範區。

結　語

台灣是個寶島，在這塊土地上我們得以享受非常便利且豐富的飲食生活，真的要感謝肥沃的土地與辛勤的耕養者，在各地耕養條件不同的環境下，努力產出好的食材，讓國人選用。「當季、當地」的食材是最佳的選購概念，透過對各地農特產品的瞭解，讓我們不管在家煮食或在外取食，都能有更正確的判斷選擇，吃到安全的食物。

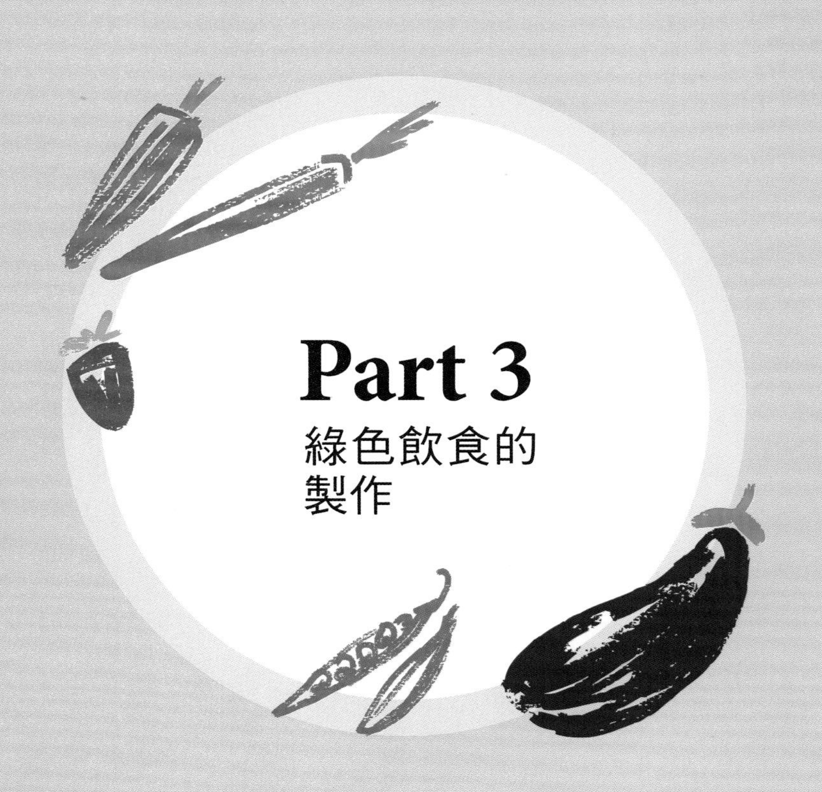

Part 3
綠色飲食的製作

健康樂活人生從良好的飲食喜好開始

7 飲食營養概念

第一節　西方飲食營養理論

第二節　東方飲食營養概念

第三節　食物的四大分類法

結　語

人類生命生存需要食物的攝取，從食物當中取得提供活動的熱量及保持身體機能運作的各項元素。由於過去西方科學的發達與強勢，因此在營養理論方面，普遍遵循西方的飲食營養概念，然而東、西方對飲食營養的概念與理論是有某些部分的差異，在東方的文化漸漸在國際間傳播影響之後，大家對東方的飲食營養理論才有較多的注意與討論。飲食營養的攝取應該隨著身體的需求而有所調整，最重要的是能夠瞭解甚至是傾聽身體的呼喚，去做適度的呼應與調整，例如我們常以生命周期的需求或身高、體重的多寡，來判斷應該攝取的熱量或營養素的分配，但實際上在同一年齡層當中，同一體重、身高的不同人，都可能因為身體狀況、體質的差異性，而需要不同的熱量設計及營養素分配，甚至取得的食物來源會有所不同，因此在本章中同時整理出東、西方飲食營養的重要概念與理論，以便日後在飲食選擇上可以更為周全，更切合身體的需要。

第一節　西方飲食營養理論

傳統西方飲食營養的概念將食物營養主要分為醣類、蛋白質、脂肪、礦物質和維生素，進一步告訴我們醣類、蛋白質、脂肪能夠提供熱量，熱量之於人體猶如電力之於電燈，有足夠的熱量才有充分的活動力，但多餘的熱量則會變成肝醣備存，甚至進一步形成體脂肪囤積，即構成肥胖現象，而礦物質和維生素雖無提供熱量的功能，但卻是身體進行化學反應及功能正常運作的重要成分。茲將食物的營養素來源及其功能敘述之：

一、醣類

來源：全穀類、蜂蜜、糖蜜、水果

功能：醣類又稱碳水化合物，1克醣類攝取可產生4大卡的熱量，是提供人體活動所需能量的來源，占食物攝取能量來源的60-70%，同時也是調節蛋白質和脂肪新陳代謝的必需物質；醣類極易被人體消化、吸收和運用，即時提供身體熱能。

問題：以天然性碳水化合物為主要醣類來源是一種良好的食物攝取，但是

現代人的飲食偏好甜食，且多半是人工濃縮精緻的糖類，如精緻糕點、飲料，攝取過多時衍生許多肥胖和營養不良的疾病。

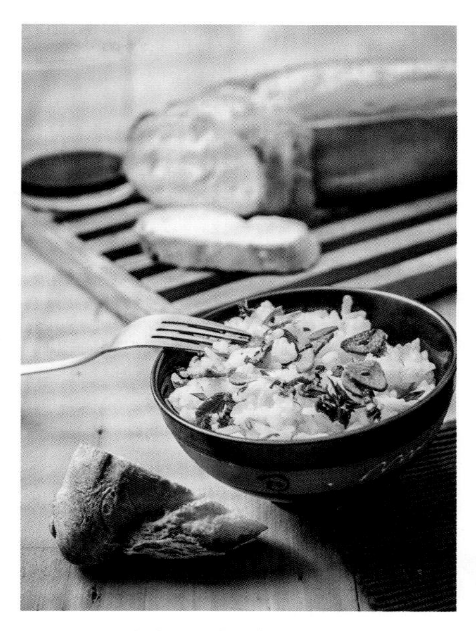

圖7-1　米飯和麵食等碳水化合物是人體活動所需能量的主要來源

二、蛋白質

來源：豆類、黃豆製品、肉類、蛋類、奶類、全穀類

功能：蛋白質是構成人體肌肉、骨骼、皮膚、毛髮、血球、荷爾蒙、組織及維持活力的重要元素，此外它也是人體12-15%熱量提供來源之一，1克的蛋白質可以提供4大卡熱量。蛋白質的基本組成是胺基酸，又分為必需氨基酸和不必需胺基酸。必需胺基酸是人體無法自行製造合成的，必須從食物中攝取而得，多存在於動物性食物來源中，如肉類、蛋類、奶類。

問題：過於豐盛的動物性飲食，常造成現代人蛋白質與脂肪攝取過量，再加上動物飼養過程中可能添加的藥物，造成現代人肝、腎等器官的及早耗竭敗壞，近期國內自討論含瘦肉精的美牛可否開放議題衍生出雞、鴨、豬、鵝安全性

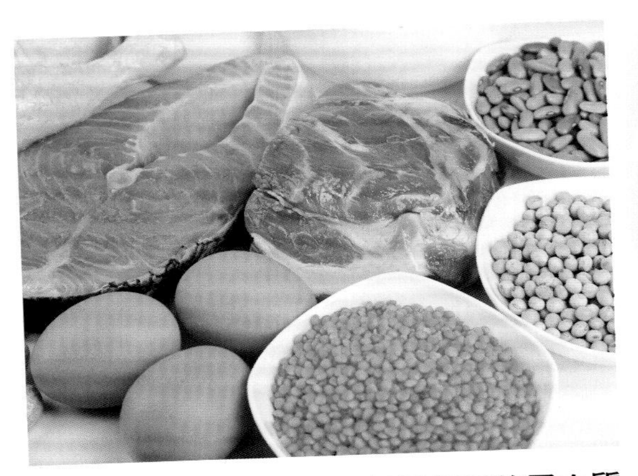

圖7-2　蛋、肉類和豆類都是很好的蛋白質來源

的問題，始讓國人瞭解許多過去未被公開與正視的動物藥物殘留與疾病的資訊。

三、脂肪

來源：堅果、種子、動植物脂肪

功能：一克脂肪可提供9大卡熱量，補充碳水化合物熱能不足時的支援，可保護內臟器官維持體溫。在食物上，脂肪的存在將增加食物的香氣與風味。

問題：脂肪的基本組成為脂肪酸，依據碳氫鏈上雙鍵的存在與否，可分為飽和脂肪酸和不飽和脂肪酸，前者多來自於動物性食物，後者多存於植物性食物中。此外有一群碳氫鍵結形成的多環狀特殊脂類稱為膽固醇，是大家耳熟能詳的名詞，它是構成膽汁、腎腺皮質激素和性激素的重要成分，但血液中高濃度的膽固醇同時也是心血管疾病的病因。

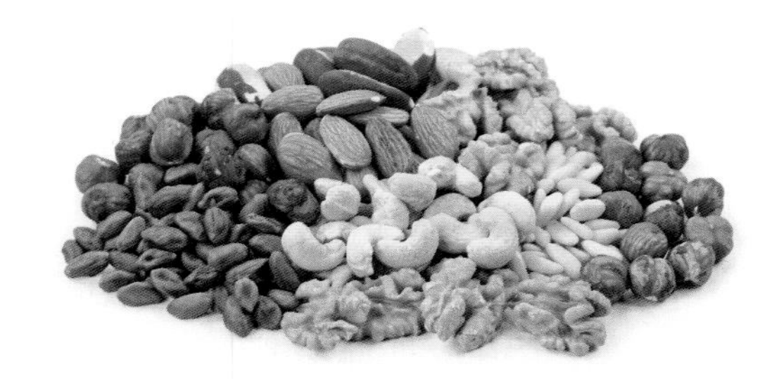

圖7-3　堅果類是很好的脂肪來源之一

四、維生素

維生素是一群人體各種生化活動時必須的微量有機物質，是維持身體正常發育和健康的必要物質，可分為脂溶性維生素和水溶性維生素兩大類。前者包括維生素A、D、E、K，後者有維生素B群（B_1、B_2、B_6、B_{12}）、維生素C、生物素和泛酸。人體需要近二十種的維生素，且絕大多數要依靠食物攝取而得。

(一)維生素A

來源：動物性肝臟組織、植物性胡蘿蔔素（紅、黃色蔬菜）

功能：預防夜盲症，維持上皮組織黏多醣、黏蛋白合成，使上皮組織（眼

睛、口腔、呼吸道）有更良好的防禦能力。

問題：多數人對胡蘿蔔的攝取意願較低，而動物性肝臟組織又常因為飼養過程是否有藥物添加的問題，遭到質疑而不敢食用，長期下來容易欠缺此營養素。

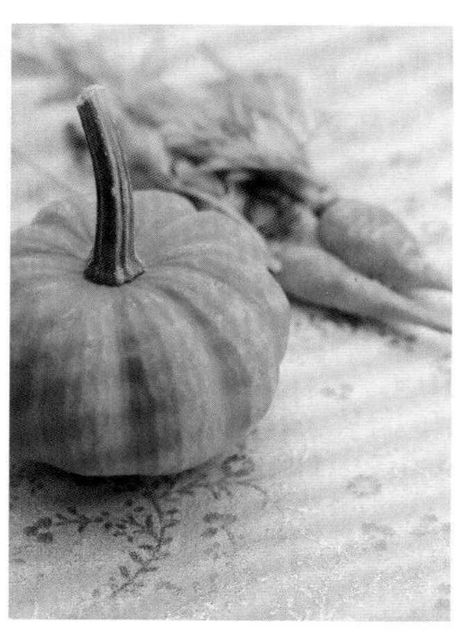

圖7-4　胡蘿蔔和南瓜含有豐富的維生素A

(二)維生素D

來源：多照射陽光可得，亦可從魚肝油中獲取。

功能：可增進鈣和磷的吸收，缺乏時會導致軟骨症、肢體畸形。

問題：一般人不太願意曝曬陽光，尤其是東方族群有「一白遮三醜」的錯誤概念，再加上地球臭氧層的破壞，使得陽光可能成為皮膚癌或使皮膚變黑的原因，多數人選擇遮蔽陽光，減少身體形成維生素D的機會，間接影響鈣質的吸收，增加骨質疏鬆的機率。

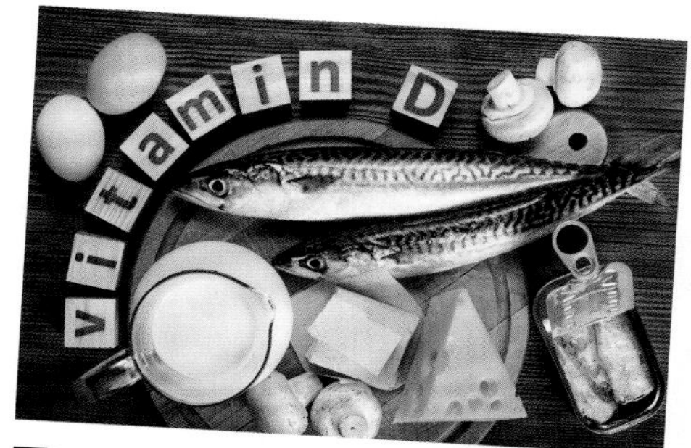

圖7-5　除曬太陽之外，某些食物中也含有維生素D

(三)維生素E

來源：植物性油脂、全穀類、綠色蔬菜、奇異果

功能：維生素E是一種抗氧化劑，藉著自身氧化的過程去除體內部分環境的過氧化傷害，具有防癌、美容、抗老化的功用。

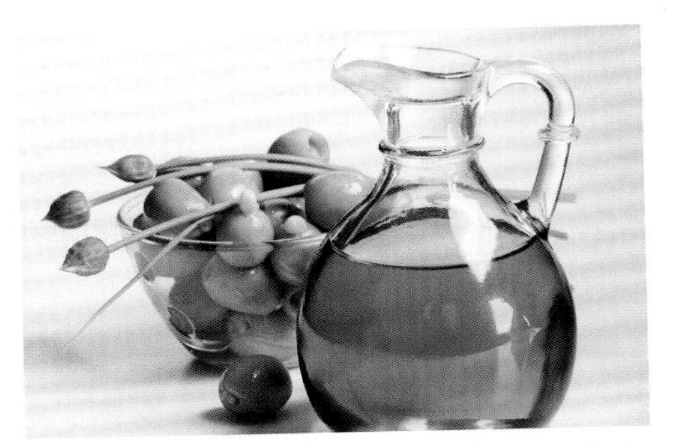

圖7-6　橄欖油等植物性油脂的維生素E含量很高

(四)維生素K

來源：綠色植物、海藻、豬肝、乳品

功能：維生素K主要是凝血酶不可缺少的元素，可減少女性生理期的流血量和疼痛，亦參與身體葡萄糖轉化成肝醣時的反應作用。

(五)維生素B_1

來源：全穀類、糙米、豆類、堅果、肝臟、蛋黃

功能：做為氧化反應的輔酶，有助於神經系統健康，防止動脈脂肪沉澱和腳氣病。

問題：水溶性維生素不能大量儲存於體內，故需每日均衡攝取，若攝取過量可能反造成體內的不平衡。大量的茶飲和海鮮食物會分解維生素B_1的存在，影響吸收。

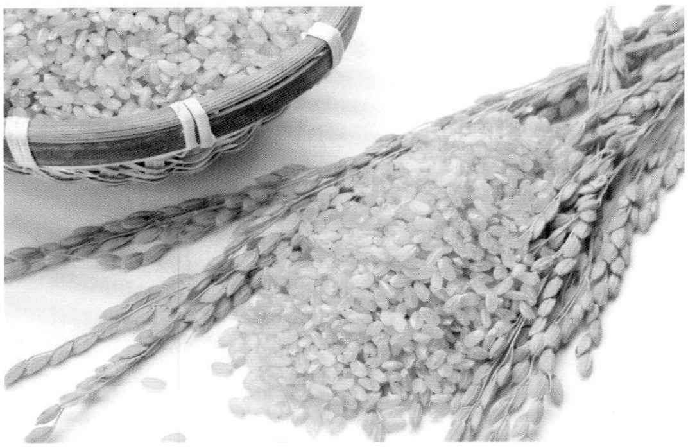

圖7-7　糙米比白米含有更豐富的纖維、礦物質和維生素

(六)維生素B_2（核黃素）

來源：全穀類、豆莢類、酵母、堅果、內臟

功能：缺乏時將使體內蛋白質的合成供應受到阻礙，可能引起組織代謝不正常和發炎現象。維生素B_2可避免口腔潰爛、皮膚炎、眼睛怕光及刺痛感。

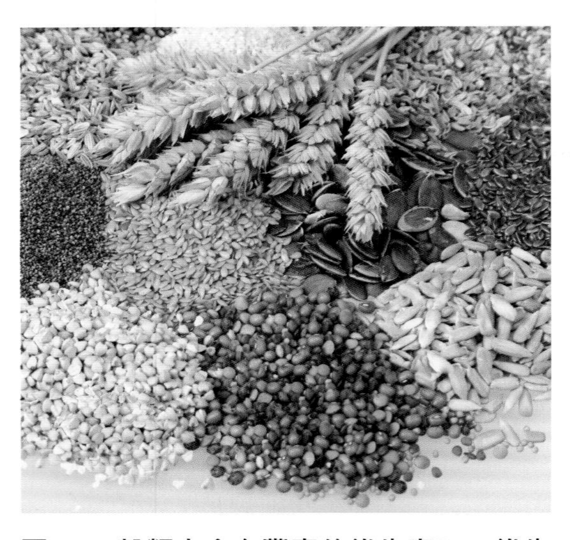

圖7-8　穀類中含有豐富的維生素B_2、維生素B_6及菸鹼酸

(七)維生素B_6

來源：肉類、全穀類、魚、蔬菜

功能：在體內擔任輔酶的角色，是抗體生成、肝醣分解、不飽和脂肪酸生成等途徑的輔酶，亦有助於體內硫和鉀的平衡，促進神經和肌肉骨骼系統的正常功能。

(八)維生素B_{12}

來源：動物性食物、海藻、味噌

功能：唯一含有礦物質鈷的元素，對腸胃道、骨髓和神經系統的影響很大。

問題：血球生成時必須依賴葉酸和維生素B_{12}的參與，不足時會導致惡性貧血、神經受損。素食者易缺少此一元素。

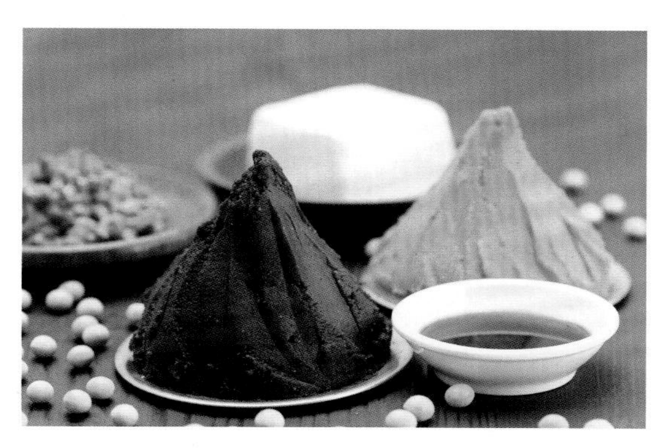

圖7-9　味噌含鐵、磷、鈣、鉀、蛋白質、維生素B_{12}等營養成分

(九)菸鹼酸

來源：奶類、肉類、魚類、酵母、穀類和綠色蔬菜

功能：以游離態或結合酵素蛋白質或磷酸鹽，參與體內釋能反應，可幫助蛋白質、脂肪、醣類的分解利用。

問題：缺乏時會產生癩皮病、頭痛、躁鬱及消化不良。

(十)葉酸

來源：蔬菜、水果、內臟（肝、腎）、酵母、蛋、奶、肉類、穀類。

功能：維生素B群之一，可耐熱和微酸條件，但不耐光。在體內以四氫葉酸形式參與甲硫胺酸、膽鹼等分子合成，及紅血球生成作用。

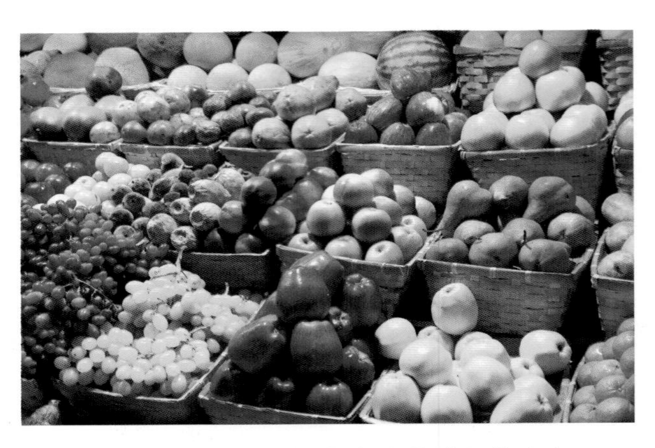

圖7-10　水果中含有豐富的葉酸和維生素C

(十一)維生素C

來源：水果、蔬菜

功能：又稱為抗壞血酸，是膠原蛋白、血清張力素、正腎上腺素生成時的輔酶，亦可做抗氧化劑，保護其他維生素不受到破壞。

問題：極不安定，容易氧化、流失或受到光熱的破壞影響。缺乏時會有壞血病，傷口不易癒合、牙齦浮腫易出血。

(十二)膽鹼

來源：蛋黃、豆類、奶、肉類

功能：形成乙烯膽鹼，為細胞膜的重要成分。

五、礦物質

人體礦物質的含量約占體重的百分之四，其中大半是鈣質，其次為磷，礦物質除了與骨骼、牙齒及維持體內電解質平衡有極大相關外，還有許多影響身體及生命生存的功能。

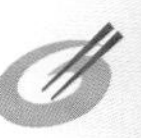

(一)鈣

來源：牛奶、魚貝類、豆類、蛋類

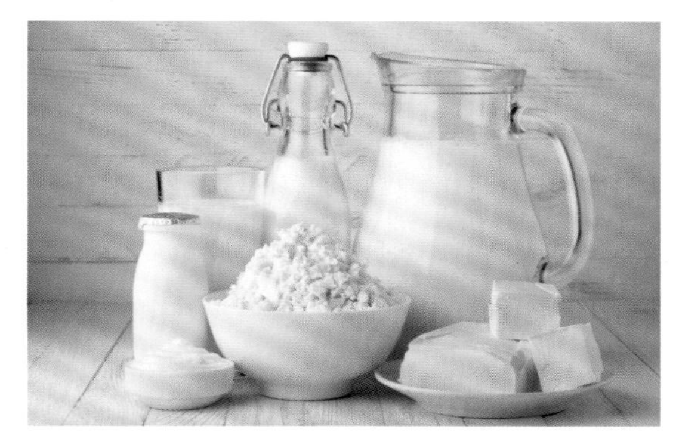

圖7-11　人們常食用乳製品來補充鈣質

功能：鈣是人體各種礦物質中含量最多的元素，絕大部分存在於骨骼、牙齒內，少數分布於血液、體液或其他組織。鈣在肌肉細胞間可維持肌肉的收縮；在神經和肌肉系統間，可用來接收和傳遞神經的衝動，同時鈣離子是重要的凝血因子，有調節血壓的功能。

(二)磷

來源：普遍存在於牛奶、肉類、豆莢類、全穀類

功能：磷大多與鈣結合，形成骨骼與牙齒，約有五分之一存在於體液和其他組織中。可利用醣類、脂肪、蛋白質，刺激肌肉收縮，亦可預防癌症。

(三)鐵

來源：肝、腎、肉類和蔬菜

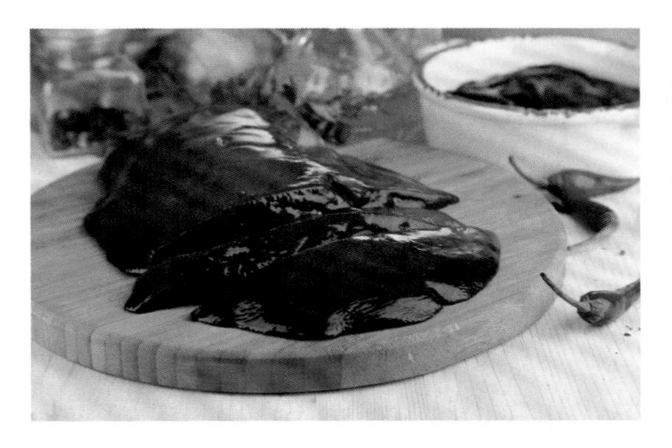

圖7-12　豬肝富含鐵質、葉酸、維生素、卵磷脂等營養素

功能：可攜帶和儲存氧分子，以供應肌肉活動所需。另外參與氧化作用，可協助酵素釋放出一些輔酶所攜帶的能量。在人體中，鐵常和蛋白質結合。經期婦女、發育孩童和孕婦需要較高的鐵質。

(四)鈉

來源：主要是食鹽，每日約8克左右（注意應包含從各種含鈉調味料中所得之鈉離子），豆類、蔬菜、水果

功能：可調節細胞的滲透壓，維持體內酸鹼平衡並擔任神經肌肉衝動的傳導。

(五)鉀

來源：豆莢類、全穀類、馬鈴薯、葵花子

功能：和鈉離子並存於細胞內、外液中，鉀主要在細胞內液中，有調節細胞內外的滲透壓、酸鹼值，維持水分平衡；也參與蛋白質合成及神經肌肉的衝動電位（市售低鈉鹽，其實是將鈉含量降低，而以鉀取代）。

瞭解食材的營養成分及這些元素對身體的影響，再加上均衡地攝取各類食物，是維護健康身體的重要步驟，西方營養學說的概念呼應「能量不滅定律」，以熱量攝取吸收轉換為身體體質，過多的熱量變成脂肪囤積成肥胖的身型，導引許多疾病的糾纏。但在東方的飲食營養理論中，除了含括西方營養熱量的概念外，尚有人體屬性及食材食性的影響因素需要探討，飲食與身體健康間的影響變化更為複雜。

第二節　東方飲食營養概念

東方飲食營養學說中其實涵蓋許多民族與區域內的飲食論述，但其中最令世人矚目且實踐者，莫過於中國與印度的飲食理論，兩者皆是歷史悠久之古國，都有經過長久實踐驗證的飲食論述，中國的中醫學說，印度的佛家蔬食論，在二十一世紀的今天，都成為高科技文明發展中，世人「反璞歸真」追尋的飲食指南，甚至是身心靈重建的準則。在本節中，介紹中國古籍的飲食養生論，作為學習者在西方營養學說觀念外的另一種判斷依據，可以相互融會運用，以建立個人更圓滿的飲食觀。

中國有句古話說：「藥補不如食補」，食物是最好的藥物，著名典籍《黃

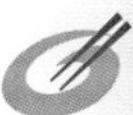

帝內經》中提到：「五穀為養，五果為助，五畜為益，五菜為充，氣味和而服之，以補益精氣。」這也是中醫界奉為圭臬的飲食指導，五穀類如米、麥、豆類、蕎麥等雜糧，應是飲食中的主要養分；水果食材則用為幫助身體作用的材料；牲畜肉品用來強化養分；蔬菜類食材則是補充營養素不足之處，注重人體、食物的氣與味之平和而能得到補益精氣之效。「氣味和而服之」即指人體取用食物時要注意協調人體內部的狀況與自然環境、食材的相互關係，要達到彼此之間的平衡協調，就能得到正向的飲食功效，獲得健康的身體。《周禮》、《禮記》中更有結合中國的五行學說來闡述調味和季節、人體的關係，「凡和，春多酸、夏多苦、秋多辛、冬多鹹，調以滑甘」。

表7-1　五行與色彩調味關係表

行（元素）	色彩	方位	季節	五臟	五味
木	青	東	春	肝	酸
火	朱	南	夏	心	苦
土	黃	中央	季夏	脾	甘
金	白	西	秋	肺	辛
水	黑	北	冬	腎	鹹

「木、火、土、金、水」是中國古代說五行的順序，木生火，火生土，土生金，金生水，水生木，這是一個相生的順序，對應於四季中的春夏秋冬，也與人體的臟腑和飲食中的味道相對應；有趣的是現代人多說成「金、木、水、火、土」，仔細敲研發現竟然是相剋的循環，金剋木，木剋土，土剋水，水剋火，火剋金。在不明文化內涵的當下，順口而成的排序竟然也反映出當下人類的飲食矛盾。

《黃帝內經．宣明五氣》中說：「五味所入：酸入肝；辛入肺；苦入心；鹹入腎；甘入脾。」指明了各臟腑與藥理性味的關係。此外王冰注《素問》中提及：「春食涼，夏食寒，以養於陽；秋食溫，冬食熱，以養於陰。」即說明了時令季節的食材選取原則。

從中國傳統的五行論與諸多的醫藥或飲食理論中當可得知古人對飲食的論證，已從自然、環境、季節、人體、食材、色彩、烹飪調味等多元因素相互影響的關係去實踐驗證之。

食物的保健作用是透過人體食用後調整全身機能而達到的，至於在疾病的治療過程中，則是針對性地選擇一些具有功效的食物，經過正確的加工烹調後食用，而達到強化或恢復臟腑功能的協調，增強抗體，以恢復健康。西方營養學強調食物中的物質對人體的作用，而東方的飲食概念則是關注食物的「屬性」與人體的呼應影響，更有季節性之考慮。食物中的營養素是可以測量量化的值，而食物的「屬性」則難以量化，憑藉的是數千年經驗的驗證積累而成，東、西方都有不可忽略的學說價值，如果能兩相融合運用，當可使飲食生活更加靈活心安。

一、食物的性、味

食物的性是指食物所具備的不同屬性，即「寒、涼、平、溫、熱」等不同屬性，常區分為寒、熱兩種性質，它是根據食物作用於身體後所產生的不同反應和功效。一般有補陽散寒等作用的食物多為溫熱食品，如羊肉、薑等，若具有滋陰清熱、瀉火解毒的作用，則視之為寒涼食物，如苦瓜、鴨肉等，有些性質不明顯者，則稱為「平性」食物。

味，雖指滋味——「酸、苦、甘、辛、鹹」，但這裏所討論的味除了透過

表7-2　食物五味

五味	功效作用	代表食物
辛味	散寒、行氣、活血 促進血液循環和新陳代謝	辣椒、生薑、蔥白、紫蘇、茴香、桂皮、砂仁、白酒、藥酒
鹹味	化痰、補腎、消腫、消積潤腸 瀉下通便、軟堅散結	海帶、紫菜、海參、海蜇皮、蟹肉、蛤蜊、螺、鹽、醬油、鴨肉、豬肉、大麥、小米、莧菜
苦味	清熱降火、除煩止渴、解毒消炎、健胃開脾、降瀉、乾燥	苦瓜、苦菜、百合、大頭菜、香椿、白果、茶葉、淡豆豉
甘味	補益強壯、補充氣血、開胃生津、消除緊張、緩和情緒	糖、蘋果、甘蔗、西瓜、薏仁、木耳、絲瓜、黃瓜、南瓜、白菜、芹菜、菠菜、茄子、魚肉、肉類
酸味	健脾開胃、促進食慾、收斂止汗、幫助消化	檸檬、梅子、山楂、柳橙、橘子、柚子、桃子、李子、橄欖、荔枝、芒果、葡萄

資料來源：姜淑惠（1999），《這樣吃最健康》，圓神。胡仲權（2004），《中醫養生藥膳學》，華立。

口中嚐試直接感受的味道而定義外，尚要考慮食物在臨床上所具備的療效功能或成分而分類，例如肉類有滋補的作用雖無實際「甘」味的感受，而標註為甘味；海帶、蛤蠣具有軟堅散結的作用，海中之物被標註為「鹹」味；酸味食物可指具有酸澀味者或具有生津止渴、助消化作用的食物；甘味食物指有補虛中和作用的食物；辛味有行血、行氣、發散作用的食物。以此而推，則各種食物的調味品，如甘味的糖、辛味的香料、鹹味的鹽、酸味的醋，其實都是食療中不可缺少的「補品」，但需注意的是應取自於天然的食材，而非人工製成的模仿食材。

二、食物的歸經

歸經是指人體中的臟腑和經絡，食物的歸經是指食物被取用進入人體後，結合人體臟腑經絡特點總結反映出來的效果。國人「吃肝補肝、吃腎補腎、吃腦補腦」的觀念與行動，其實是有東方醫理上的根據，而非片面地「以形補形」的論述，如豬肝有補養肝血、明目之作用，肝開竅於目，目得血而視則明，依中醫說法此屬肝經。歸經和性、味都是食物性能的某一片面，食物經過食用後進入到人體，在人體中產生複雜的消化、吸收和轉化的反應，而後將食物有用的功能作用於合用的臟腑，才能發揮正確的功能，所以食物視為藥療時，須先研判身體狀況，即中醫所謂之「聞切望問、辨證與辨病施食」，透過聞切望問技巧，觀察症狀、掌握病症原因，而後施以針對性具不同功效的食物或選配合用的食物，經由適當的烹調後食用，達到解除病因，平衡陰陽、恢復臟器功能的協調、增強身體的抗病能力，促進健康。

故以東方飲食觀點來看，個人的健康飲食需視季節性及身體當下狀況來調整，例如夏天雖應吃瓜（涼補），但若個人是生病體虛的狀態，則不宜吃瓜，而應吃溫補之食物，如肉或蛤蠣肉。

三、孔子的飲食觀

孔子是中國哲學文化中重要的代表人物，孔子於教育上有「至聖先師」之尊稱，顯示其崇高地位，然孔子對飲食之要求與論點也是中華料理中經典的論述，孔家菜是山東的「官府菜」代表，更是中華料理中有極深文化影響力的飲食。從孔子的飲食觀點中可發現其中有許多與現在諸多強調健康、養生飲食的論述皆有相通之處。

> 食不厭精，燴不厭細，食饐而結、魚餒而肉敗，不食；色 不食；臭惡，不食；失飪不食；不時不食；割不正不食；不得其醬不食。肉雖多，不使勝食氣。唯酒無量，不及亂。不撤薑食，不多食。……食不語。

(一)食不厭精，燴不厭細

這是大家在談及孔子對飲食的論述時常能朗朗上口的一句話，意思是說：「吃東西一定要精細、美味、可口；且要把肉類的食材切成很細細絲，才有助於消化。」

這是針對一個有聲望地位的人所設計的食物，古時候能吃到肉類已是難得的事，肉類對人體有補益精血的功效，營養價值高，把它切成細絲或剁碎，方便入口及消化，需要廚師高超的廚藝製作精細的佳餚，但在今日看來也可以當成因應有年紀的銀髮族所採取的烹調方式。

(二)食饐而結、魚餒而肉敗，不食；色 ，不食；臭惡，不食。

由字面意義瞭解，對於腐爛、變質的食物，魚不新鮮，肉質腐敗，不能吃；食物的顏色不對也不能吃；味道不好有臭味者，也不能吃。此觀點也正是現代人在選擇食材時很重要的觀點和飲食原則。

(三)失飪不食

烹飪的方式不對，也不能吃。若瞭解食材的寒熱特性，則不一定是所有食材皆適用任何烹調方式，例如說鴨子的烹調法，在中醫典籍中鴨子屬於「寒性」的食材，較適合火烤方式，可平衡食材本身的寒性，所以烤鴨較火熱，而鹹菜鴨較清寒，但同樣的烹煮法，薑母鴨又屬於火性，因為其添加了部分熱性的材料，如老薑和加熱後的麻油。所以飲食者必須瞭解自己當下身體的「性

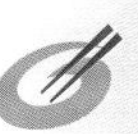

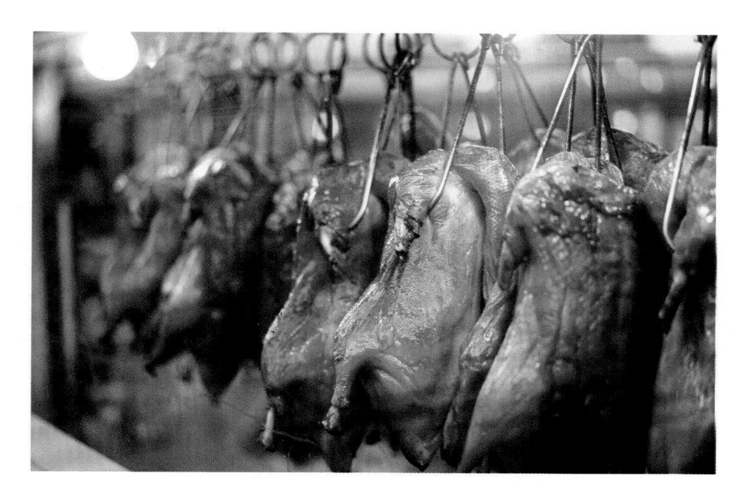

圖7-13　鴨子屬「寒性」食材，較適合用火烤的方式

狀」，再選擇適當烹調方式的菜餚。

(四)不時不食

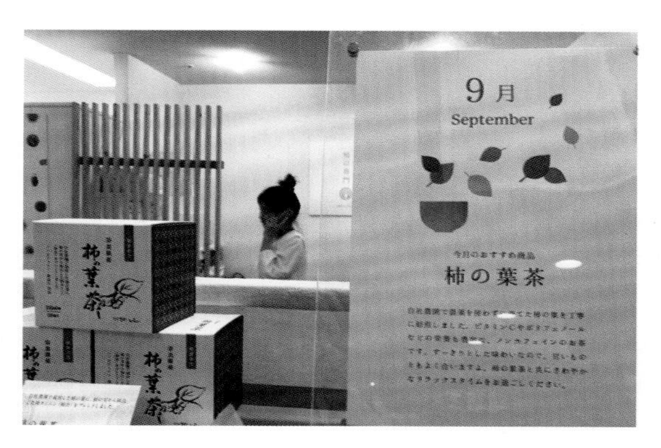

圖7-14　日本的商店在9月份推出的季節水果商品——柿葉茶

非當時節令的食材就不吃。與現代強調「當地生產，當季食材」的觀念不謀而合。當季的食物就是得自然節氣蘊養而成的好東西，非當季食材，就需用更多不自然方法去培育，食材極易有人為的危險性存在，且季節不同，身體會調整，但需要靠選擇合乎身體需求的食材去配合。

(五)肉雖多，不使勝食氣

在古人的觀念中，五穀才是主要的食物，所以飲食應該以五穀類的比重最多，這與西方營養學所論述的熱量分配的比例不謀而合，所以即便是吃很多的肉，也不可以超過主食（五穀類）的量。觀諸西洋人的飲食內容大多為肉品、乳品和大量澱粉質、含糖飲料，所以造成國民肥胖和疾病者多，這種現象在國際交流日趨頻繁。飲食無國界後，台灣的國民飲食內容漸漸趨向於快速便捷的

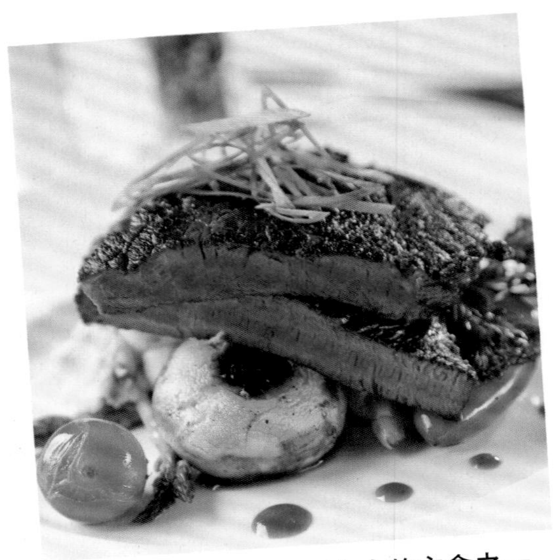

圖7-15　肉類是西方人的主食之一

西方速食和飲食習慣，國人身體健康已亮起紅燈，肥胖者及疾病者越來越多。

(六)唯酒無量，不及亂

此處是說可以喝酒，但不要喝過多，喝醉了而做出不理性的事來。

(七)不撤薑食

「冬吃蘿蔔夏吃薑」、「上床蘿蔔下床薑」，這兩句話充分點出了古人對飲食體驗後而得的智慧。前一句點出了蘿蔔和薑盛產的季節，配合著季節吃，不正是現在提倡的當季飲食嗎？後一句則是點出吃食的時間，上床的時間是在晚上，意指晚餐時可以多吃蘿蔔，因為蘿蔔是順氣的，能夠幫助消化，讓人能有好眠；而起床後要開始一天工作，需要有振奮的力氣，在中醫裏，薑是助陽氣生發的食材，所以可多吃薑來幫助提振一天的力氣，如果調換著吃，各位可以想像可能會是晚上睡不著，而白天無氣力工作的情況。

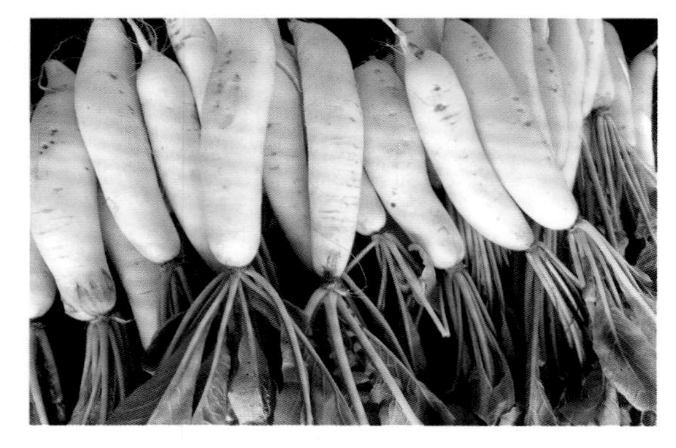

圖7-16　白蘿蔔適合在冬季食用

(八)不多食

不要吃太飽、吃太多，孔子認為吃太多就會加重脾胃的負擔，進而奪心的氣，所以吃太飽不只是脾胃負擔重，消化力量不夠就會向心奪氣，心臟就會不舒服。

綜觀孔子的飲食主張，不難看出孔子的飲食觀早已涵括環境保護、食材安全、當季食材、合宜烹調、均衡有度的健康飲食概念了。

四、東方飲食養生的基本原則

東方的飲食觀將人體視為一個動態的平衡系統，會隨氣候、季節、年紀和生活的變化而變動，健康的個體來自於一個陰陽協調的平衡系統，所以飲食的選擇就應依據身體的情形去調整。

(一)調和陰陽

「陰盛則陽病，陽盛則陰病」，「陰虛則熱，陽虛則寒」，從外觀觀察，四肢冰冷、臉色蒼白、怕冷者常被視為陰虛身體，故補陽制陰，可選用當歸薑絲羊肉湯去平衡陰虛的身體。反之若常生眼屎、臉色通紅則顯示為陽盛之軀，食物選擇滋陰清熱的鴿肉湯。同為肉品，羊肉與鴿肉的「性味」便是不同的兩類，這種概念是西方營養學所欠缺的。

(二)因時制宜

大自然是一個最佳的導師、食物的供應者和守護者，遺憾的是聰明的人類抱著「人定勝天」的決心要「征服」自然，所以無所不用其極地改變自然界所做的各項安排，時至今日，人類其實已深陷「自然生態平衡破壞」的泥淖之中。人生活在大自然中，四季的更替，季節氣候的變化，對人體其實都產生一定程度的影響，甚至對人類深層的心靈力量都有影響，只是不夠敏銳清明的心，無法辨知卻又受苦於此，無從解除。依季節而選食，可以獲得自然孕育的最佳食材，且可避免人為力量的改變或危害，四季飲食有以下的建議：春天可吃具有生發之機的芽菜、五穀糧食；夏天天熱，身體陽氣浮現於外，內臟空虛，可吃季節瓜類瀉水清熱，以肉末代替大塊肉品滋養脾胃且避免難以消化，

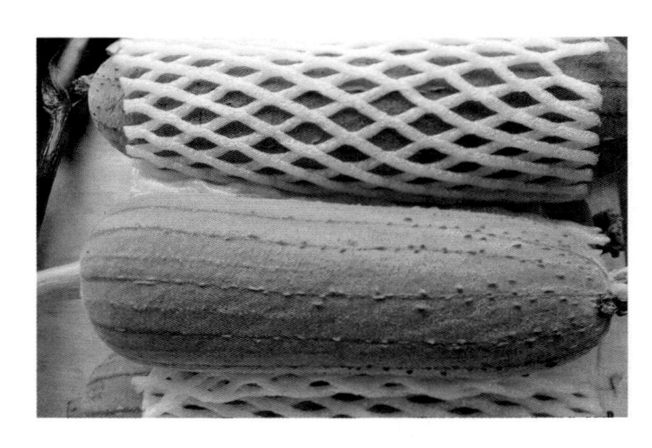
圖7-17　依季節而選食，例如夏天就適合多吃些瓜類

可選冬瓜鴨肉丸湯；秋天氣候乾燥，萬物成熟，食物豐盛，有較多選擇，亦可多吃發酵醬品，有利身體消化與吸收；冬季天冷，陽氣內收，人體多喜溫暖禦寒，加上好吃懶得動，極易經脈凝滯，可選溫補食物和淡酒，通經脈、化濕滯、驅寒生熱。

然而，現在在台灣市場上可看到許多蔬菜或水果，似乎沒有季節的區分，如西瓜、鳳梨、白蘿蔔、青蒜、芋頭，有的是台灣自產，有的是國外進口，部分原因也是氣候變遷亂了時序所使然，讓消費者也搞不清楚這些蔬果的季節性。總之，注意季節的變化，遵循因時制宜的飲食原則，同時關注身體的需求，當可使身體機能更趨協調健康。

(三)因地制宜

居住的地理環境演變不同的氣候、溫度，也產生了地方上不同的物產，因此衍生出各地區或族群特有的飲食習性與文化。以廣大的中國大陸而言，不難想像何以會有南稻北麵，麻辣川湘、酸透山陝的飲食風味，都緣由於當地地理環境和氣候的差異性，就以台灣一個長不過近四百公里之地的蕞爾小島，南北溫度氣候的差異性極大，北鹹南甜的飲食習慣就有差異產生了，所以包括有些食材的種植都應該考慮地理及氣候特性選擇適合的種類，不應該一窩蜂地搶種搶育熱門的或價值高的食材。且要注意的是，多國美食齊聚台灣，不要獨沽一味，以免吃出「不均衡」的疾病問題，這幾年風行的麻辣火鍋、酸辣泰式料理，都是頗為極端的口味，消費者偶可嚐味，但不宜過多過量。

(四)因人制宜

生命週期的不同、年齡的差異，甚至工作性質的不同，都會影響到飲食營養的需求，幼兒期孩童不同於成長中的青少年，上班性質的人又有別於須勞動付出的工作者之營養需求，所以每一個人在為自己選擇食物時應該要再多斟酌自身的各種狀況而取用之。

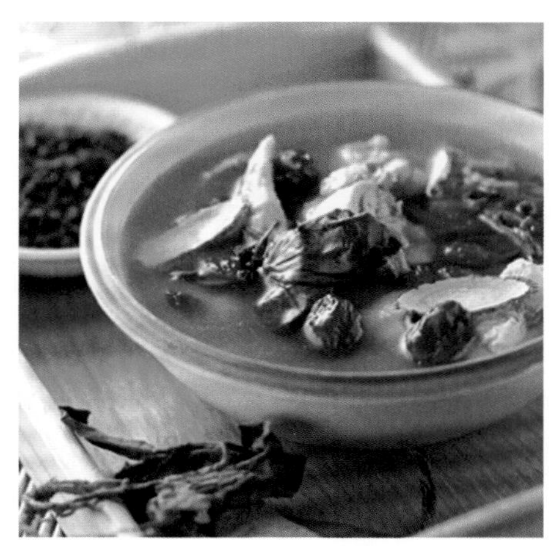

圖7-18　中國人愛進補，但應視體質、身體狀況、季節等決定是否適合。

(五)辨證施食、辨病施食

這部分較屬於中醫師可能進行的食物療治過程，經由外觀症狀的診察，考量個體的差異性、環境的變化等諸多因素，才決定使用何種食材，一般人較耳熟能詳的食補飲食，如當歸羊肉湯、十全大補湯、麻油豬肝等，多半屬虛寒體質之補品，而若是陽熱體質者則又不適宜了，仍應聽取中醫師的建議治療調養為宜。

(六)平衡膳食

「五穀為養，五果為助，五畜為益，五菜為充」，明確地指明飲食中各類食材搭配的原則，需強調不偏食，多樣化，不飽食等不「過分」的原則，去達到以食物來調和身心安寧、陰陽協調。

第三節　食物的四大分類法

除了習慣性的五大類食物分類法和中醫學理中對食物的分類方法之外，近幾年有些醫藥營養學家結合古今中外許多相關理論與實踐者的認知，重新地將食物以不同的分類方式來歸納，大約分成下列四類食物：第一類食物為悅性食物、變性食物、惰性食物；第二類食物為酸性食物、鹼性食物；第三類食物為高壓力食物、低壓力食物；第四類食物為陽性食物、陰性食物。分別將其內涵與理論略作說明：

一、悅性食物、變性食物、惰性食物

一般人及科學性的認知，認為食物只會影響身體的健康，但是在印度的哲學理念中，卻認為食物除了對身體的直接影響及反應外，應該有更高一層次的影響，這是身心靈不同層次的反應與影響，從科學的證據來看，近代醫學科學實驗研究指出，飲食過程中將食物裏的營養成分進行分解、吸收等各種化學反應，也藉著神經傳導介質的化學性作用參與心智及生理的功能改變，像情緒的變動、學習能力或運動的協調性。例如食物中如果含有較多的酥胺酸，當他進入人體腦部後，會促進腎上腺素的形成，刺激人體思考與反應。如常食用的大豆，因為含有大量的卵磷脂，能影響記憶力的執行；又如果攝取的是含量高的碳水化合物，則會刺激胰島素的分泌，轉變增加腦內部的血清素含量，會使人體呈現放鬆、安寧甚至昏睡的狀態。

最高層次的影響是微而不易見的波動與磁場對人體的影響，生活的空間裏含有各類的波動（頻率），食物在成長的過程中，因季節或時空環境差異具備

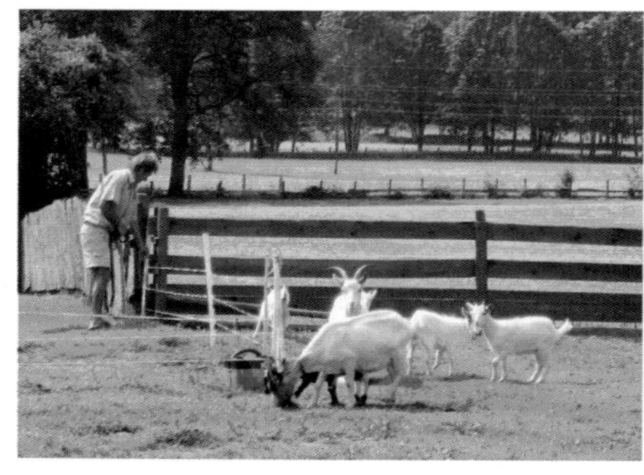

←圖7-19　奧地利的有機農場
↙圖7-20　奧地利農場中的能量植物
↓圖7-21　山下住民開車上山「打油」買菜的愉悅神情

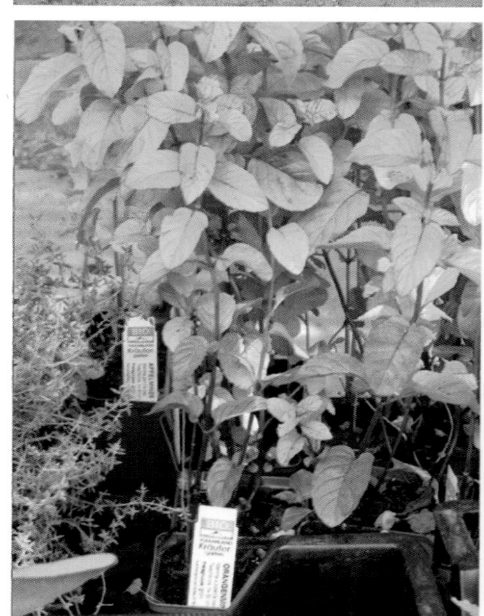

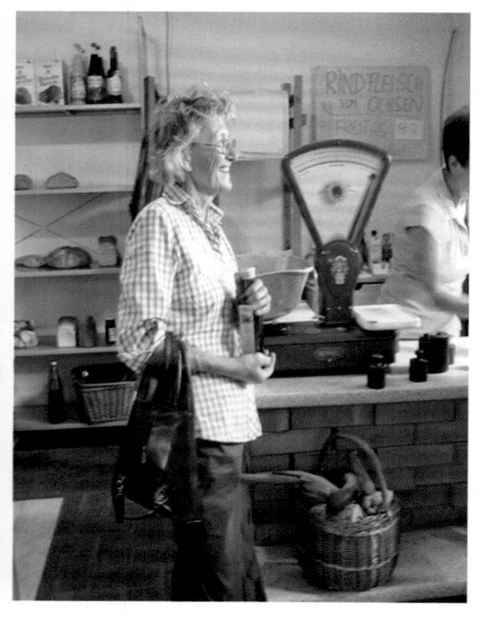

不同程度的能量，這些能量的發揮會改變人體的身心靈，其實這樣的論調存在於數千年前古印度的聖哲，他們早已能體驗這樣微妙的食物—身心的影響。若以東方論點，則與我們常說的「一方水土養一方人」的觀點是一致的，當地風土培植適地的食材。二〇一一年當筆者訪問奧地利有機農場的農人時，他們再度提出了此一關係的應證事實，更呼應了當地生產當季食材的作法，全配合天時（順自然）、地氣（依水土）、人和（人平和）的論點。

所謂的悅性食物就是能生成最高生命能量的食物，食物特徵是容易消化、在體內不會堆積毒素或酸性的物質，在對的時間裏吸納天地順時之氣成長，所以具有高生命能量，能讓食用者產生愉悅的感覺，心靈的境界處於穩定、平靜。這類食物包括適當季節的蔬果、豆類、堅果類、溫和的天然香料及優質的綠茶等，而洋蔥、蒜、韭、菇類除外。

所謂的變性食物是指會刺激攝取者的身體及心靈產生變動，可能變好也可能變壞，如咖啡、濃茶、強烈的調味料及辛香料、可可、巧克力、可樂、碳酸飲料等，適時適量會有安定情緒作用，但是過量時則有許多負面的身體及情緒的反應產生，如心跳極快、積極好鬥。

惰性食物是最劣等的食物，會讓身體產生疲勞倦怠，心性偏向怠惰消極甚至反抗心理。這類食物包括肉類、水產類、蛋類（食物分解後產生的酸性物質）、洋菇（生長於陰暗的環境）、洋蔥、大蒜（本身具有強烈的氣味分子）、菸酒等。

二、酸性食物、鹼性食物

食物酸鹼性的測定取決於食物中所含礦物質的種類，及含量多寡比例。將食物經過燃燒變成灰質後以水溶解，以試劑即可測出其酸鹼度。與食物酸鹼性判斷有關的重要礦物質有八種：鉀、鈉、鈣、鎂、鐵、磷、氯、硫，顯然地前面五種元素屬於金屬，呈現鹼性，後三種進入人體後呈現酸性。所以嘴巴品嚐為酸味時不見得是酸性物質，像食用醋及酸味水果含有有機酸成分（檸檬酸、蘋果酸），進入體內被分解，經肝臟吸收後，很快燃燒成二氧化碳，對人體酸鹼性程度並無影響，所以不列入酸性物質。反觀檸檬、橘子等有機酸被分解後，會留下許多金屬礦物質離子，如鉀、鈉、鈣、鎂等，在身體中顯現鹼性的

表7-3　食品酸鹼性度表

酸性食品				鹼性食品			
食品	酸度	食品	酸度	食品	鹼度	食品	鹼度
乳製品、雞蛋		醬油	0	**乳、雞蛋**		洋蔥	1.7
蛋黃	19.2	**蔬菜類**		蛋白	3.2	**菇類**	
乳酪	4.3	慈菇	1.7	人乳	0.5	香菇	17.5
魚貝類		白蘆荀	0.1	牛乳	0.2	松茸	6.4
鰹魚片	37.1	**海藻類**		**豆、豆製品**		玉蕈	3.7
鯛魚卵	29.8	紫菜（乾燥）	5.3	扁豆	1.8	**海藻類**	
魷魚	29.6	**穀物**		大豆	10.2	裙帶菜	260.8
小魚乾	24.0	米糠	85.2	紅豆	7.3	海帶	40.0
鮪魚	15.3	麥糠	36.4	豌豆夾	1.1	醬菜	
章魚	12.8	燕麥	17.8	豆腐	0.1	黃蘿蔔	5.0
鯉魚	8.8	胚芽米	15.5	**蔬菜**		什錦醬菜（福神菜）	1.3
鯛	8.6	碎麥	9.9	蒟蒻粉	56.2	**水果類**	
牡蠣	8.0	蕎麥粉	7.7	紅薑	21.1	香蕉	8.8
生鮭魚	7.9	白米	4.3	菠菜	15.6	栗子	8.3
鰻	7.5	大麥	3.5	攝菜	10.6	草莓	5.6
蛤蜊	7.5	麵粉	3.0	芋	7.7	橘子	3.6
干貝	6.6	麩	3.0	萵苣	7.2	蘋果	3.4
魚卵	5.4	麵包	0.6	紅蘿蔔	6.4	柿	2.7
泥鰍	5.3	**嗜好品**		小松菜	6.4	梨	2.6
鮑魚	3.6	酒糟	12.1	京菜	6.2	葡萄	2.3
蝦	3.2	啤酒	1.1	百合	6.2	西瓜	2.1
肉類		清酒	0.5	三葉菜	5.8	**嗜好品**	
雞肉	10.4	油脂		馬鈴薯	5.4	葡萄酒	2.4
馬肉	6.6	奶油	0.4	牛蒡	5.1	咖啡	1.9
豬肉	6.2			高麗菜	4.9	茶	1.6
牛肉	5.0			蘿蔔	4.6		
雞肉湯	0.6			南瓜	4.4		
豆類				竹筍	4.3		
落花生	5.4			地瓜	4.3		
蠶豆	4.4			蕪	4.2		
豌豆	2.5			小芋	4.1		
油炸豆腐	0.5			蓮藕	3.8		
略炸豆腐	0.2			大黃瓜	2.2		
味噌	0			茄子	1.9		

資料來源：摘自日本西崎弘太郎的測定報告，轉引自姜淑惠（1999），《這樣吃最健康》，圓神，頁52。

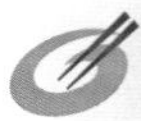

反應。日本有學者深入地研究食物酸鹼性的判斷，歸納出**表7-3**食品酸鹼性度表，可供參考。

人體的身體在自然健康的狀態應呈現弱鹼性，身體平常會自動調節成血液酸鹼度在7.4左右，但是如果長期攝取太多酸性物質，就會導致身體及血液轉變成偏酸性，衍生各種疾病，所以應多攝取鹼性食物，使身體呈現弱鹼性的優良狀態。

但大多數穀類、部分堅果類和大部分動物性食物屬於酸性食物，鹼性食物則包括多數蔬菜、水果、海藻類、豆類等低熱量植物性食物。

三、高壓力與低壓力食物

此類食物的區分方式是依據食物攝取後對生理與心理上所產生的變化而定，高壓力食物顧名思義是指攝取的食物，會讓身體的組織器官造成許多傷害，基本上安全的食物進入人體是不會有食物中毒之類的急性危害產生，但高壓力一類的食物卻可能有輕微的傷害形成，久而久之才漸漸變成組織病變或器官疾病，如心臟病、糖尿病、腎臟病或癌症。而低壓力食物，就不像高壓力食物可能帶來危害。很不幸的是多數現代人的飲食，尤其是年輕人常進行的飲食種類或飲食型態（如吃到飽），香酥可口的油炸品、清涼消暑的可樂或飲料、充實體力的大塊肉品、油膩濃重口味的烹調，多半是屬於高壓力食物——高脂肪、高糖分、高蛋白質、高鹽分。脂肪是不容易消化的營養素，脂肪中又含有太多的膽固醇，過多的脂肪會堆積在血液、肝臟（脂肪肝）、組織、心臟，造成血管動脈硬化，甚至干擾荷爾蒙的分泌，可怕的後果可想而知。

高糖分的食物顯而易見的就是一些具有甜味的食物，如白糖、蜂蜜、果糖糖漿、巧克力、甜度較高的水果、高甜度飲料，還有些不如此明顯有甜味的澱粉食物，如米飯、芋頭、麵粉，適當的甜度可以提供人體熱能，促進活動力與快樂感，但是過多的糖分很直接就造成身體肥胖的嚴重後果，也會造成血糖不平衡，胰臟疲乏，抵抗力減弱，情緒波動大，甚至經常疲倦感。糖分的來源最好是原味的糖，即不經過加工的糖，如甘蔗汁、粗糖，或取用植物性的蔬果和五穀，五穀中最好保留較粗纖維質的狀態，加工過度的精白米和白麵粉製成之精緻白麵包都不適宜。

高蛋白食物顯然就是一般人最喜愛的肉品、魚類等食物，人體在不同年紀時因身體的需求對蛋白質有不同量的需要，蛋白質為製造身體肌肉組織或骨骼的物質，因此在過去的營養思維，認為青少年時期是攝取高蛋白質的最高峰期。但到了三、四十歲時，飲食中攝取太多的動物性蛋白質，反而會加速鈣質的流失，因為飲食中的鈣、磷攝取量如果相等或鈣質較高，則會有助於鈣質停留吸收，但是肉類和乳製品中含磷量相對較高，血液酸度增加，自然由骨頭中抽取鈣質，以維持血液酸鹼度平衡，所以「多喝牛奶，多吃動物性肉類可以避免或減少骨質疏鬆症」其實不是一種非常完整正確的說法，強健骨骼最佳的作法應是保持身體內鈣、磷的平衡，及經常運動以增進骨頭肌肉的強健。

過多的鹽分攝取會有口渴的感覺，有想吃甜食的慾望，甚至會有夜間磨牙和緊張的情緒產生，最後還可能禍及腎臟，鹽的化學組成是Nacl，我們日常的飲食中就含有一些Na離子，還有多數調味品中也都含有隱形的鹽分，如果再不注意添加的量，其實是很容易產生過量的傷害。又鹽的選擇應使用未精製的海鹽或粗鹽，能同時獲得一些稀有礦物質（如鋅、銅、碘等）。

市面上有販售所謂的低鈉鹽或薄鹽醬油，藉由廣告打出健康的形象，銷路非常好，但實際上如果使用者沒有改變飲食的鹹味濃度，則這些產品對飲食健康來說其實是無效的，甚至有負面效果產生。鹽的成分是氯化鈉，低鈉鹽的成分是把部分鈉的元素用鉀來代替，降低它的鹹味表現，甚至可能因為使用加多的低鈉鹽分量，反而造成攝入過多的金屬離子，成了身體的負擔。

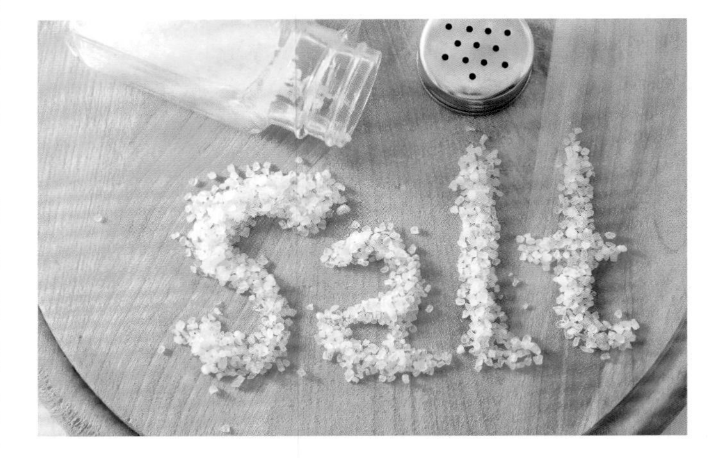

圖7-22　鹽的攝取應注意勿過量，以免造成腎臟負擔

四、陰性食物、陽性食物

關於陰性、陽性食物的內容已在上一節次中略微介紹，大底自然界中處處蘊含著陰、陽兩種力量的存在，相互協調與制衡。陽性是收縮的力量，陰性為擴張性的力量，陽性食物就是收縮性的食物，通常長在地上或深入地裏，成長緩慢，質地較為緻密，多屬秋冬作物；而陰性食物就是擴張性食物，往地上生長，成長速度較快，質地較為疏鬆，多屬春夏作物。甜食、蜂蜜、巧克力、咖啡、高油脂食物、含糖飲料、酸乳酪、芋頭、馬鈴薯等，皆是偏陰型的食物，會導致疲憊、沒有精神、焦慮、手腳冰冷，使體質偏向陰寒。肉類、海鮮、蛋、乳製品、油炸食物或含鹽分較高之食物，都是偏陽型食物，容易使人感到激動興奮、沒有耐心、急躁、便秘、口乾舌燥等症狀。所以在飲食的攝取上應該要注意陰性、陽性食物的平衡，同時要考慮氣候、季節及自己當下的身體情況，適時調整。

結　語

飲食營養的概念是每一個追求身體健康的人都應該學習具備的，瞭解越多越能自在地選擇到正確的食物，讓自己享有快樂健康的飲食生活；如果能夠學習再傾聽自己身體的聲音，透過飲食的力量，就可讓個體的身心靈都獲得滿足。擁有健康圓滿的生命是多數人追求的目標，每一個人的生命週期都有不同的飲食營養的需求，年輕的身體處於機動熱情的狀態，較無法體會來自於身體呼喚的聲音，但相信隨著年齡的增長，學習覺察自己身體的聲音，西方的食物營養學清楚地告訴大家食物營養素、熱量與功能，但是東方的飲食理論更教導我們應關注天地自然的變化，依時序而取、依身體當下需求而食，綜合兩者，小心運用應證，當能享受健康美味、心靈清樂的飲食生活。

8 菜單設計原則與示例

飲食的進行需要將食材透過烹調的過程，製成健康美味的食物。在前面的內容中，我們從食材的認識、安全食材的選擇到食物營養，乃至於人體特性，皆有諸多介紹與說明，本章中將學習如何搭配食物及簡單的食物製備概念，讓大家除了能享受健康美味的飲食生活外，還能體驗動手製作的成就感。

第一節　菜單設計和操作要點

依照東方的飲食思維「食物就是最好的藥物」、「藥補不如食療」，三餐的飯菜就是滋養我們身心最好的藥方，所以食材搭配得宜，再加上烹調方式正確，才能構成一份真正健康美味的餐點。要達到這樣的目標需注意下列幾個原則：

一、以多樣性各色植物為主的飲食

食材應以蔬菜、全穀物或水果為主，儘量減少肉類、脂肪和澱粉食物的攝取。

在一餐中的食物熱量供應主要以醣類為主，醣類多存在於五穀類及蔬果中，一天三餐中的米飯至少應有一餐是取用糙米或未精製過的五穀雜糧。至於蔬果來源最好能夠多樣化，並兼顧五色蔬果原理，以預防單一的選擇造成營養不均，或吃單一被污染的食物而致病。

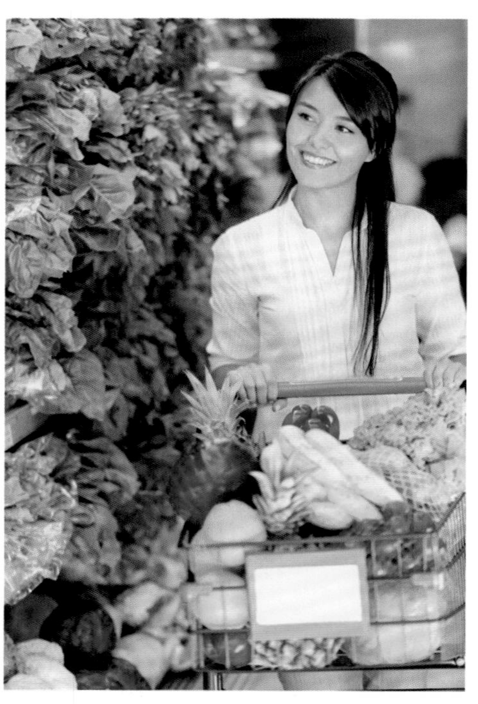

圖8-1　在選購食材時，應多採購一些蔬菜、水果

二、多選用天然安全食材

不論何種類別的材料，天然的食材勝過加工製品，包括糖、鹽和調味料，

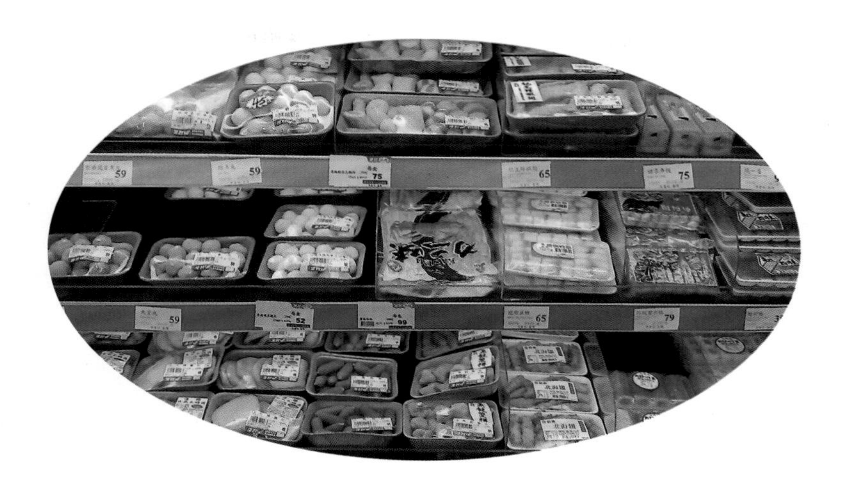

圖8-2　加工過的食品通常都含有不同的食品添加物，應儘量選用天然的食材

選用較接近原始樣態的紅糖和粗鹽為佳。素食者常有許多素食加工品的使用，應儘量避免。凡加工食品為了達到保鮮儲存的目的，必然會有添加物的存在，甚至還有強調顏色或營養成分強化的需求，就會有不同的食品添加物存在。攝取過多這些化學的成分，就讓身體的器官多了一份解毒的負擔，久而久之病痛就上身。

食材的安全性是食物烹調的首要原則，有機的食材是較為嚴謹的材料，但價格較高，縱使偶有濫竽充數的有機品，但多數有機產品仍是可選用的，更重要的是對環境永續發展的一種支持。此外有許多是通過藥劑安全檢驗、標榜安心生產或安全蔬菜的食材可供選擇。最後亦可固定向有信譽的商販購買，市場有一定的供貨價格，切勿貪小便宜或購買來路不明的材料。

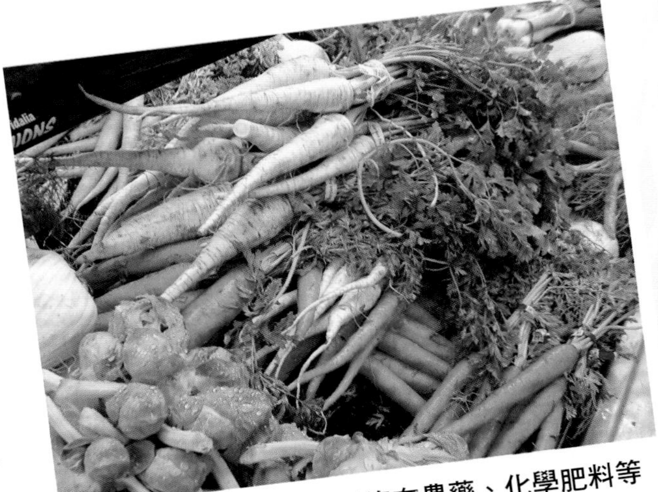

圖8-3　有機栽種的食材沒有農藥、化學肥料等非天然物質的使用，是較為安全的選擇

三、避免不當的食物烹調，選擇簡單的烹調方式

油炸、火烤是最不安全的烹調方法，應儘量避免。尤其是動物性食材，多是蛋白質、脂肪的成分，在高溫狀態下易產生有毒物質。所以較為良好的烹調方式以涼拌、清蒸、汆燙、燉煮為宜。涼拌菜常直接生食食材，要注意食材務必清洗乾淨，也可採用熱菜冷食方式；清蒸方式會藉用部分調味醬或醃漬品豐富菜餚滋味，注意選擇天然發酵的醬品；汆燙法也是藉助不同的醬汁去變化菜餚滋味，最好能以天然食材組合製成醬汁，少用市售的調味醬，如蒜蓉醬、糖醋醬、紅燒醬，其中鹽分和化學添加物均多；燉煮的菜餚應選取耐煮的食材，以小火慢慢燉煮，勿求快，調味的動作應在菜餚快完成之時調整，像加入鹽、醋、糖。

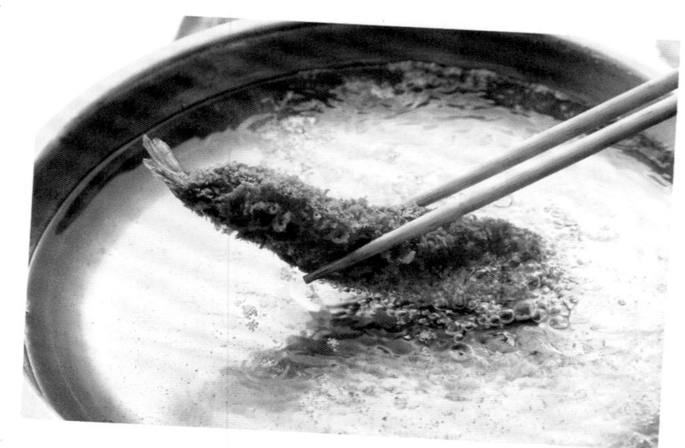

圖8-4　高溫油炸並不是很好的烹調方法，應儘量避免

四、調配食物種類簡單不複雜，以季節性、當地食材為最佳

有研究指出三餐中的動物性蛋白質來源，以單一來源為佳，如單一雞肉、豬肉、牛肉或海鮮，以減輕身體消化負荷。此外考量食物在體內的消化分解情形，食物在腸胃中能獲得完全消化，營養成分才較能完整獲取，若不能順利消化，需要更久時間，就可能造成發酵作用（碳水化合物），生成乳酸、醋酸或酒精等毒素。蛋白質停留過久當然也會腐化形成毒素，釀成消化不良的症狀。穀類的澱粉需要藉助澱粉酶進行分解，但是所有的酸皆會破壞澱粉酶，包括水果中自然的酸味，澱粉酶破壞了，就會延緩澱粉在胃中停留的時間，導致發酵的情形產生。所以先吃水果，再進食蛋白質、澱粉類食物，並且要細嚼慢嚥。酸性食物及甜味水果也不宜同時攝取，尤其是瓜類水果宜單獨食用，且最好是在餐前食用，及早消化吸收；若與其他食材共食或在餐後進食，則會被增多的

唾液和胃消化液阻擋而滯留胃中，形成腹脹。各類食材應以當季、當地生產為佳，蘊含節氣風土養分長成的食材，除了提供最新鮮營養的質感，價格較為便宜外，還可以避免過多的農藥攝入。

五、蔬菜烹調的注意事項

1.蔬菜中主要的營養素是礦物質、維生素和纖維，其中維生素是極不穩定的物質，而一般礦物質和維生素多集中在外皮，因此去皮會造成營養損失。另外過度洗滌、切割、烹調處理，也會讓營養素流失，為保持營養，請勿切割太細，避免去皮。

2.添加鹼性物質（小蘇打）雖是維持蔬菜脆綠色的作法，但對維生素B_1破壞極大，失去飲食的意義，並且會破壞組織，使其軟化，口感不佳。相反地，若加入酸性物質，則可使蔬菜較耐煮，但綠色蔬菜會變成黃綠色，不好看，不妨以鹽取代，可發揮些許保綠效果。

3.蔬菜烹煮過程中不宜加蓋，可使蔬菜中的有機酸揮發掉，減少酸度，若是用水汆煮，更要讓水中可能的氯含量揮發，否則可能變成鹽酸，造成不良的後果。

4.黃、紅色蔬菜含有類胡蘿蔔素，是油溶性物質，所以在有油脂的環境中，其顏色更加鮮豔，此意謂油炒胡蘿蔔顏色較汆燙好看和易吸收。紫、藍色蔬菜中含有花青素，化性非常活潑，易受PH值的影響，遇酸性物質會呈現紅色，遇鹼性物質會呈現紫藍色。二氧化硫可穩定花青素，產生可逆性的褪色，所以常被用在水果加工上。

5.含硫化合物較多的蔬菜，如大蒜、洋蔥、白菜、蘿蔔，有較強烈的特殊的風味，洋蔥煮水後產生丙硫醇，其甜味為蔗糖的五十倍，故有甜甜的感覺，可久煮。但高麗菜、包心菜等若長時間烹煮，硫化氫的含量會增加，會使好的香味物質流失，風味變差，所以不宜久煮。

6.草酸含量多的食材不宜與含鈣量多的食材共煮，草酸含量多的蔬菜，如菠菜、茭白筍等，會和鈣作用，形成草酸鈣，而影響人體鈣的吸收，造成結石，所以須避免之，或先將蔬菜煮燙一下，去除草酸，再和含鈣食材共煮。

六、善加利用食材的每一部分變化菜色

珍惜食材，不浪費食材，充分應用每一部分的食材，製作不同的菜餚，例如芹菜以往只吃菜梗，而把葉子挑除，其實可以將葉子切碎做成蔬菜水餃；而蝦殼可以烤乾，再以料理機磨碎成粉，即是天然的鮮味劑。

七、選用乾淨的水和不質變的鍋子

水是做菜時的重要媒介，一定要使用純淨無污染的水才行。鍋子是烹飪時的重要工具，選擇安全又實用的鍋具是必需的。使用鋁鍋有可能釋出三氧化鋁，影響腦神經而讓人罹患老人癡呆症；不沾鍋因表面鐵氟龍的材質，不耐高溫，易質變，若有破損或刮痕，會分解有害人體的物質；最佳的選擇是不鏽鋼鍋，以高含量鋼材的不鏽鋼鍋為佳。

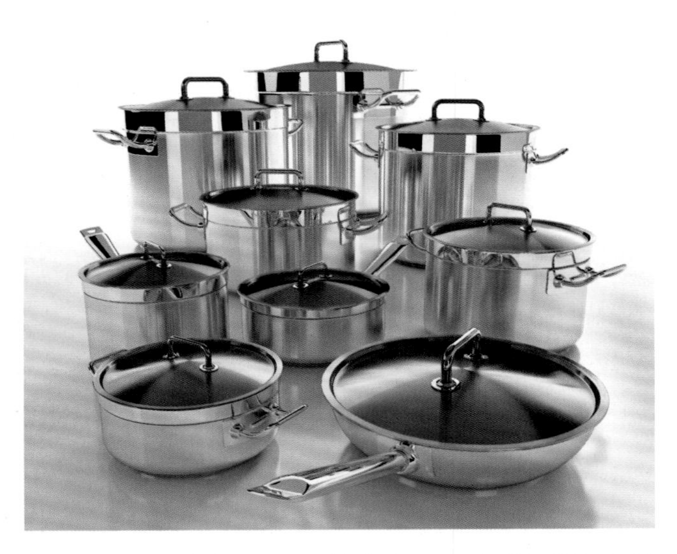

圖8-5　選擇安全又實用的鍋具，可以讓煮的人輕鬆、吃的人安心

第二節　健康菜單示例

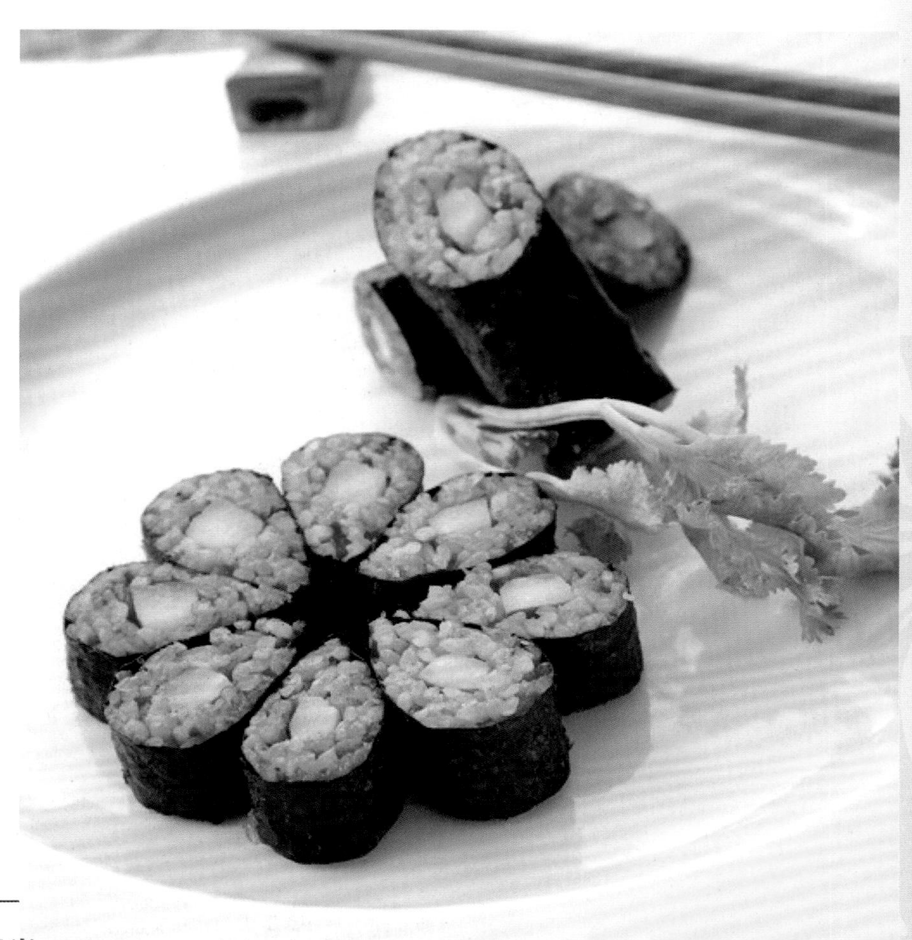

紅麴海苔飯卷

這個簡單的海苔飯卷，主要是將紅麴和米一起蒸熟後放涼，然後在海苔片上鋪上紅麴飯，再放上切成條狀的鹽漬小黃瓜，最後用海苔片將飯與黃瓜捲起來，切成小塊即可。這道菜的每一項食材幾乎都是健康的材料，紅麴有降血壓、降膽固醇的保健功能，海藻類的食材具有防癌及多重保健的效果，海苔中的褐藻糖膠屬於多醣體的一種，也是水溶性的膳食纖維，可以活化自然殺手細胞，提高人體免疫力，此外也含有豐富的礦物質、維生素C、維生素E等物質，而不同的烹調與呈現方式，對吃膩了五穀飯或白米飯的人來說，會極具吸引力。

珍菇蔬菜湯

蔬菜良好的健康成效已是眾所皆知，也獲得醫學界的研究證實，瞭解蔬菜有強化免疫機能的功效，但由於蔬菜的體積較大，直接食用量少，不妨多以蔬菜湯或蔬菜汁來達到防癌保健的效果，將各類蔬菜澈底洗淨，再製成高湯備用。本湯品用許多菇類和洋蔥、西芹熬製的高湯，有特殊的清香味道，也可以加入一兩片榨菜，增加榨菜特有的鹹香味。許多蔬菜湯的作法，常將剩餘的蔬菜和水一起熬煮，但是要煮出好喝的蔬菜湯，除了要有白蘿蔔或洋蔥為基底，讓湯擁有一定的鮮甜味，還要掌握好主要材料與其他配料的相對分量，才能顯現所要獲得的湯味。這湯道在熱量方面可說是相當低，但痛風者要注意菇類的嘌呤（purine，又稱普林）含量。

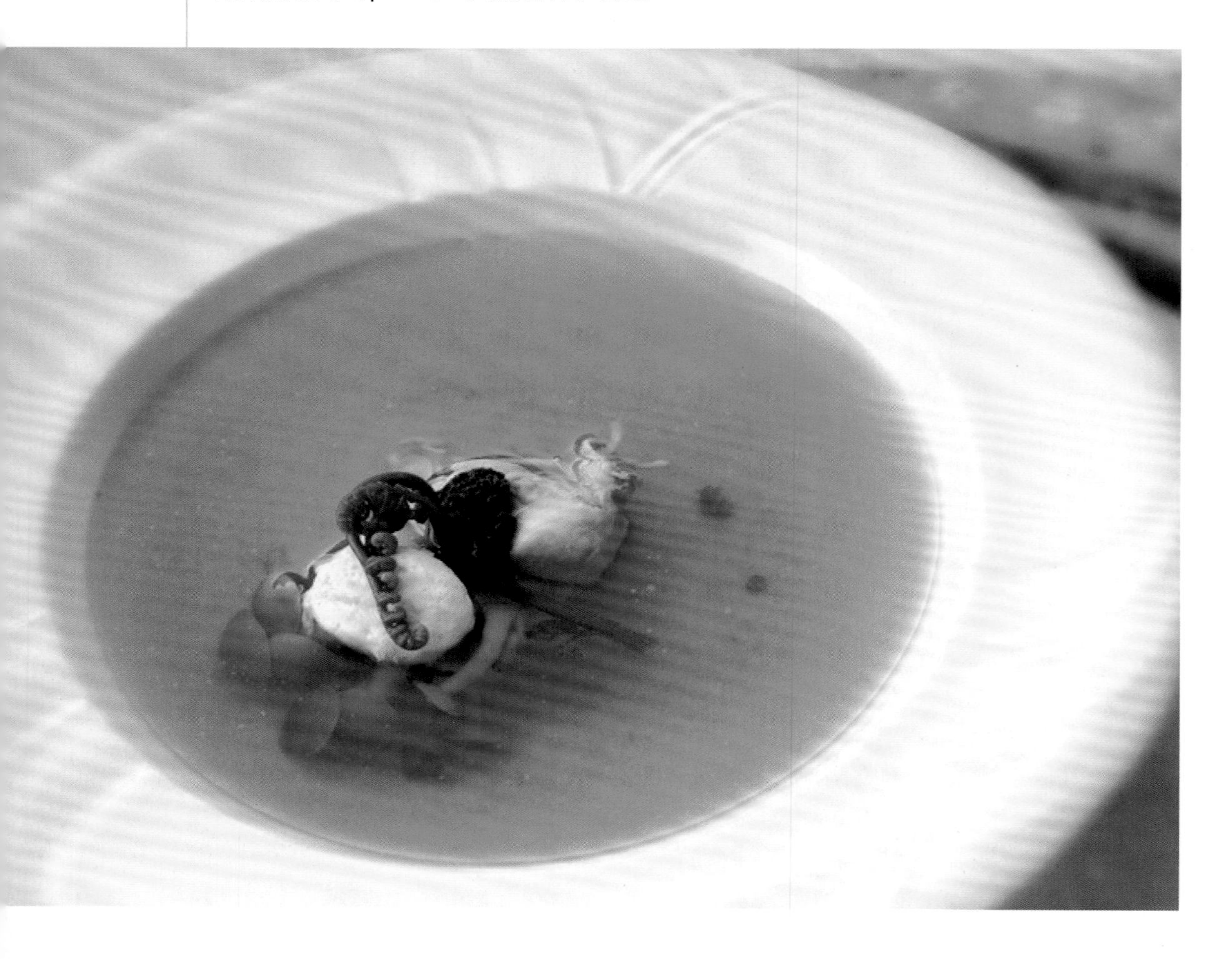

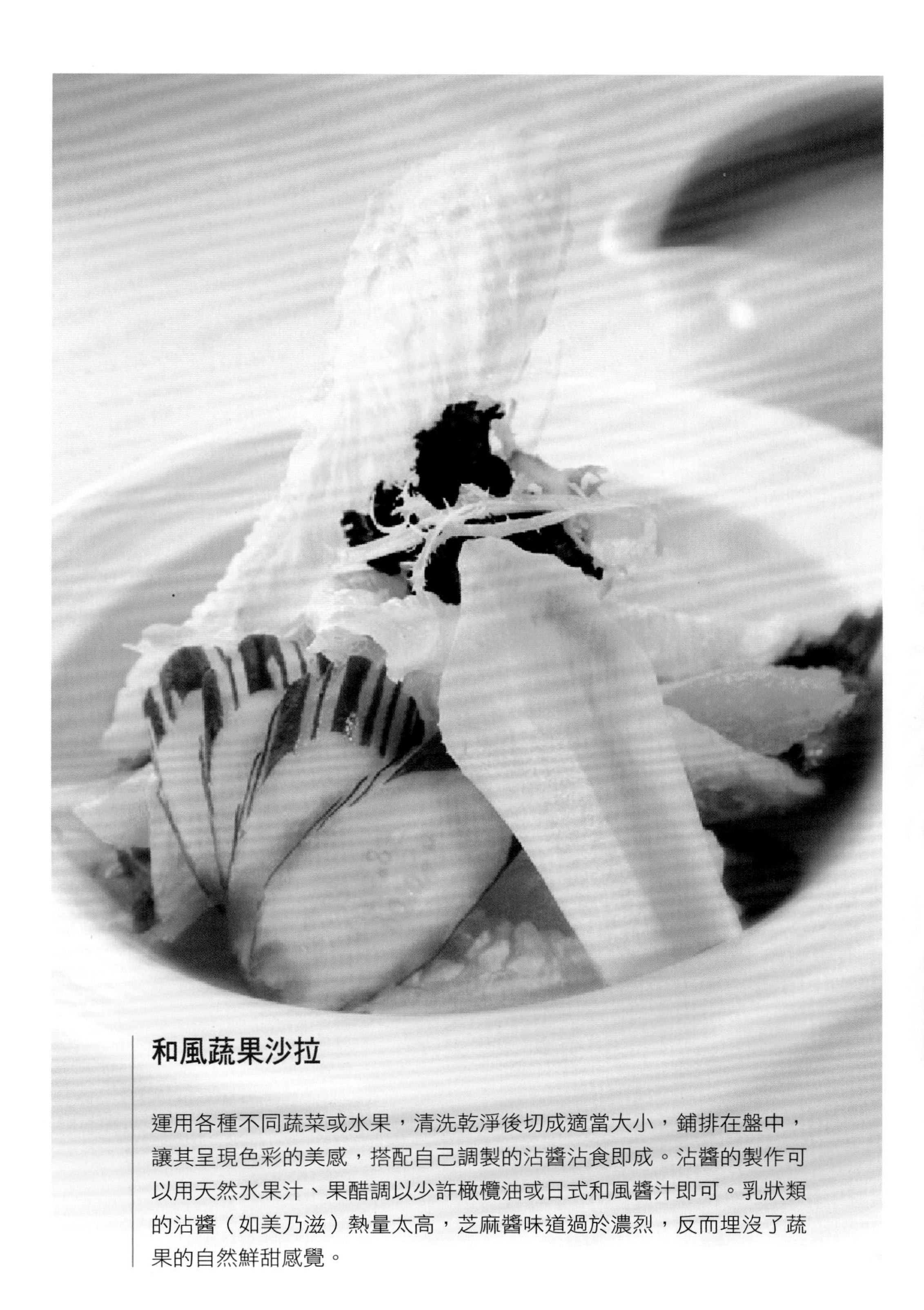

和風蔬果沙拉

運用各種不同蔬菜或水果，清洗乾淨後切成適當大小，鋪排在盤中，讓其呈現色彩的美感，搭配自己調製的沾醬沾食即成。沾醬的製作可以用天然水果汁、果醋調以少許橄欖油或日式和風醬汁即可。乳狀類的沾醬（如美乃滋）熱量太高，芝麻醬味道過於濃烈，反而埋沒了蔬果的自然鮮甜感覺。

紅麴豆腐

這道菜的做法較為複雜，需先將豆腐壓碎擠出水分後，再另外加入少許天然的紅麴、太白粉、鹽、胡椒粉調味，然後放在容器中塑形蒸熟。外加的湯汁則可自由選擇不同的蔬菜搭配，以綠色蔬菜切碎來搭配也相當出色誘人。

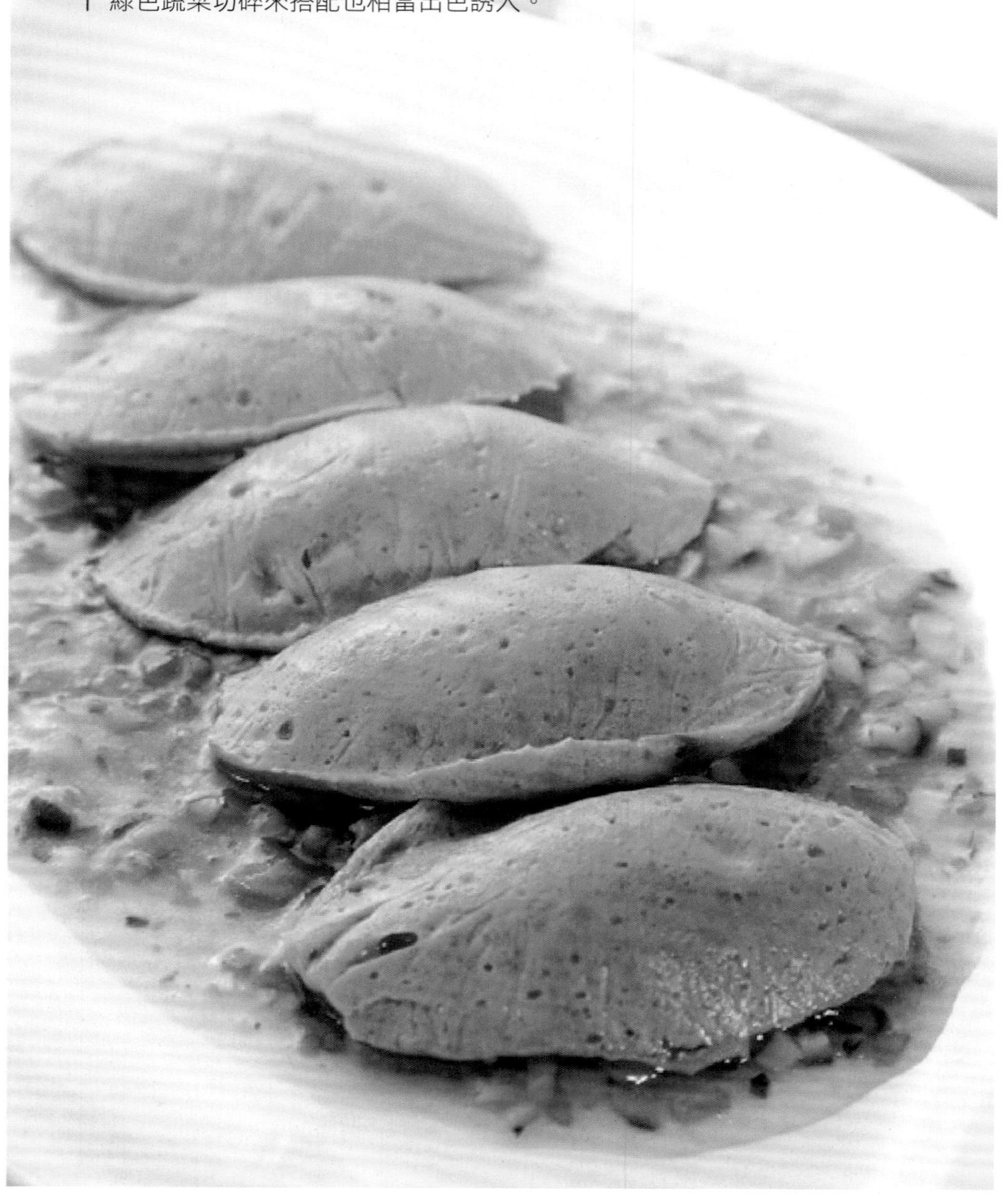

 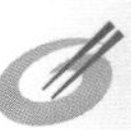

銀芽三絲

這道菜的變化多，口感和營養均佳，銀芽和兩、
三種材料以絲條狀混合搭配，熱食或涼拌皆爽口，
重點在於銀芽的選購和處理。
銀芽過於潔白修長者，可能加入成長素和漂白劑，
銀芽可去虛根，快速汆燙，熱水中加入白醋或檸檬，
即可使其變潔白，
另外搭配紅椒絲和肉絲，
肉絲抓薄粉入熱水燙熟，
所有材料備好，涼拌調味，
亦可入鍋快炒，即成熱菜。

日式和風涼麵

夏天裏來一份簡單的涼麵，是既方便也最能滿足食用者各種需求（不論是飽足感、清爽感、營養及美味等各種需要）的選擇。涼麵應保持較低的溫度供應，主要是安全的問題。市售的涼麵常有細菌數太高及防腐劑的問題，選購時要特別留意它的製作及放置環境，建議在家裏自己製作食用。夏天涼麵的醬汁是最重要的搭配，原則上還是以湯汁類（如日式和風汁、清醬油汁）為佳，有些強調香濃或特殊重口味的醬汁應避免，如川味麻辣、濃香胡麻醬、泰式酸辣醬等。

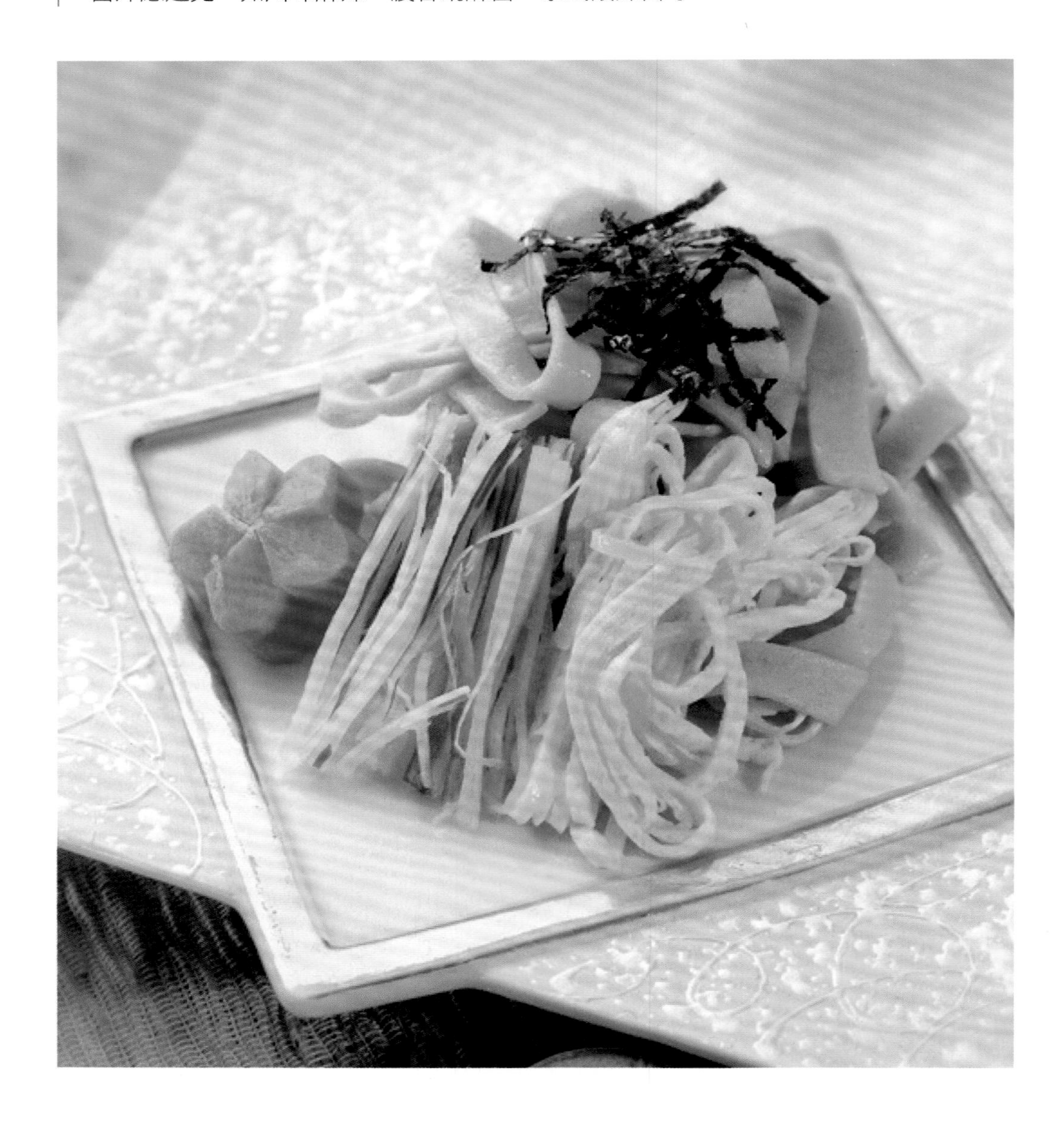

芙蓉花椰菜

花椰菜屬十字花科，證實有抗癌之效，
一般以汆燙處理後，涼拌或快炒，
不妨多加入一個蛋白，
做成芙蓉狀，增加菜餚的豐富感、
華麗感，且在口感上較為滑順。

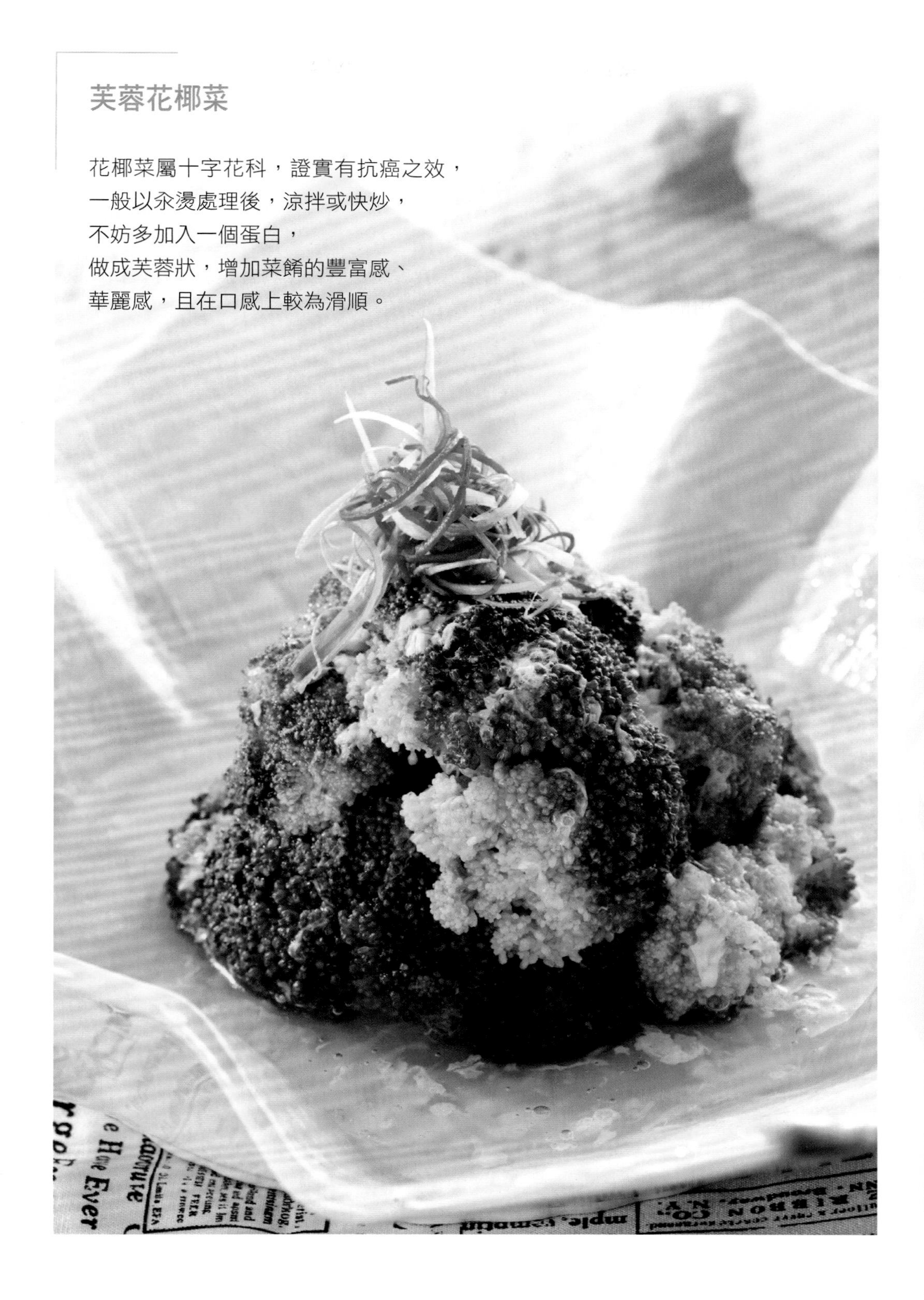

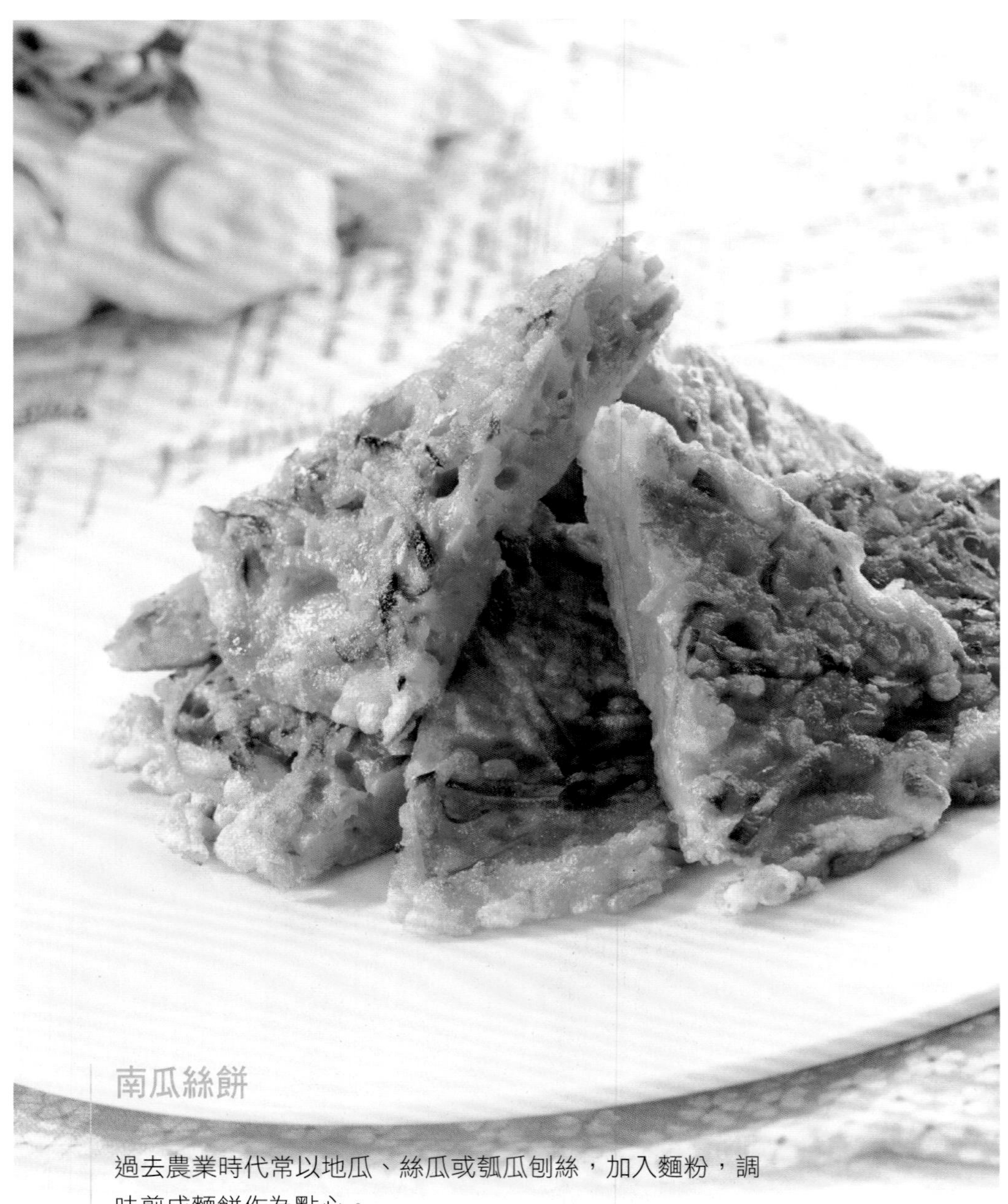

南瓜絲餅

過去農業時代常以地瓜、絲瓜或瓠瓜刨絲，加入麵粉，調味煎成麵餅作為點心。

此菜即由此發想，南瓜含β胡蘿蔔素，會在體內轉換成維生素A，此外因它含有大量的β胡蘿蔔素，具抗癌的效果，可抑制癌基因產生，阻止癌細胞分裂。購買時以顏色深綠、完整、富重量感較佳，果肉顏色愈橘黃，胡蘿蔔素含量愈多，烹調時用油調理過，更容易吸收。

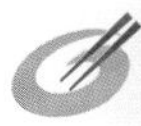

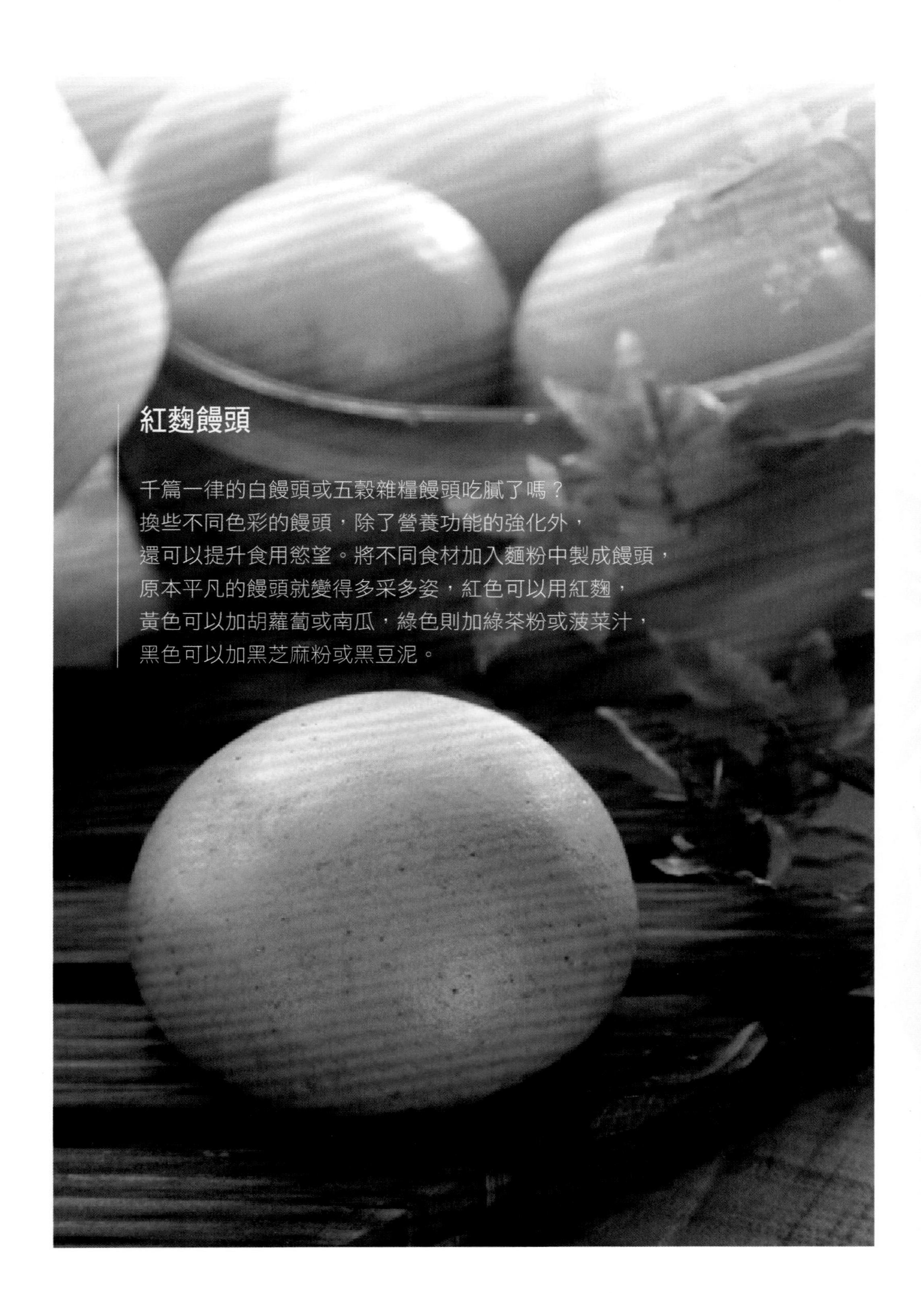

紅麴饅頭

千篇一律的白饅頭或五穀雜糧饅頭吃膩了嗎？
換些不同色彩的饅頭，除了營養功能的強化外，
還可以提升食用慾望。將不同食材加入麵粉中製成饅頭，
原本平凡的饅頭就變得多采多姿，紅色可以用紅麴，
黃色可以加胡蘿蔔或南瓜，綠色則加綠茶粉或菠菜汁，
黑色可以加黑芝麻粉或黑豆泥。

蔬菜焗烤飯

隔夜的飯常用來炒飯或煮成鹹粥，現在也可以將隔夜的飯和一些食材簡單炒拌調味後，另外炒拌大量的蔬菜或菇類鋪在飯上，最後灑上起司，放入烤箱烘烤，簡單的改變，創造出不同的口感。

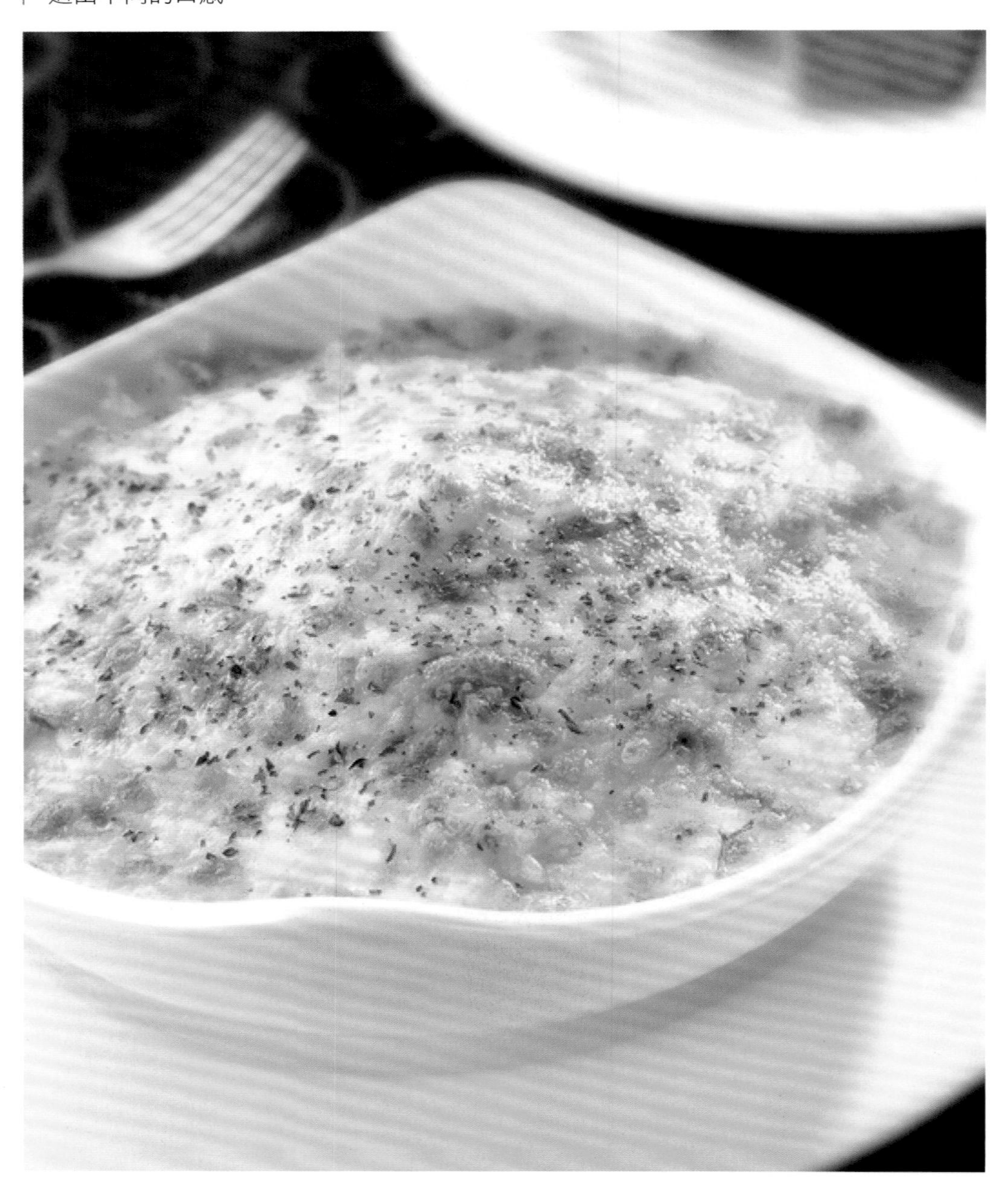

肴肉（肉凍）

這道菜適合在夏天食用或當成冷前菜供應。將要使用的材料，如肉末、魚鮮或菇類、蔬菜，切成適當的大小形狀，煮熟調好味道，並要多些湯汁，加入凝膠或洋菜粉，放冷使其凝結，即可切片食用。

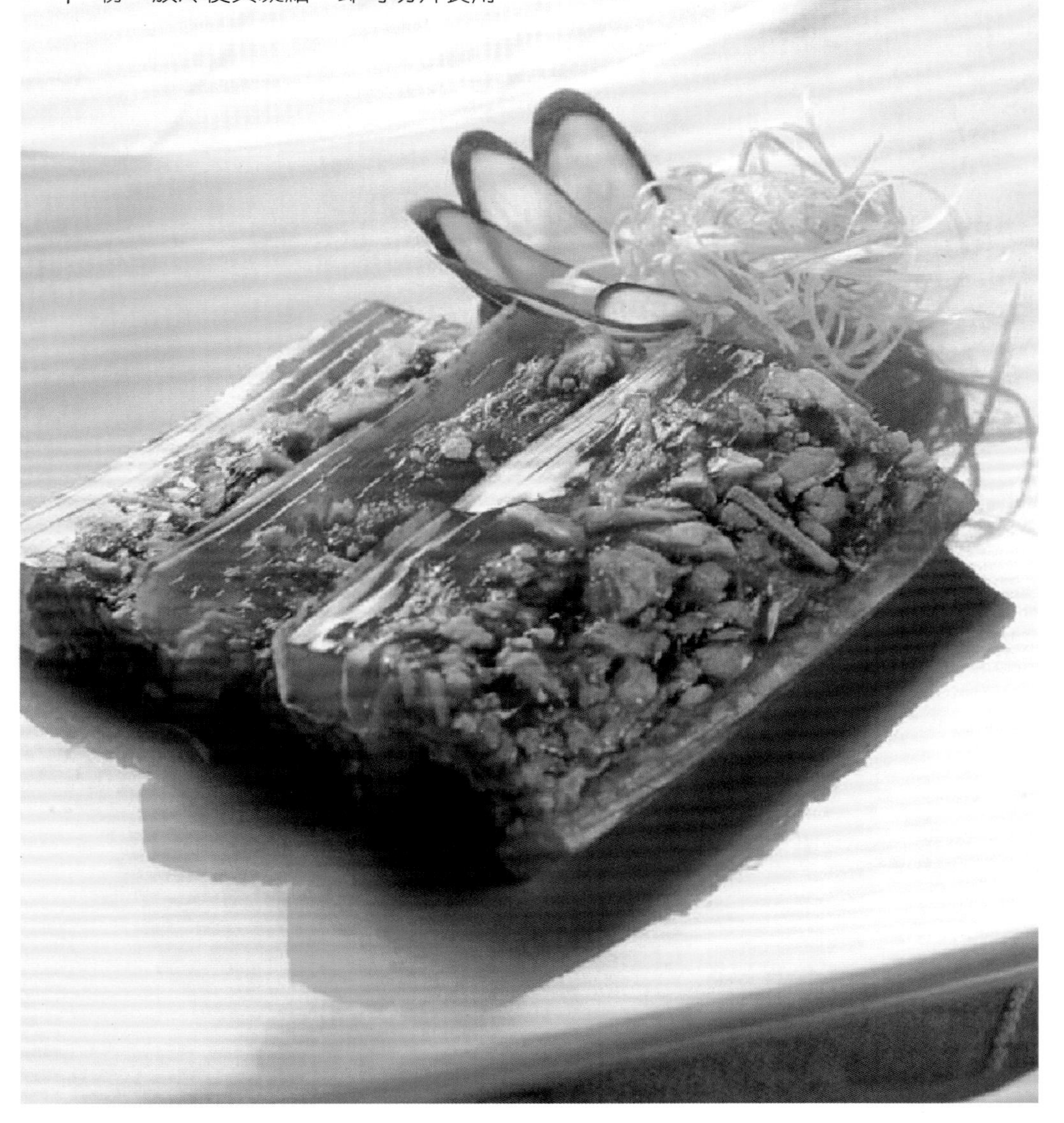

綜合蔬菜凍

作法如上所述肴肉（肉凍），準備模型將汆燙好的蔬菜排列整齊，加入富有凝膠之調味湯汁，靜置放涼使其凝結，即可切片食用。

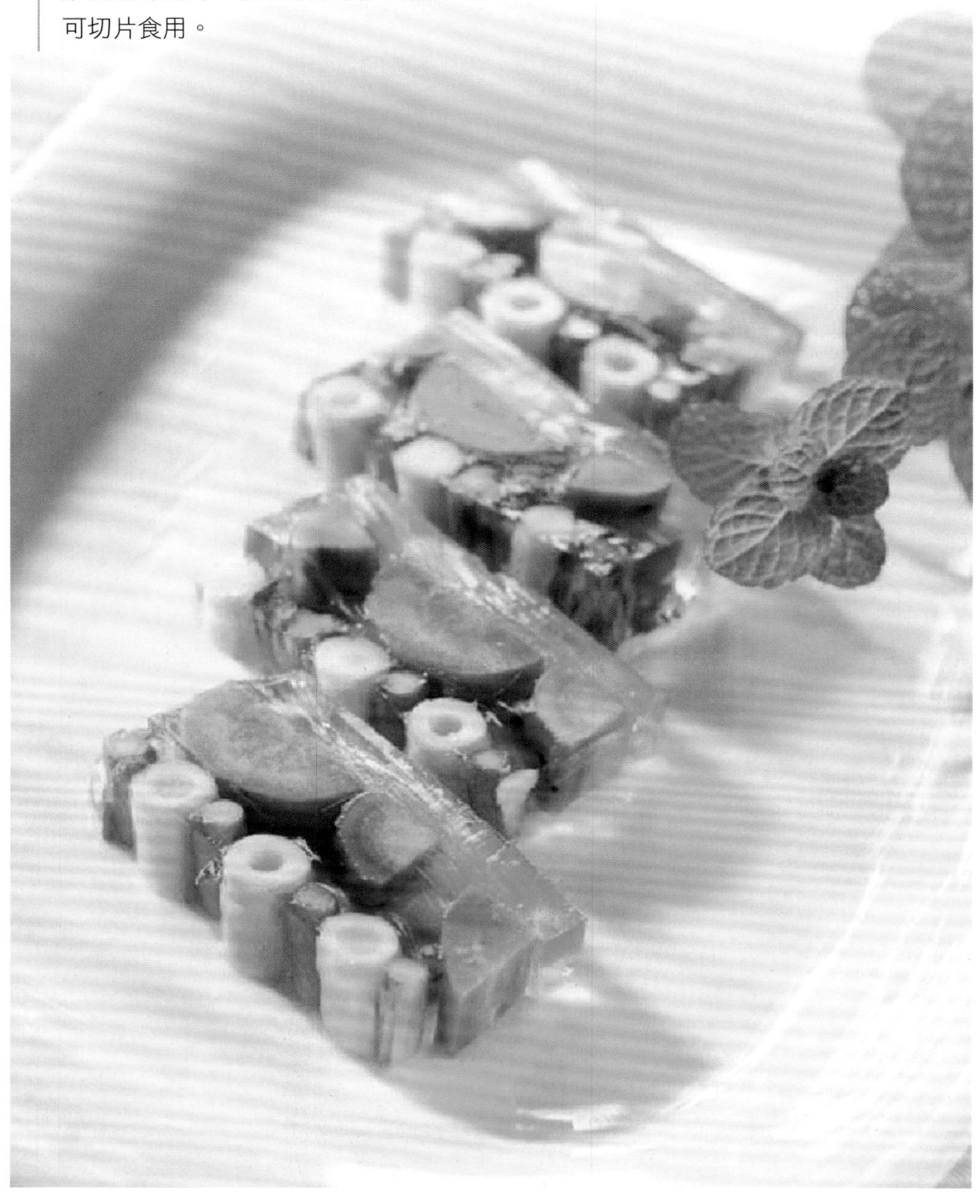

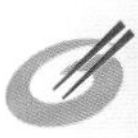

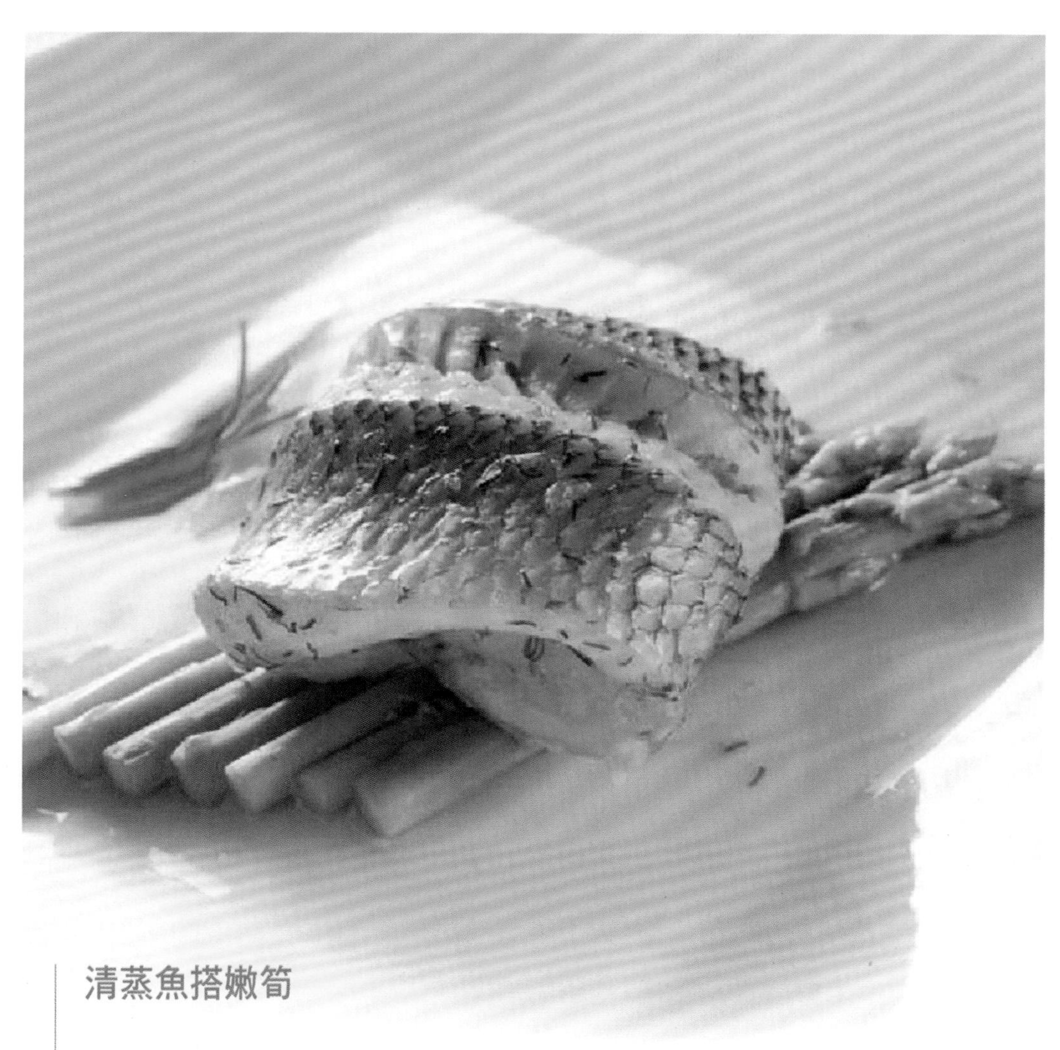

清蒸魚搭嫩筍

這是一般人最常做的蒸魚，為取較多的汁液，所以會加入半杯的水。調味上可以使用些香草取代傳統的蒜末或薑片，而後利用蒸魚的湯汁再和襯底的蘆筍燒煮，讓蘆筍吸收高湯鮮味。此處不建議用其他蔬菜取代蘆筍，因為不論是搭配的效果、食用口感及營養等方面，蘆筍都是最佳的選擇。

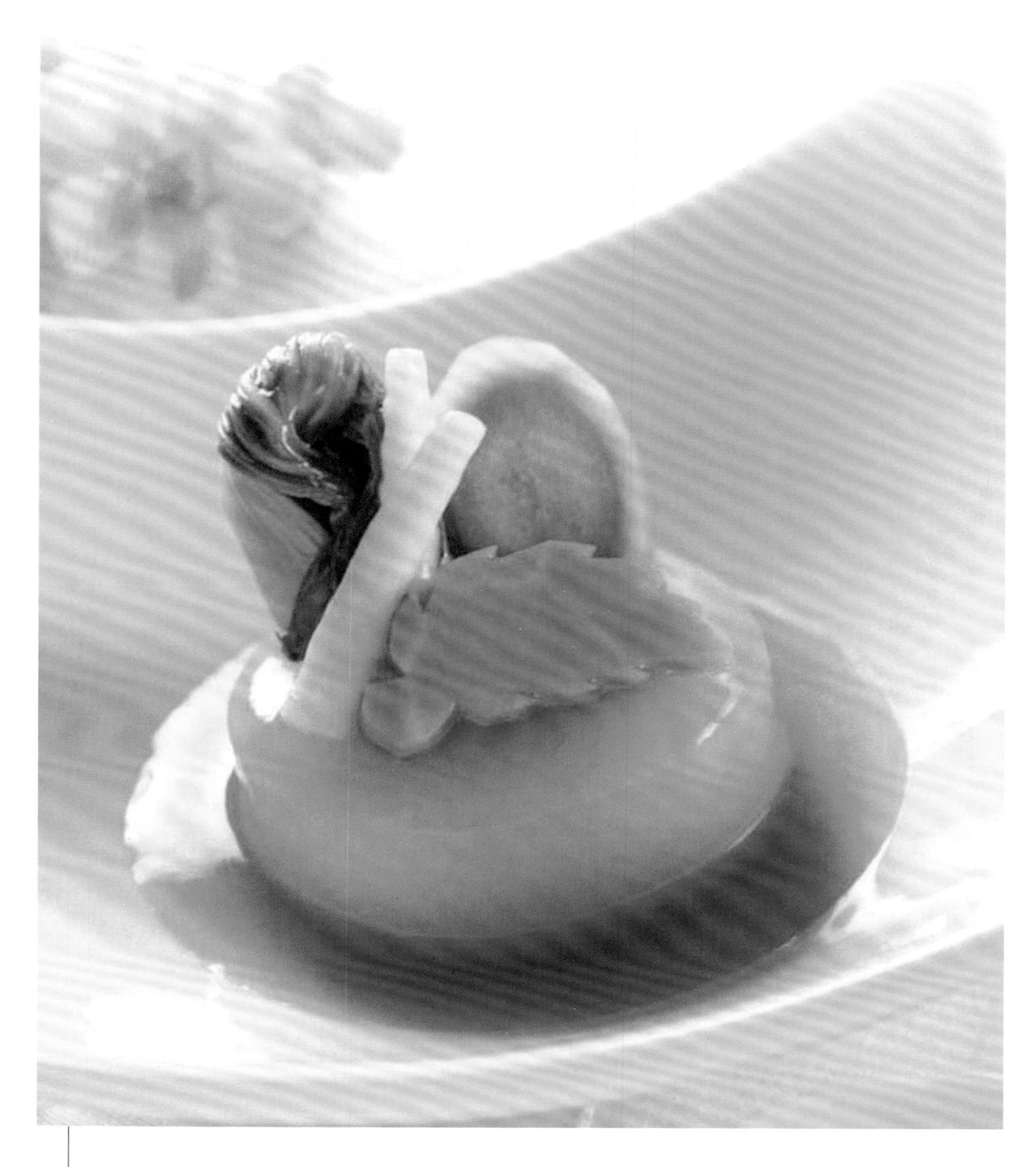

滷煮蔬菜

選用一罐好的純釀醬油，醬油與水用1:10的比例調配，加入少許冰糖，再將要滷製的蔬菜依根莖類、葉菜類在不同時間內放入（蘿蔔和牛蒡不容易熟應先放入），即可完成這道很簡單的滷煮蔬菜。白蘿蔔以十月後產出的品質較佳，國外進口的皆不如本地當令生產的來得好吃，如果可以等待，那麼只在十一月後才有的高雄美濃「白玉蘿蔔」，會是煮湯、滷菜、關東煮最佳的主角。

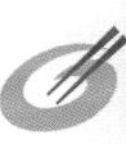

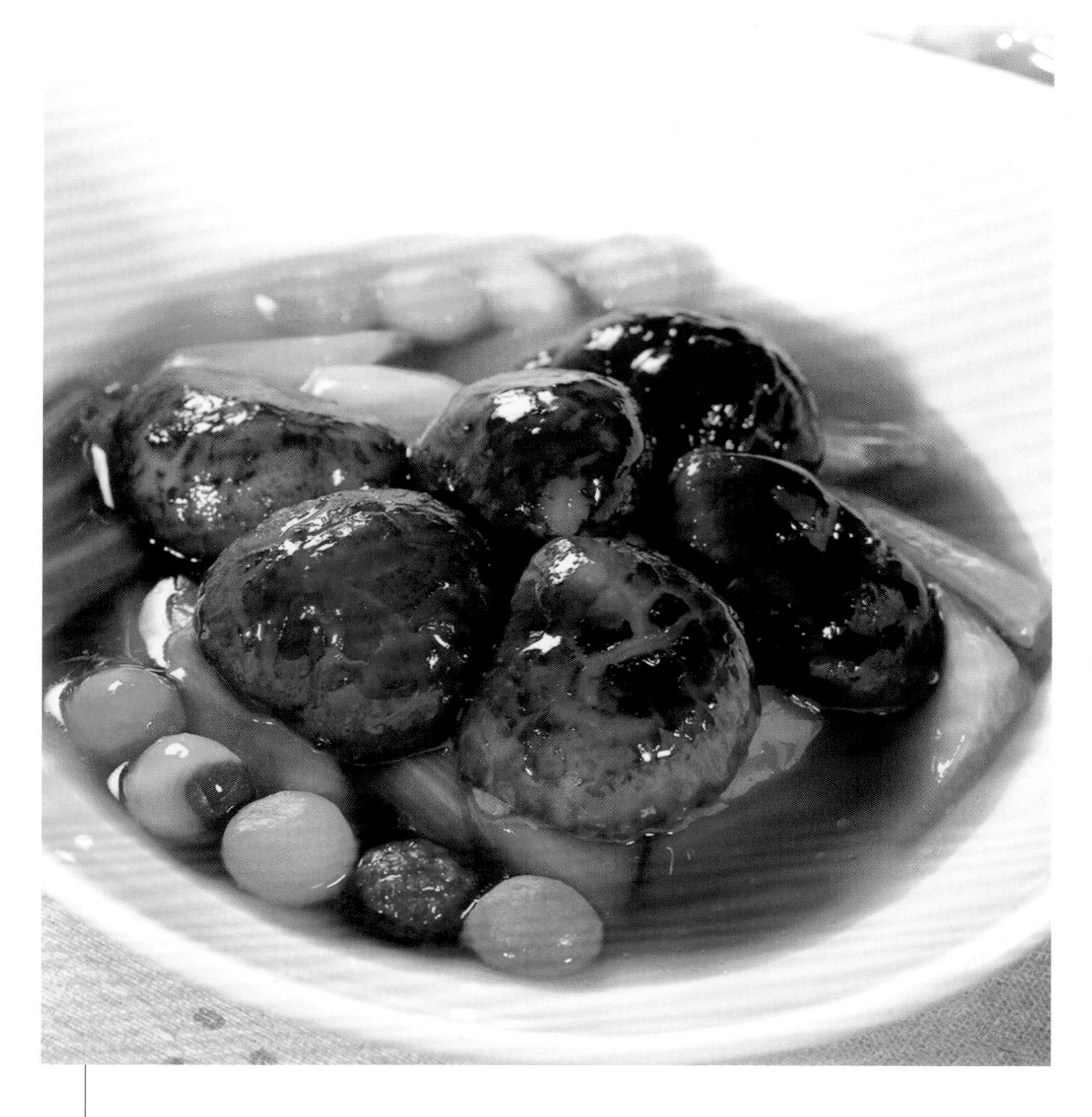

燉五行蔬菜

芥菜是冬季盛產的蔬菜，有豐富的營養和特殊的味道，搭配香菇及挖成球狀的胡蘿蔔、紫色山藥、南瓜、小黃瓜一起燉煮，就營養和視覺效果上都有極佳的表現。烹調時應先將香菇、胡蘿蔔放入鍋中用醬油和水燒煮，後再加入其他材料一起燉煮至熟。

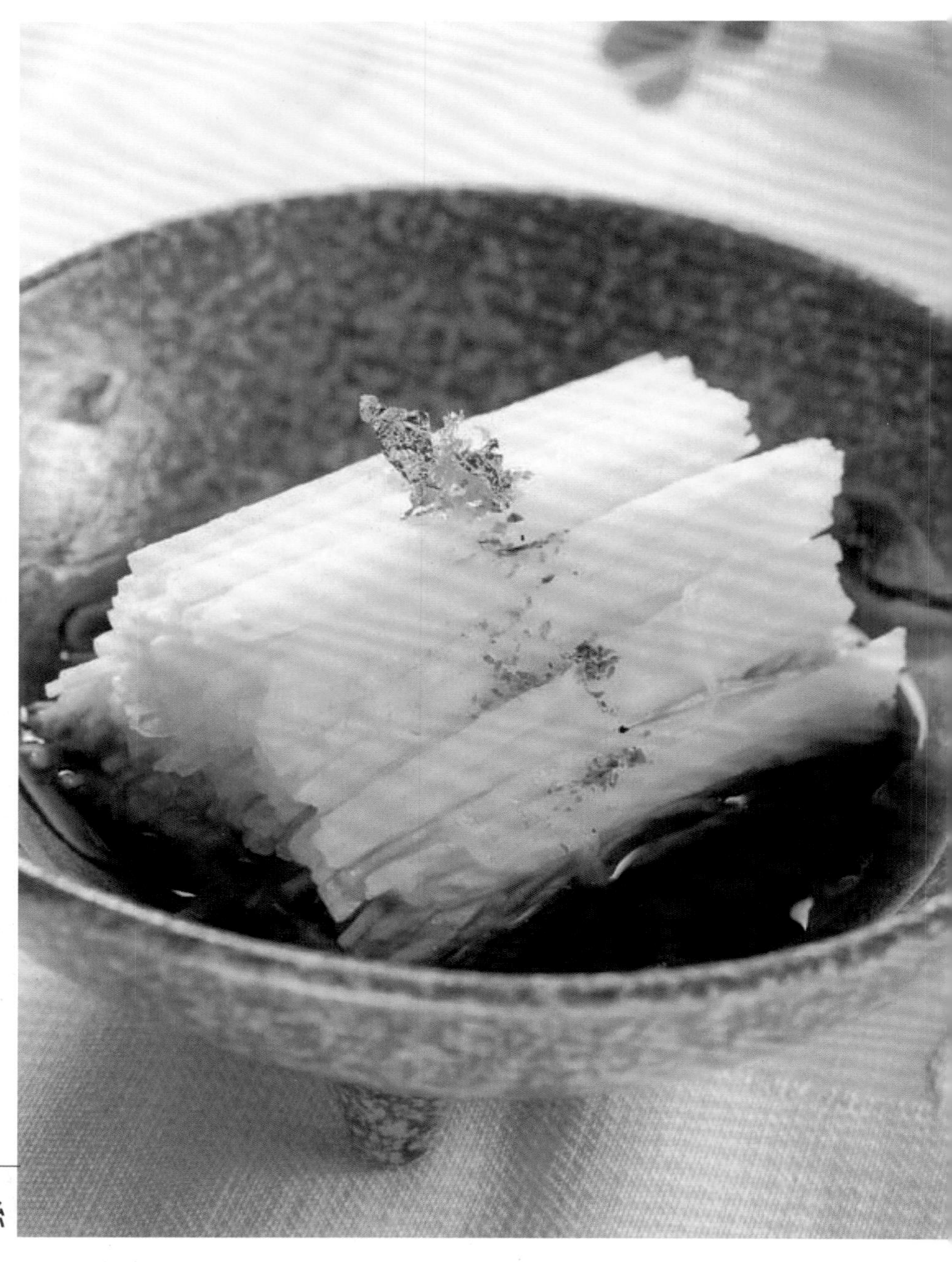

白切山藥絲

白色的山藥（又名淮山）不論煮湯或生吃都有良好的營養效果，潤肺養胃，健脾胃，益腎氣，增強免疫力，抗氧化。以良好的刀法切出粗細一致的山藥絲，冰涼後，再調以醬汁即可。可搭配不同口味的醬汁，建議以淡鹹味為佳。體質較冷的人宜熱食，體質較熱的人宜生食。

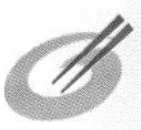

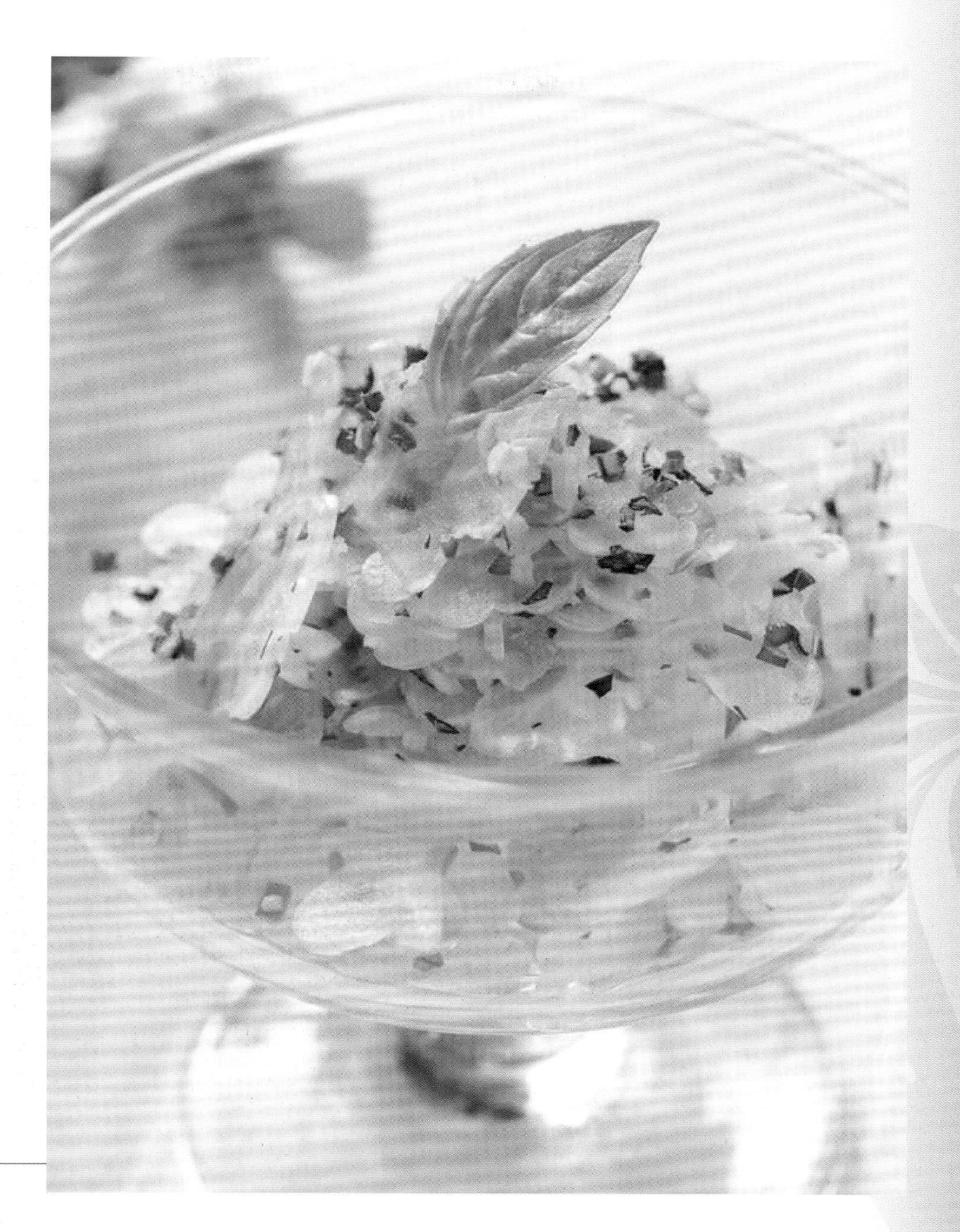

冰鎮苦瓜

苦瓜清熱解毒，可預防心血管疾病。冰鎮苦瓜是一道清爽鮮美的冷前菜，製作重點在於高超的刀工。苦瓜須先澈底清潔，然後剖開去子，刮除部分內皮（那是主要的苦味來源），再切成薄片，切後馬上浸泡冰水，但要注意不可浸泡過久而致凍傷，需兩次換水浸泡再甩乾，才能獲得薄脆而不帶苦味的最佳質感，再以鹽和些許白芝麻油調味即可。

蔬菜卷

清明節時有吃潤餅的習俗，潤餅內容有許多變化，
可以包入生的食材，也可將食材煮熟後包入，
簡單一點可將各種不同食材或蔬菜燙熟後切成細絲，
調味後以餅皮包成卷狀即可。蔬菜中建議應加入芽菜，
可增加口感及節氣感。

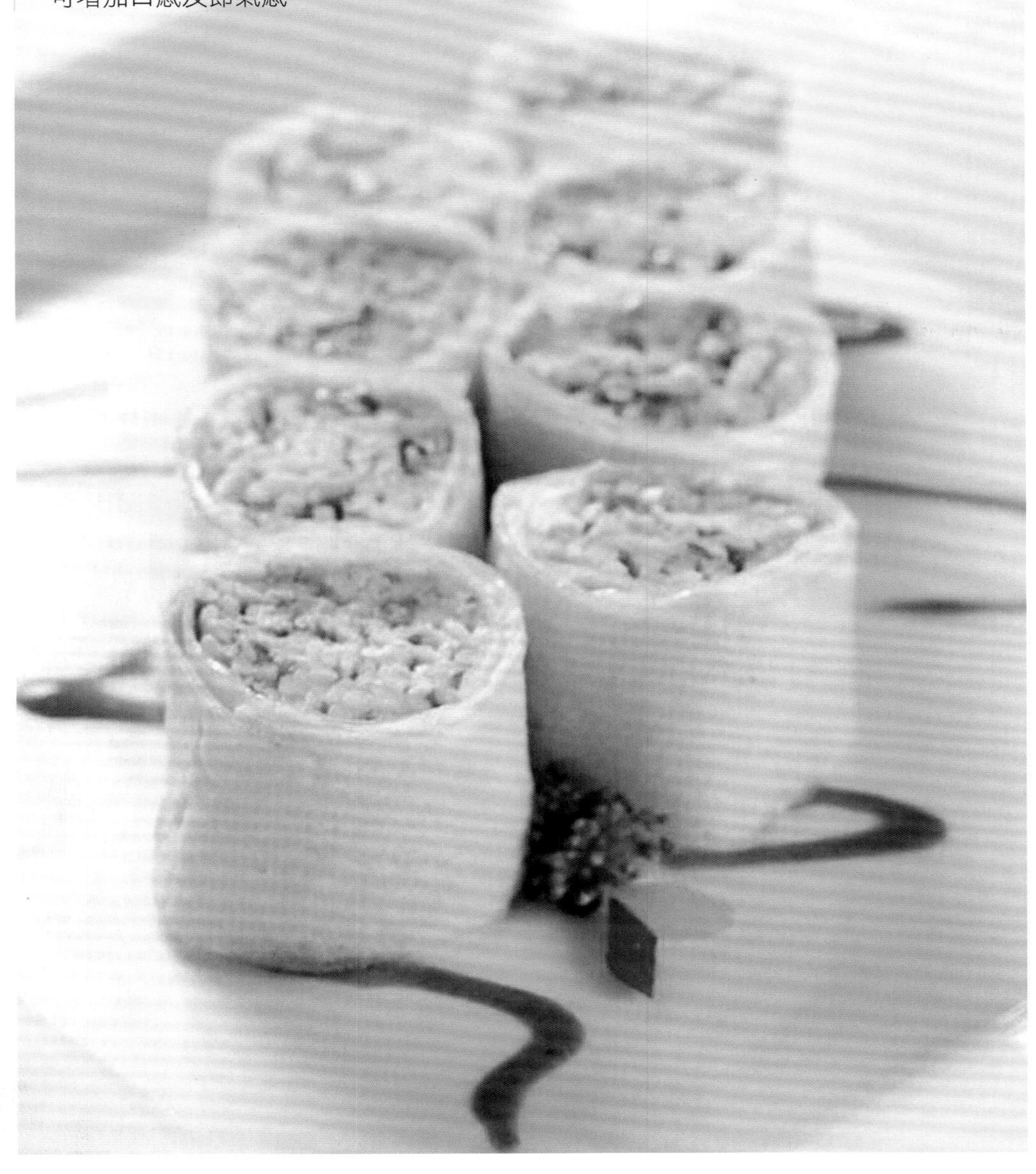

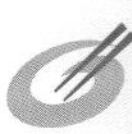

蟹棒炒蘆筍

蘆筍（尤其是本國的蘆筍）營養價值高且口感細緻，含有豐富的葉酸，對女性和孕婦有許多幫助，且蘆筍有其特殊的風味——蘆筍酸，甚至在日本有研究發現，綠蘆筍有高度制癌作用，可列為健康的食材，蘆筍適合做任何方式的調理，搭配蟹腿可提供豐富的蛋白質、維生素和纖維素。

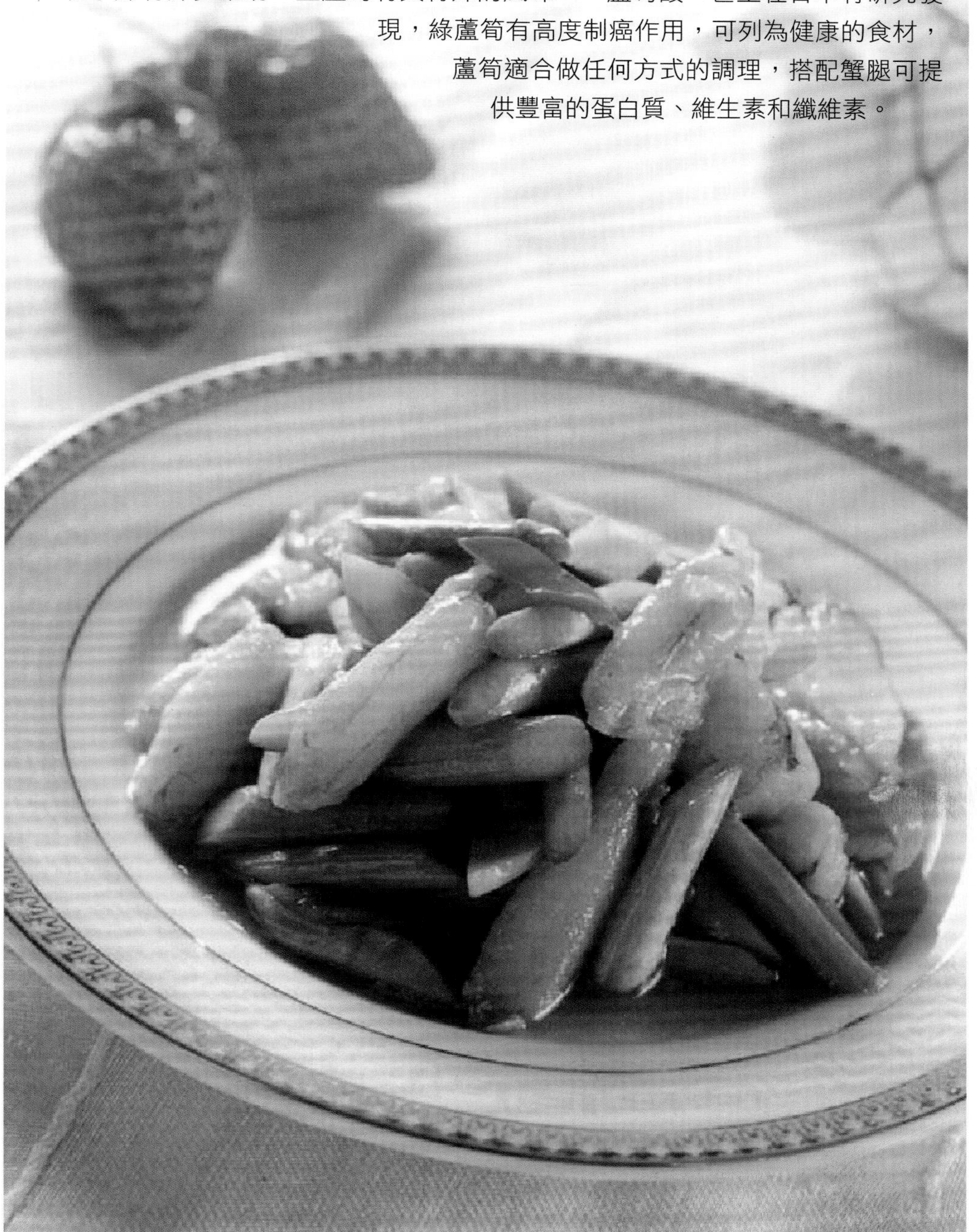

高麗菜卷

高麗菜剝片洗淨，入柴魚高湯中氽燙軟化，取出再捲成菜卷，最後以調味高湯打薄芡，或可在高麗菜中捲入許多食材（肉條、魚、蔬菜），豐富口感及營養。高麗菜久煮後會產生硫化氫，恐影響其本身風味。

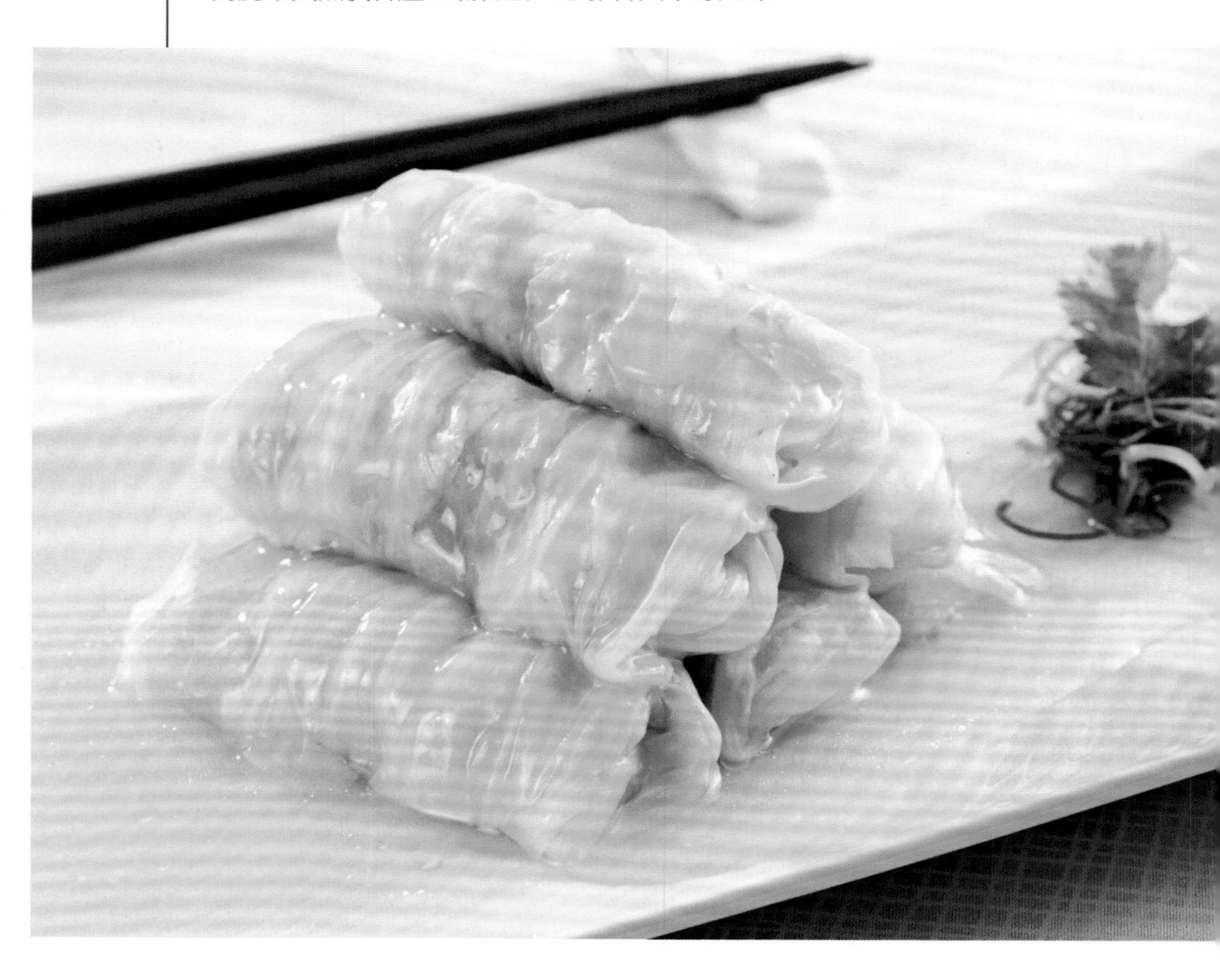

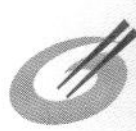

蒜片大頭菜

蒜片是天然的抗生素，所含的大蒜素能增加好的膽固醇，降低血糖、血脂肪，預防動脈硬化，刺激荷爾蒙增加。大蒜最能發揮其抗癌效果的作法，不是生吃，而是用油略炒過的方式處理，因為在油中加熱，可以幫助大蒜中的烯丙基化硫類的成分增加，這是抗癌作用較強的成分，但是過於高溫的處理方式，也會使有效的成分分解消失。餐廳中常用的蒜酥、椒鹽，其實都是風味誘人，但已無療效。至於生吃蒜片，也是要有所節制，好的食材也是要在適量的攝取下，才能得到好的效果。將大頭菜切成佛手狀，抓鹽去青，而後用加油略炒過的蒜片、鹽、芝麻油醃漬，口感爽脆。

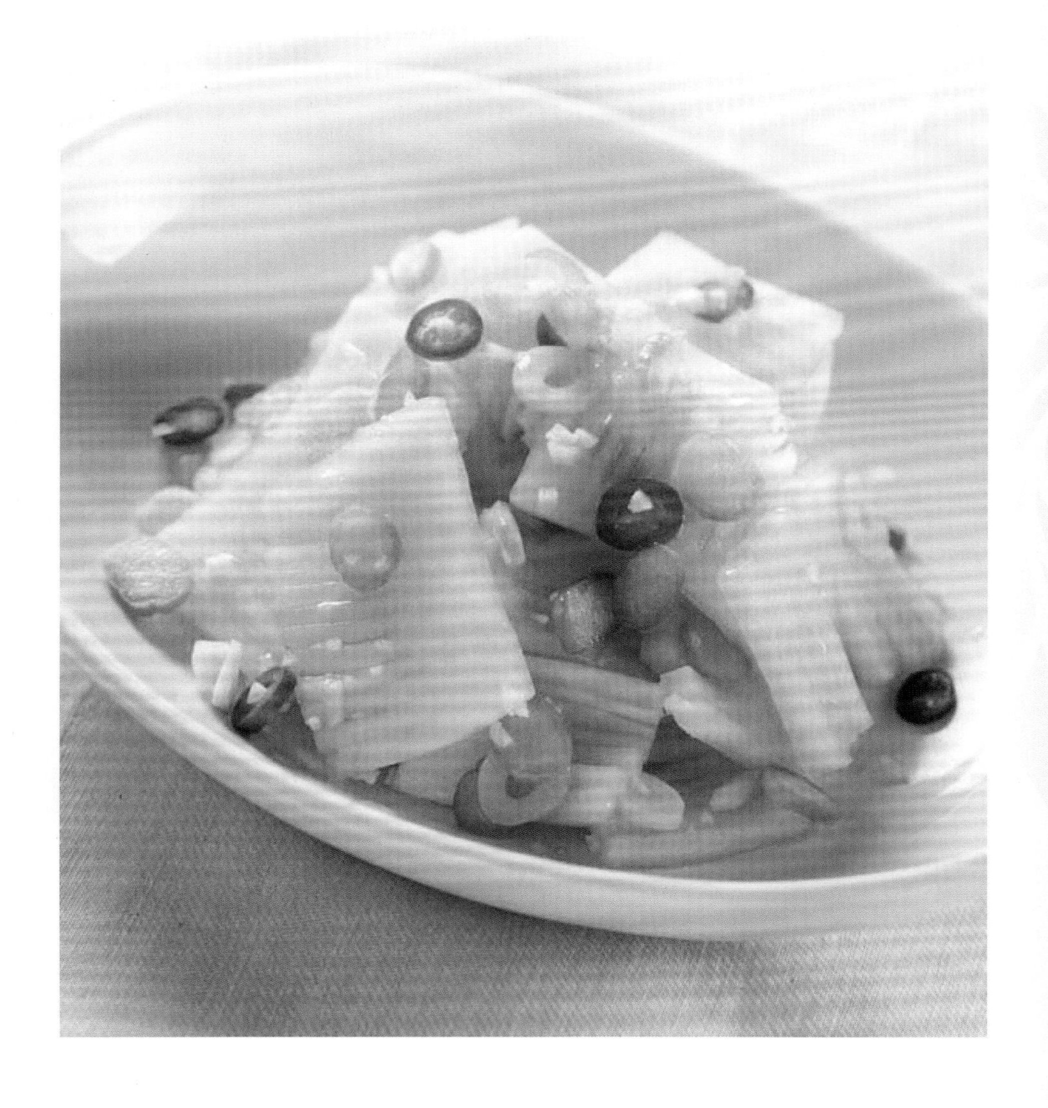

鮮蚵蒸豆腐

這是一道高蛋白質但容易咀嚼消化的菜餚，鮮蚵和豆腐放在盤子中，加些許純釀醬油對水，再加點糖和芝麻油，放入電鍋加半杯水蒸熟即可。黃豆預防癌症的功效已有明證，對素食者而言，黃豆及其製品是蛋白質主要的來源；對一般人而言，黃豆製品也是飲食生活中常見的食材，具優質的植物性蛋白質，且黃豆的胚軸中有更多的大豆異黃酮素，是抗癌的成分，因此鼓勵大家應多食用非基因改造的黃豆及其製品，黃豆芽也是胚軸所在，更值得大家多取用。蚵仔含有鋅、鎂，適合發育中的青少年及牙齒不好的老人。

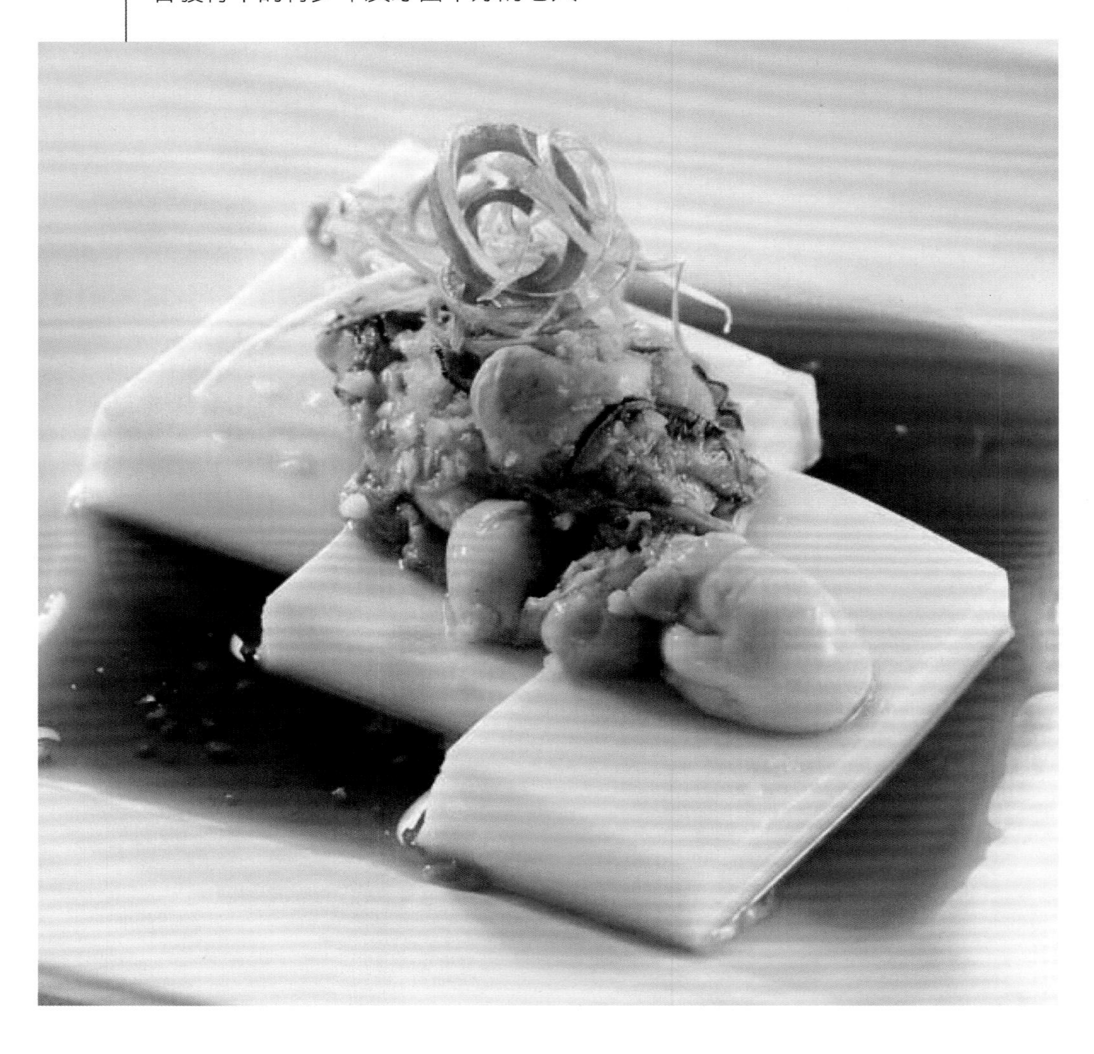

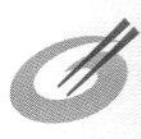

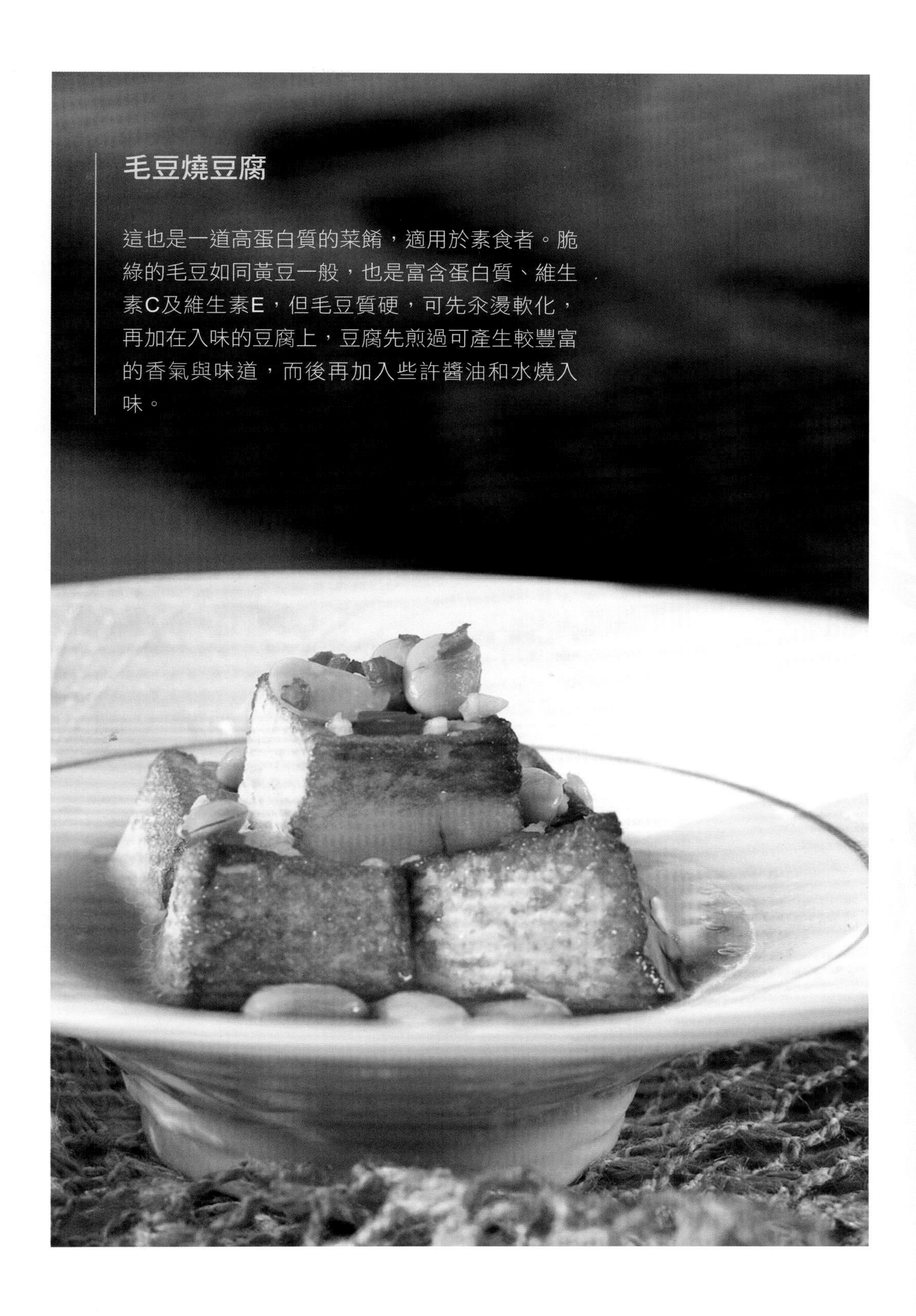

毛豆燒豆腐

這也是一道高蛋白質的菜餚，適用於素食者。脆綠的毛豆如同黃豆一般，也是富含蛋白質、維生素C及維生素E，但毛豆質硬，可先汆燙軟化，再加在入味的豆腐上，豆腐先煎過可產生較豐富的香氣與味道，而後再加入些許醬油和水燒入味。

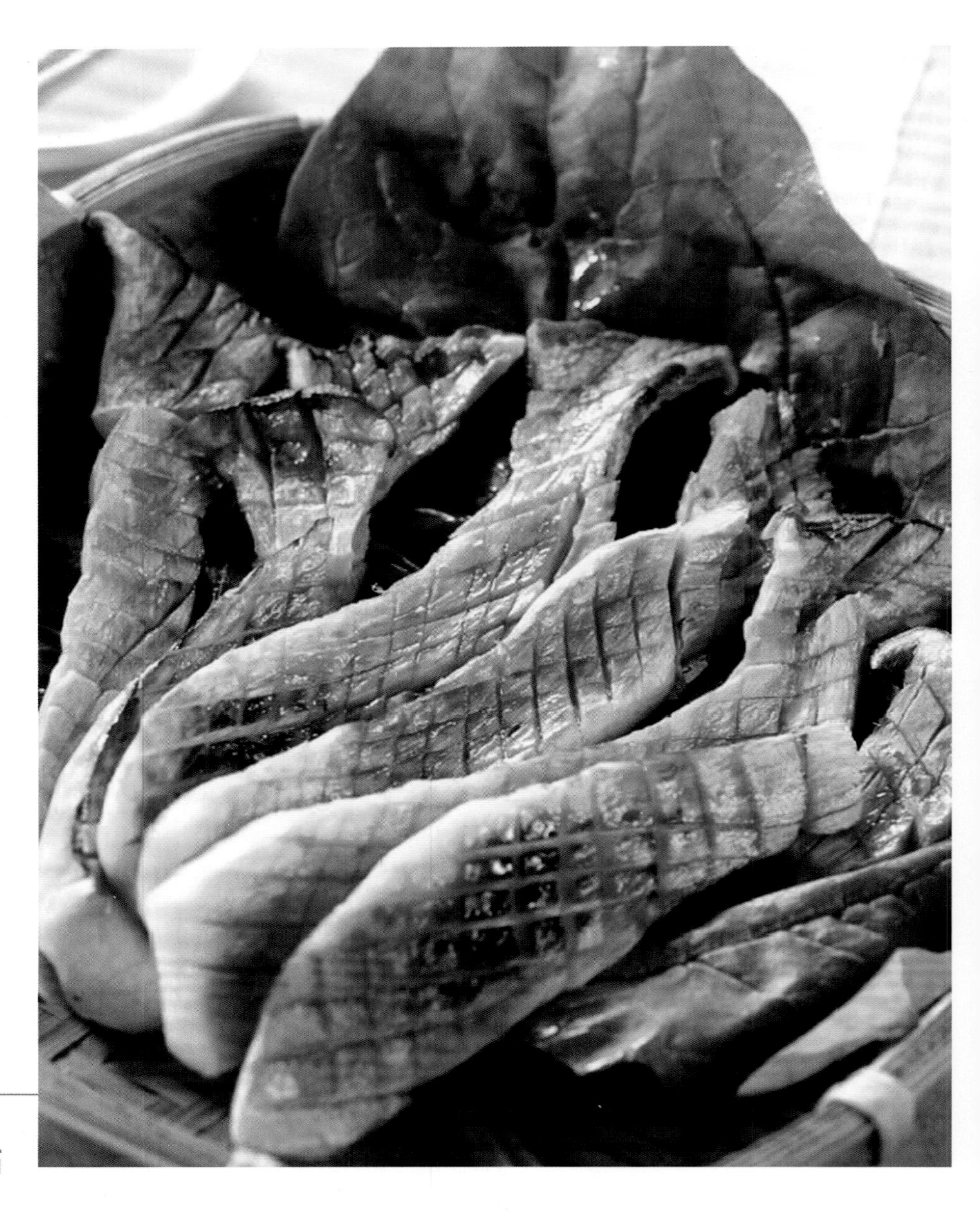

烤杏鮑菇片

菇類的主要成分是許多單醣結合而成的多醣體，多醣體可提升免疫機能，達到抑制癌細胞活動。台灣中部新社有著名的菇類博物館，生產許多不同的菇類，菇類即使經過烘烤、炒、煮等加熱的過程，也不會減少其營養成分。又因培植菇菌須在陰暗的地方，所以菇屬於陰性食物，使用前不妨曬曬太陽，吸收一些陽光，有更多的能量再料理。將杏鮑菇直切成3-4片後，以細菱形刀法切出花紋，再塗以些許醬油，入烤箱烤熟即可，醬油的鹹味將為杏鮑菇提升更高的甜味。

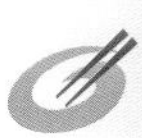

梅汁番茄

這是近年來餐廳飯店很紅的一道開胃菜，以酸甜味中和番茄的鹹酸。番茄營養佳，富含維生素C、維生素K、葉酸、茄紅素、β-胡蘿蔔素，梅子偏微鹼性，可以淨化血液、抗老化、維護細胞正常代謝，但仍需注意適當的攝取量，胃酸過多者要留意控制食用量。

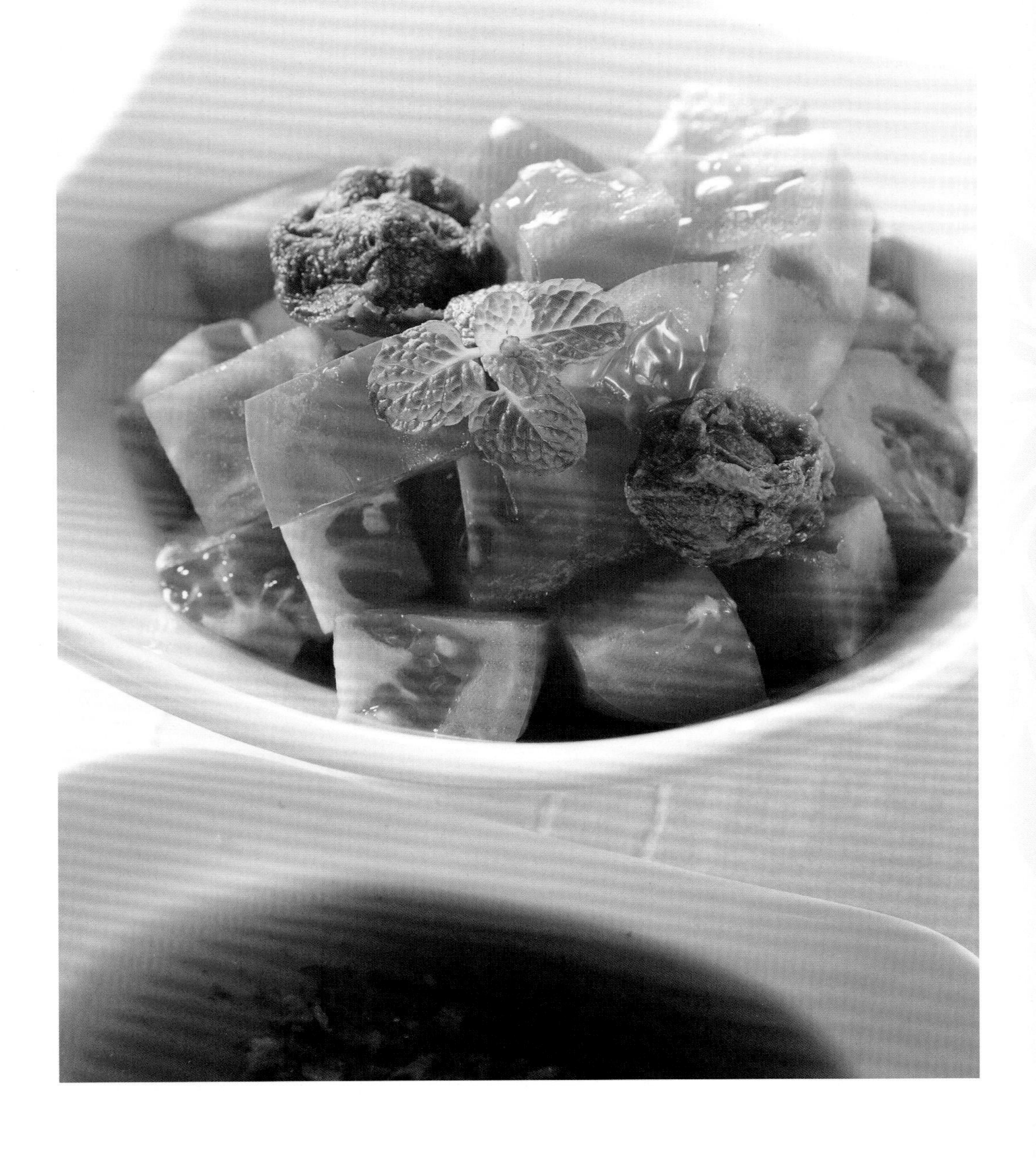

優格水果沙拉

以優格為醬，搭配蘋果、奇異果或鳳梨等酸甜味之水果，
再灑上一些核桃堅果類的材料，塑造豐富的口感，
營養更完整。

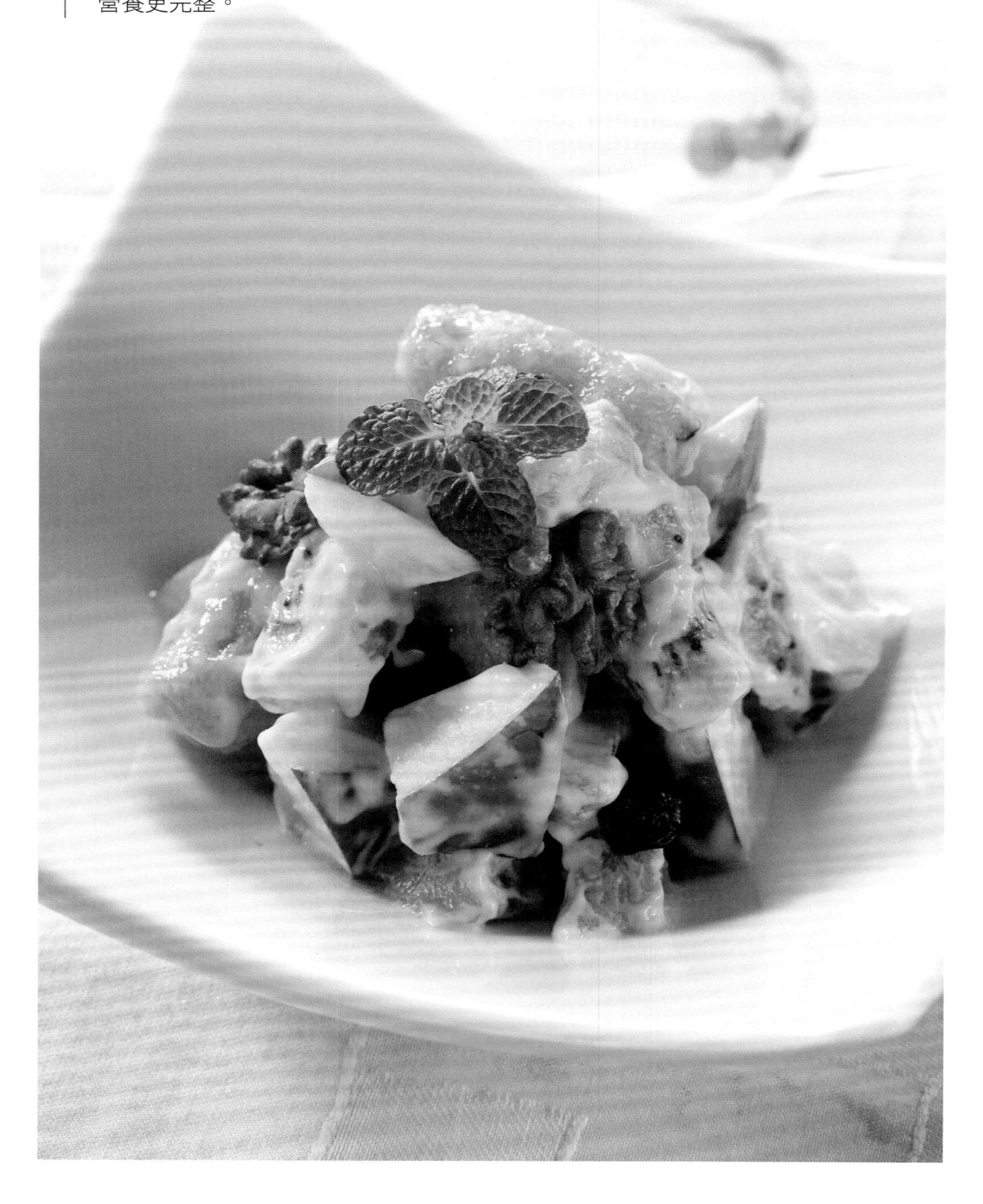

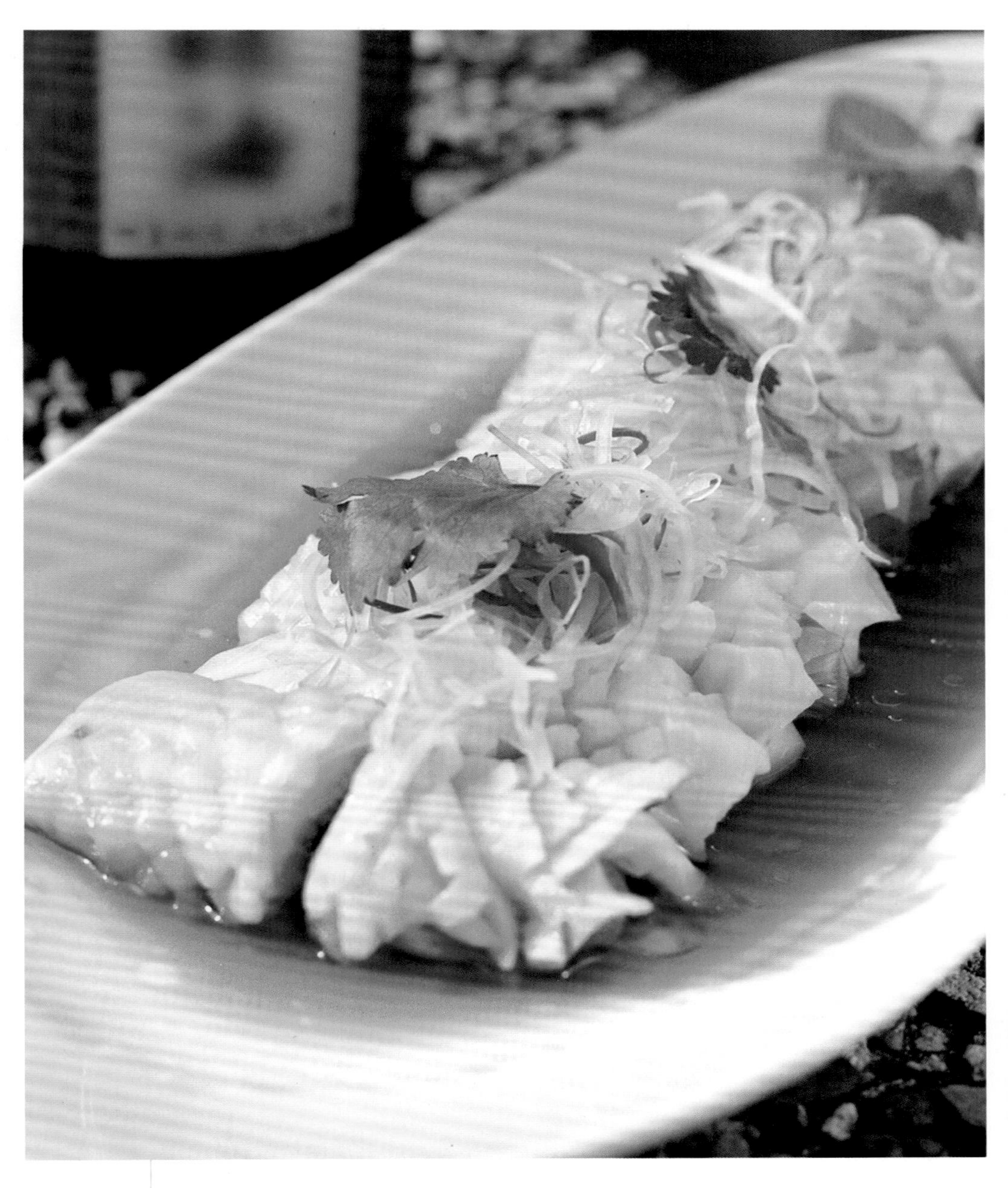

清蒸鮑菇魷片

看似魷魚花枝類的食材，其實是鮑魚菇以細菱形刀法處理成像魷魚卷似的，淋上鮮美露蒸熟即可享用。

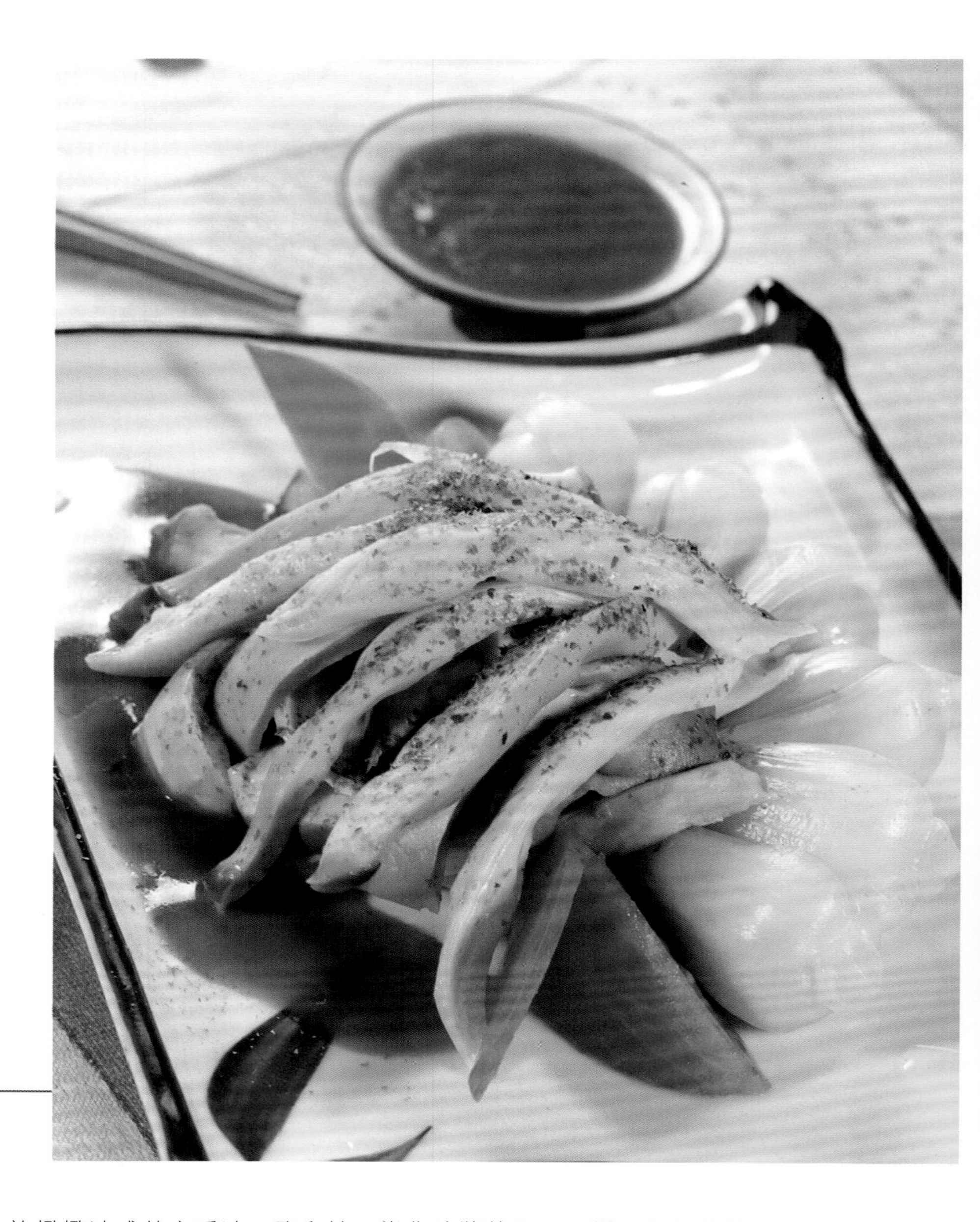

麻醬蔬菜

用芝麻醬調和少許橄欖油或芝麻香油、鹽和糖，當作沾醬使用，可搭配任何蔬菜。芝麻在古時候就是一種養生聖品，有黑髮、抗老化的作用。現代對芝麻有甚多研究也證實芝麻富蛋白質，且含芝麻素、維生素E、硒等各種抗氧化物質，跟其他油脂相比較，芝麻油更不容易變質，且有很高的氧化穩定性。芝麻抗氧化作用的來源做叫「芝麻醇」，是在製成麻油的過程中，經由一種被稱為「芝麻素酚」的物質所轉換出來的產物，且必須以非炒焙的方式（即冷壓）製成。黑芝麻的黑色殼皮中所含的色素是多酚的一種，抗氧化作用特強。

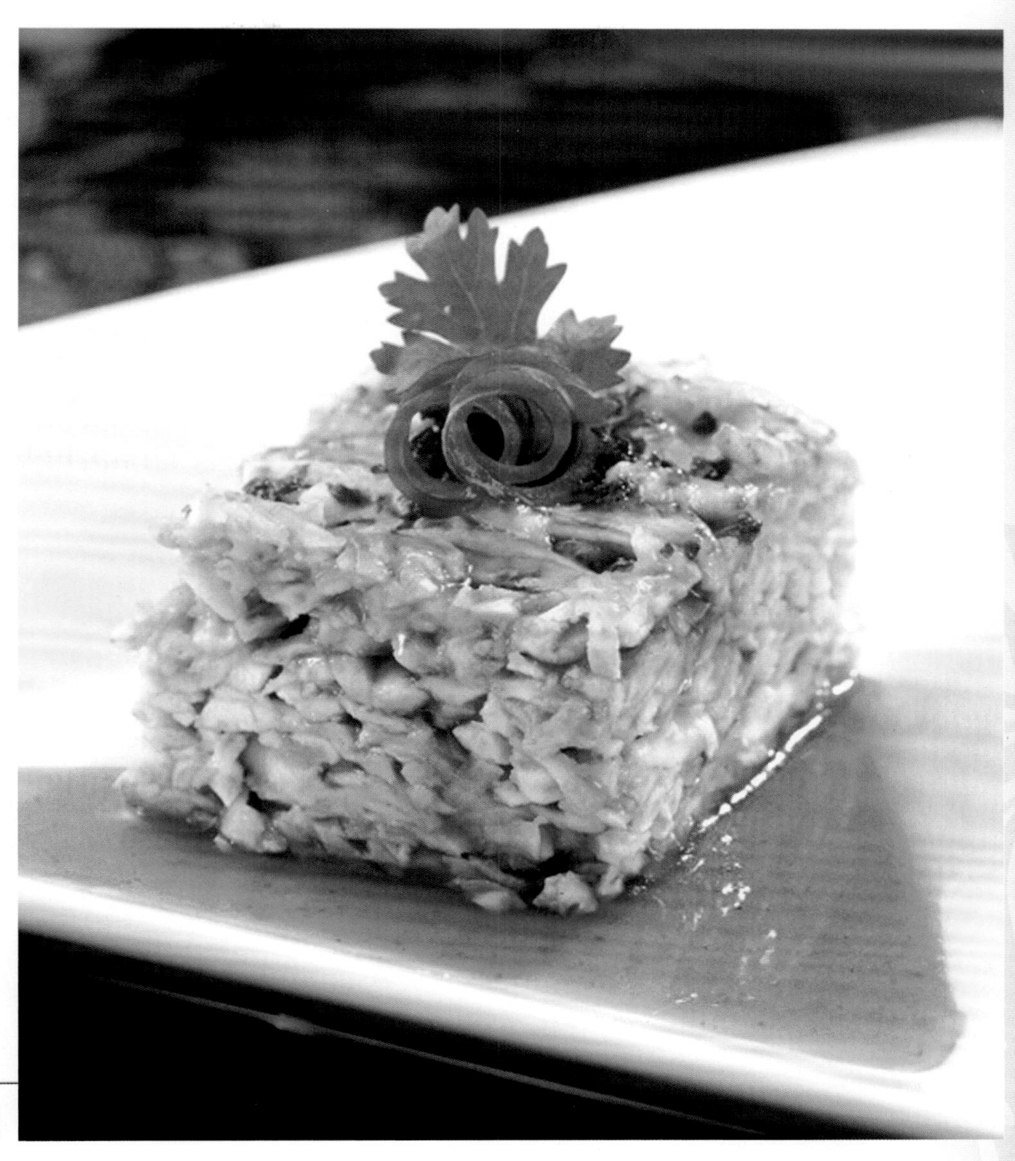

芋頭糕

芋頭有豐富的澱粉質和纖維素，同時還具有蛋白質、鈣、磷、菸鹼酸、維生素B群和維生素C，有解決便秘、排除濕氣、降血壓、補肝腎等功能。一般芋頭常製成甜點，不論芋頭冰、芋頭西米露都很受人喜愛，但建議將芋頭製成鹹點食用，可避免過多熱量和胃酸形成。將芋頭刨成絲，加入適當的鹽和太白粉，放入模型中蒸熟，食用時可依個人喜好加上調味醬。

黃金瓜盅

南瓜真是個好東西，不僅營養豐富，顏色更是美麗，可做甜也可做鹹，變化萬千。這道菜主要利用蒸熟的南瓜和少許胡蘿蔔均勻攪拌成泥狀，放入筒狀模型中，中心處可填入拌炒好之肉餡，再覆蓋上南瓜泥，去模即可成形。再佐以肉燥或香菇素肉燥，美味十足。愛吃甜食者不妨以紅豆餡取代肉餡，就是可口的甜點了。

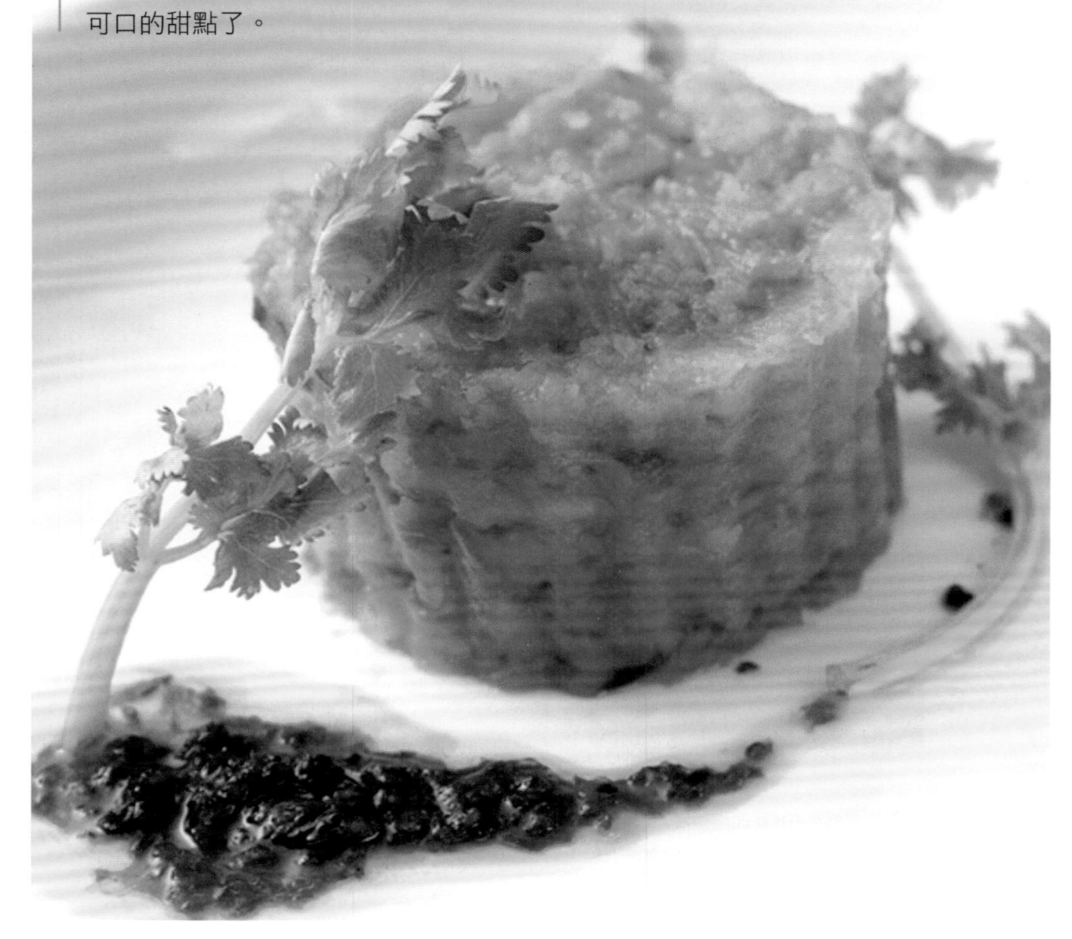

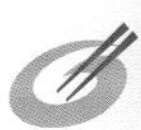

乾煎有機嫩腐皮捲羅勒佐壺底醬油

取用非基改的有機黃豆做成的新鮮豆腐皮，有著濃濃的黃豆香，也具豐富的蛋白質，腐皮裏夾著幾片新鮮的九層塔葉，再用苦茶油將腐皮煎至金黃，淋上甘鮮的壺底醬油，看似簡單易做，但卻有不簡單的食材和滿滿的營養。

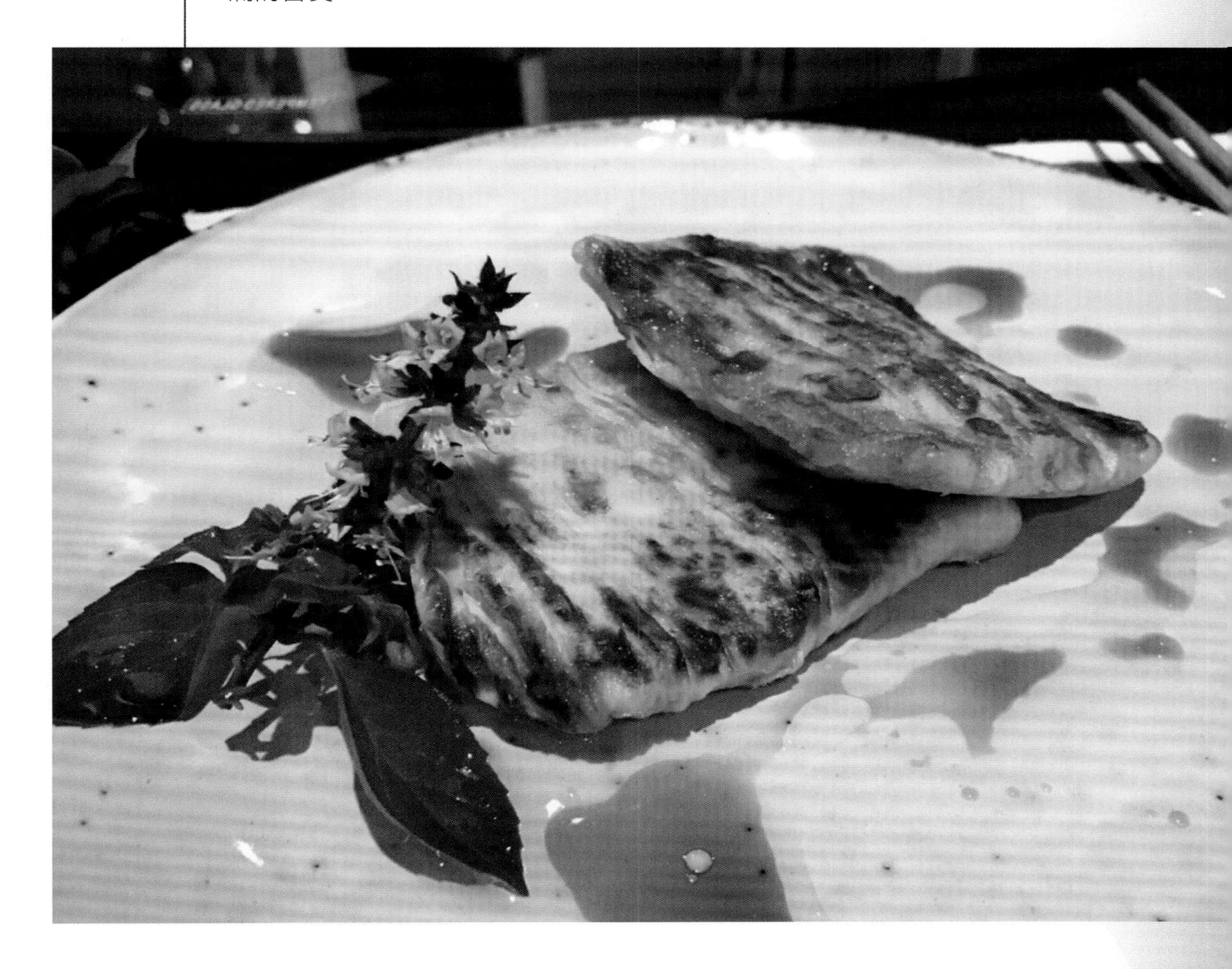

鳳梨豆醬蒸海蝦龍虎斑

取用引海水養殖且採低密度飼養的龍虎斑，魚肉Q彈鮮美，加入醃漬的鳳梨豆醬蒸熟，豆醬的甘鮮和鹹味賦予了主材料所有的滋味，入口的魚塊有濃濃的海味，隱約中還有豆醬的果香，喉嚨底部更感受到一股自然的甘甜味。

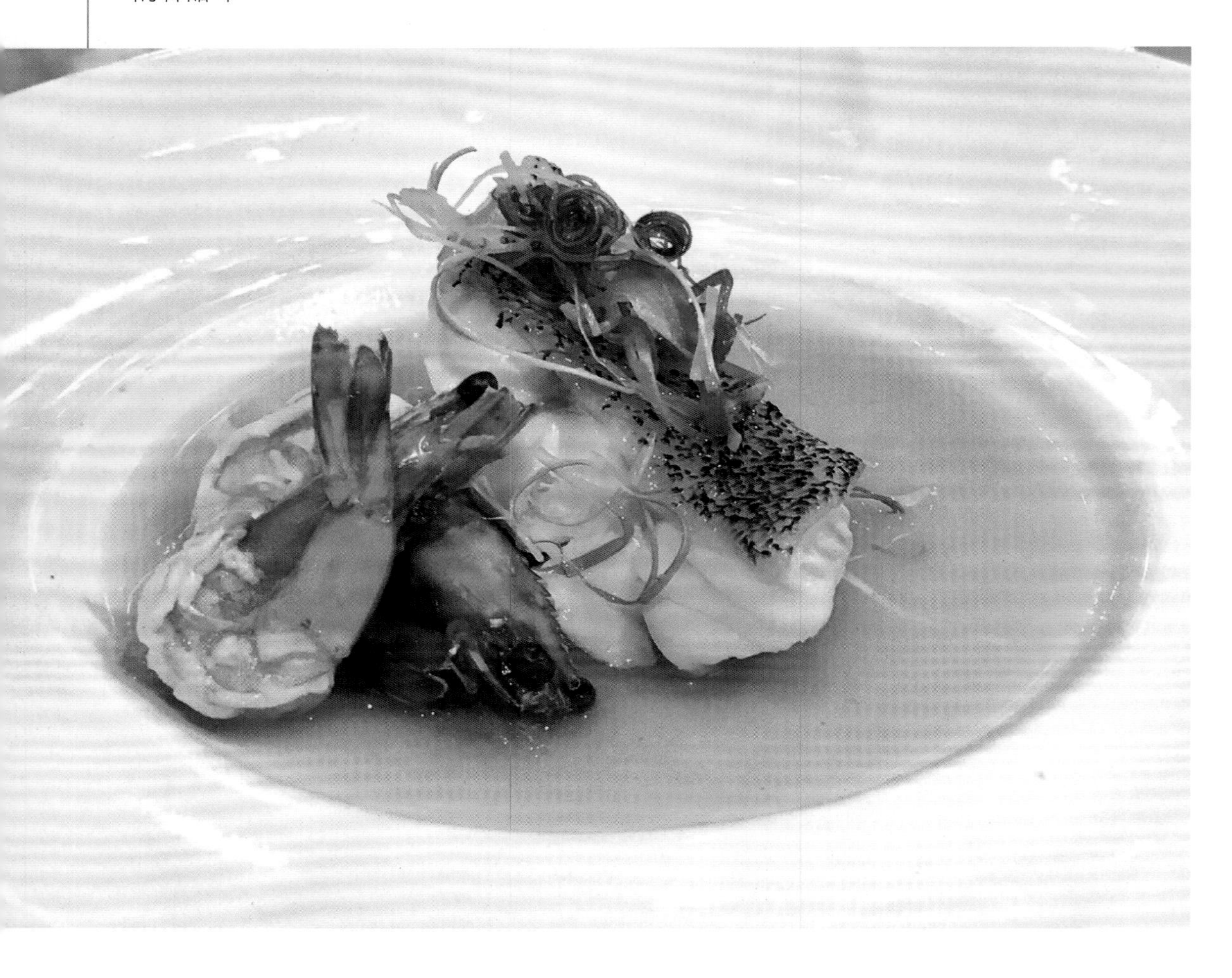

說明：以上圖片取材自筆者過去幾年之產學研究案之作品，包括龜甲萬醬油研究、國科會紅麴計畫及統一產品研發案，藉圖片說明菜餚製作與搭配的概念。在此感謝相關單位及國立高雄餐旅大學陳正忠老師、屠國城老師、何建彬老師，校友林志哲、詹俊哲、洪廷瑋、林子正、鄭依雯等人在計畫中的協助。

9 綠色飲食製備系統介紹

擋不住家庭飲食型態改變，外食人口急遽地增加，就台灣現行實際狀況，早、午餐在外解決用餐問題的人數已超過千萬，從超商不斷擴充鮮食、熟食和便當供應區域，就可瞭解商機之大。不管從個人家庭的飲食製備或是餐飲業的食物製備系統，就完整的飲食供應鏈所涵蓋的範圍，應包括從食材、製備的過程到最後廚餘、廢棄物的處理，都需有妥善的安排處理。許多事例在在說明了國內食物生產系統從政策、制度及市場運作機制上，有著嚴重危害人體及環境安全的漏洞。此外全世界也注意到食物浪費的問題，從產地到餐桌都有過多可資利用的食材被浪費，更加強了糧食不夠而需開發更多耕種土地的藉口，因此綠色飲食生產製備系統觀念的建立和行動，不僅應落實在家庭飲食的製備過程中，更重要的是餐飲業者必須負起的企業責任。

第一節　綠色飲食製備系統的意義

所謂綠色飲食製備系統應以安全、環保、健康烹調的理念進行建構，以增加效益和減少對於人類及環境的危害，尚有很大的努力空間。具體作法是政府能以有效的科學證據作為政策制度訂定的依據，制定後的規則能夠有效地實施與管控，而消費者本身則應關心相關的議題並強化飲食安全的知識，具體化為行動，應盡量節省物料及能源使用，減少或避免使用有毒原料、不安全食材或保育食材，減少排放物（如廢氣、油煙）及廢棄物的量（垃圾、廚餘）。

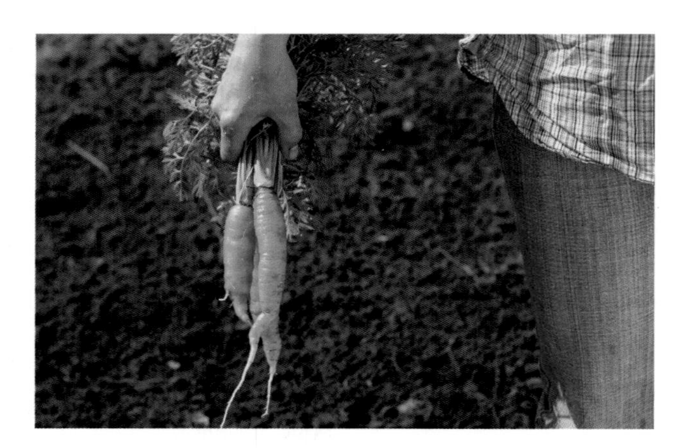

圖9-1　自己動手種植一些有機作物，安全又可享受田園樂

歐美對於綠色餐飲消費的概念與行動發展得較早。一九九〇年美國成立了一個強調節約能源、善用物資，促進相關產業的環境關懷與永續思考的國際綠色餐廳協會（Green Restaurant Association, GRA），帶動了

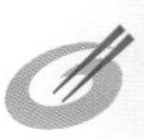

學者對綠色餐廳的研究及業界附和的行動，並建立綠色餐廳認證原則。GRA特別強調的環境原則包括：

1.能源效率與資源保育：照明、廚房設備器具等方面。
2.用水效率與水資源保育：用於廚房設備、景觀美化等方面。
3.回收與廚餘堆肥處理：玻璃、金屬、塑膠、紙張的回收，廚餘的處理與運用。
4.永續食物及相關產品：禁止使用基因改造及有毒的化學肥料，強調食物產品能維護永續的生態系統。
5.污染預防原則：強調再利用、減少資源使用的原則，改善員工操作習慣。
6.所使用的產品多能回收或分解，以降低資源的浪費及環境污染。
7.不加氯處理的紙製品。
8.無毒性之清潔劑與其他化學製品：使用生物可分解、無危險性的產品。
9.使用無污染之綠色能源，如太陽能、風力、水力、地熱。
10.綠建築。
11.員工教育。（郭乃文、馬鴻文，2005）

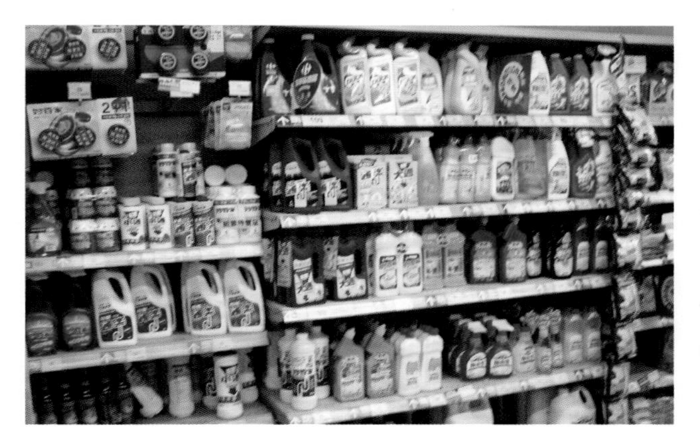

圖9-2　選購清潔用品時宜挑選生物可分解、無危險性的產品

國外學者也曾針對餐飲服務業和食品零售業，全面分析產業活動中可能產生的環境衝擊，除了食材培育過程中產生的環境問題外，另外以廢棄物的產生對環境的衝擊及資源的浪費更令人憂心。研究指出食用油及火爐的過當使用會產生如甲醛及揮發性有機化合物的空氣污染物，影響空氣品質及人體健康；國內許多餐飲業者對餐飲製備時所產生的氣體、油煙廢氣及煙霧等含有大量二氧化硫、苯，對人體健康有嚴重影響的氣體，並未做妥善的處理而直接散出於空氣中，造成了空氣的污染而不自覺。所以當我們談論綠色飲食若只把焦點放在食材與烹調方式上，其實是不夠的，綠色飲食代表著健康、自然、安全、環保，甚至愛（對生物、他人、土地），那麼在整個食物供應鏈過程中每一個環節，都應思考這五大原則。

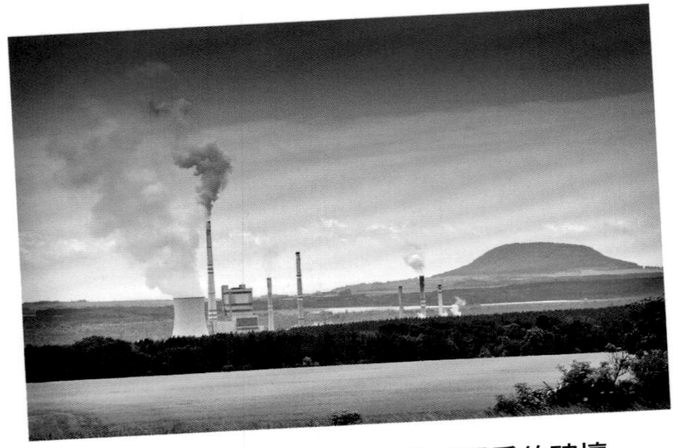

圖9-3　空氣污染對環境造成嚴重的破壞

綠色飲食是健康的飲食，因此必須考慮到食用者的適當需求，能提供消費者身體強健的飲食；自然是指天然的食材，避免人為加工所製成的食品；安全的原則須從食材的安全性要求起，食材的培育、養殖，甚至製作的過程，都應對身體無害。環保和愛的原則則是擴及飲食過程中對人、對物、對環境土地的保護與關懷，留意食物的獲取是不是犧牲環境、荼毒土地、浪費更多的資源，是不是符合人道養育和處理等條件。

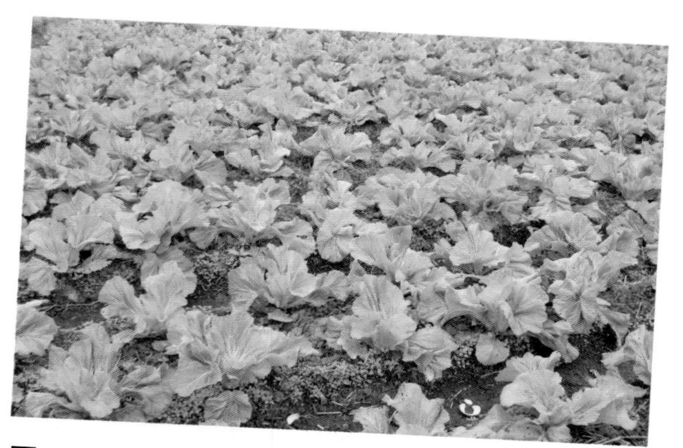

圖9-4　食材從培育、養殖甚至製作的過程都應對身體無害

二〇〇五年由兩名加拿大人史密斯（Alisa Smith）和麥金諾（J. B. MacKinnon）發起「100英哩飲食」，主張食用在地作物與禽畜，支持當地的農業，可以吃到新鮮食材，更可節省貨運消耗的能源，而且飲食配合著當地的氣候、節令，更有益健康，這項運動不久便傳到美國各地，成為新的飲食風潮，這便是一種不多浪費能源的飲食思維。這股當地生產、在地使用的食材食物供應概念，很快就受到國際上許多環保團體及支持有機飲食的人士大力響應。多倫多大學甚至要求負責校園內餐飲服務的承包商與當地農產品合作，如此可構成一個永續食物系統供應鏈，更有助於當地經濟，對當地資源的有效利用。台灣的學術界及農業人士積極地推動此一理念，雖尚未達到全民共識，但已有少

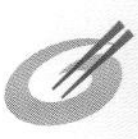

部分人士積極努力推動，不過最重要的是台灣要有一個能永續發展的農業政策，對台灣來說，保留足夠糧食生產的土地與政策，應是政府在思考經濟發展時應一併考慮的議題。

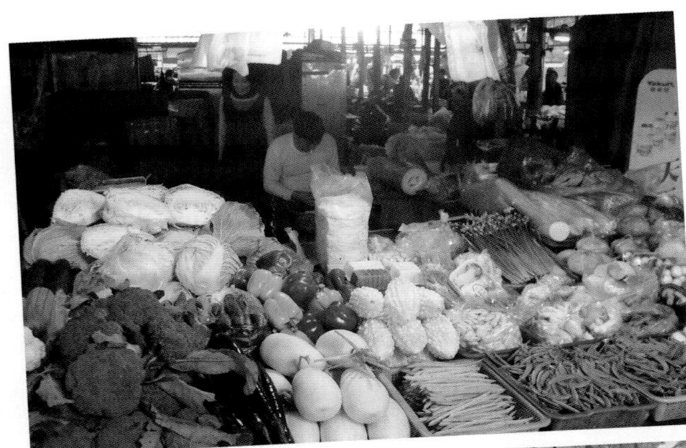

圖9-5　食物里程的概念，主張盡量選用在地新鮮食材，減少運輸的能源消耗

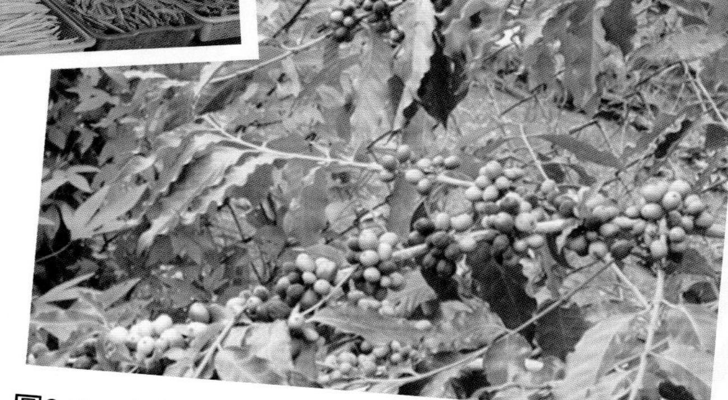

圖9-6　台灣本地種植的咖啡，口味可媲美進口咖啡

第二節　餐廳綠色飲食製備系統的內涵與執行

食物的製備是影響所提供的飲食的健康安全及是否呼應綠色環保概念的重要過程，因此餐廳內場綠色生產系統應提供具安全、環保、健康烹調的理念進行建構，以增加效益和減少對於人類及環境的危害，理想的目標是，盡量節省物料及能源使用，減少或避免使用有毒原料、不安全食材或保育食材，減少排放物（如廢氣、油煙）及廢棄物的量（垃圾、廚餘），其中又以確保食材及食物的安全為主要目的，其次是環境保護面向的思考——節能減廢。依整個食物

製作過程可分為食材的採購、收發儲存、製備烹調過程、善後處理等四大階段去訂定合乎綠色標準的細部作法。

一、綠色採購

綠色採購包含食材來源的安全確定，分別由認證標章和食材生產履歷兩方面來判斷。有認證標章的材料可由政府的檢核機制去管理（但政府必須常常對認證標章的商品進行檢測，以維持消費者的信心），另外生產履歷的紀錄也是提供採購使用者一個很好的食材安全證明，充分瞭解食材成長過程。

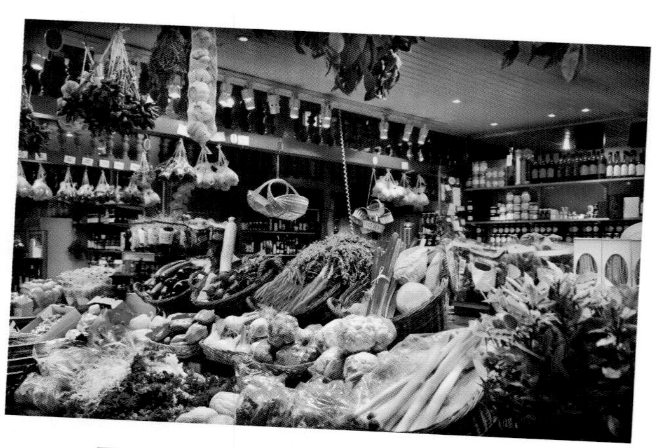

圖9-7　採購時最好選擇有機的食材

其次材料的包裝會牽涉到環境問題，避免過度的包裝，盡量運用可重複使用裝運的包裝器材，例如大量包裝勝過小份量包裝，可減少許多包材的使用；多運用天然包材或可分解材料包裝，勝過大量塑膠袋裝。個人或家庭的消費採買則不忘準備環保袋去裝盛購買的材料。

採購的管理則強調當季食材、當地生產、適量適價的採購計畫，不要過量地囤積，可能造成食材過期導致浪費或不安全的食物供應；應減少國外進口食品的採購量，就可以減少長程運輸的油料使用及廢氣的排放。若能建立國內各地農特產品之生產項目、季節與價格之資料

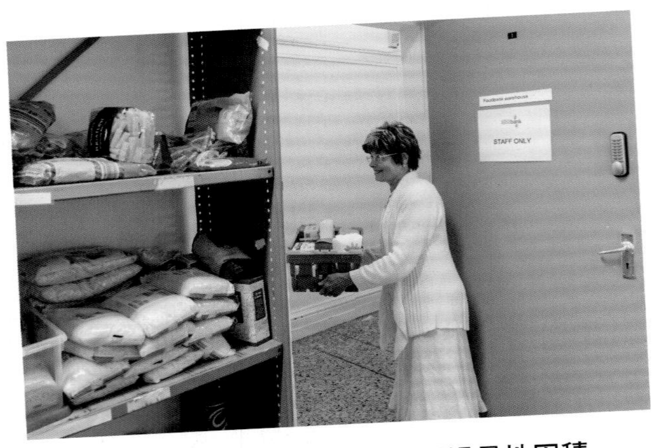

圖9-8　採購的管理強調不要過量地囤積

庫，當可直接由產地或向生產農民契約訂購，則對經營者及農戶都可精簡許多中間轉售的成本。且在驗收與庫房管理上，隨時應掌握「先進先出」、「正確的保存溫度」，不要讓食材在儲存的過程中受到細菌污染或自身腐敗。

二、收發儲存

收發儲存主要由分裝儲存及儲存溫度兩方面來進行。所謂分裝儲存是指當貨品驗收完成後進入庫房管理系統。有時一次採買多日分量的肉品或魚貨時，則應將這些貨品稍做分裝，因為水產品或肉品都應存放在冷凍庫中才能確保新鮮安全，使用時才予以解凍處理，不可來回解凍、冷凍，反而增加細菌孳生或食材腐敗的機率。儲存的溫度務必遵守冷藏貨品應保持在0~5℃左右，冷凍庫則應維持在-18℃以下，庫房中應維持70%以下的存放量，過於擁擠的庫房會造成溫度升高、冰存溫度不均及耗電的狀況產生。分裝儲存也是家庭食物製備時可以採取的方式，一次採買、分次使用，可減少時間的浪費，多準備一些重複使用的保鮮盒，少用塑膠袋或一次性包材，分類分量裝好儲存，但要留意各項食材的保鮮期，做適當的菜單安排運用。

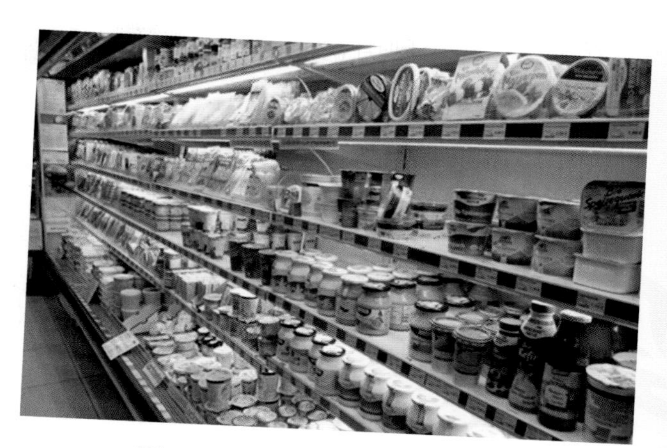

圖9-9　德國有機超市冷藏食材

三、製備烹調過程

製備烹調過程主要指廚房中進行菜餚烹調時所應掌握的各項準則，包括烹調環境的設計（如空氣流通、溼度、溫度、噪音）、環保建材、良好的照明、機器設備操作及菜單設計製作。

(一)烹調環境的設計

過去餐廳的廚房常被放置在內部或不為人見的地方，且面積總是儘可能地縮小好多，空出面積來增加外場的座位數，嚴格說來法規中有明確的規定餐飲業廚房應有1/3以上的使用面積，現在較多的餐廳業者較能注意到廚房面積的大小其實也會影響供餐的效率。這幾年興起開放式的廚房作業，廚房透明化或開放廚房的觀念及作法，尤其是幾家知名的大飯店餐廳興起將廚房設計為開放透明式，讓廚師注意烹調的動作與衛生習慣，也讓消費者可以清楚看到所吃的食物如何被製成。

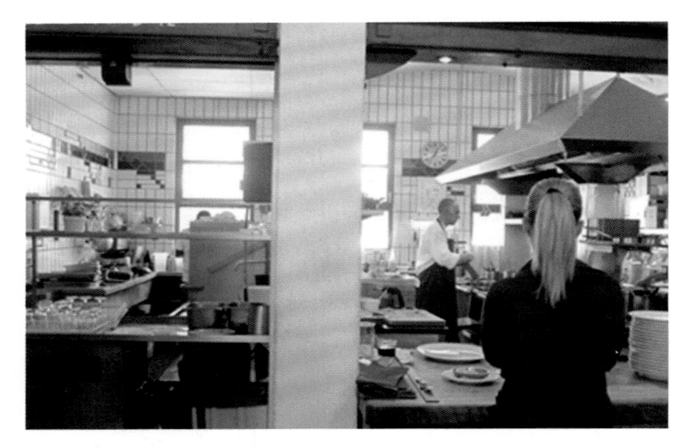

圖9-10　廚房採開放式空間設計，製備區和洗滌區也澈底被隔離

廚房的設計很重要的考慮是工作動線安排、空氣的流通及採光，所以應盡量避免將廚房安排於地下室。有明亮的光線及照明才能注意製作過程中是否有異物，及留意食物的製作效果。廚房中溫度約在22~26℃，溼度在70~75左右，高溫潮濕的環境容易孳生細菌且影響廚師的工作效能；廚房地面的設計要注意坡度排水、地面抗滑及壁面易清洗等原則。至於機器設備運作時的噪音則可思考藉集中相關機器隔離區域的作法來處理，特別是排油煙機，除了噪音的控管外還要注意排出油煙的處理，現在已開發水浴式或分解式的抽油煙機，可以將製造出的油煙處理後再排出，可將環境汙染的問題降至最低。

(二)良好的照明

廚房的照明光度依規定應在200米燭光以上，白色燈光為佳，且最好能使用省電燈泡。另外可設計成感應式的開關，減少無人工作的區域燈光的浪費。牆面粉刷也盡量以白色或淺色系為佳。

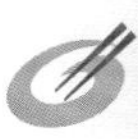

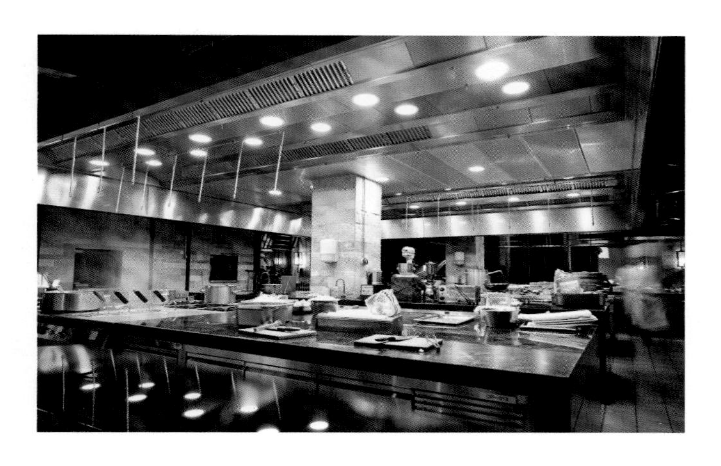

圖9-11　廚房應有充足的照明

(三)機器設備設計與操作

廚房機器設備的擺放需仔細規劃良好的工作動線，將機器放置在正確的位置，才能省卻人力往返的浪費。此外有些機器設備的高度或設計需考慮工作者的身形與工作習慣，預先作彈性的設計才能使工作者發揮較高的工作效能，例如進行切配的工作檯可設計為能夠調整高度的檯面，或有相搭配的輔具可供身高不同的人使用。廚房裏的大機器到小型配盤、炒瓢，材質以不鏽鋼材質為佳，耐磨耐刷。又在機器器具清洗的過程中，清潔劑的使用及劑量會影響環境及食用者的安全，主要原因是可能的殘餘量會汙染看似洗滌乾淨的設備和器具，但實際上一般的清潔劑含有環境荷爾蒙成分，在正常的清水清洗後仍有螢光劑或酚類藥物殘留，反而構成人體的傷害，同時汙水也會造成污染。因此建議碗盤器具應使用食用級或環保清潔劑，並嚴禁廚房以強酸或強鹼類清潔劑清洗廚房機器設備之污垢。碗盤可分為少油污和多油污兩類分別處理，低油污或無油污者如水杯、水果盤可不需用清潔劑洗滌，乾淨的水或溫水即可。油膩的碗盤可用熱水先行去污漬，或用紙巾先擦拭過多的油漬，再使用環保洗潔劑清洗。

食材部分要先判斷應使用浸泡洗滌或流水式洗滌，例如根菜類則可用浸泡式洗滌法去除髒污，而葉菜類則可以流動式洗滌法去除可能沾附的泥沙或蟲子。蔬果的清潔也可藉由去皮的方式達成。欲作成生菜沙拉的蔬果，最後應以乾淨的RO水或冷開水沖洗，而後冷藏保存，多數餐廳會以次氯酸鈉或亞硫酸鎂、過氧化錳等消毒藥劑稀釋浸泡，以減少細菌孳生或強化色澤的保存及口感脆度，綠色飲食的概念下，希望能盡量減少不必要的化學藥劑的攝入，但同時必須要確保食物的安全，製備者可依據現場製作供應或大量製作備用的不同情形下決定應採取何種措施。

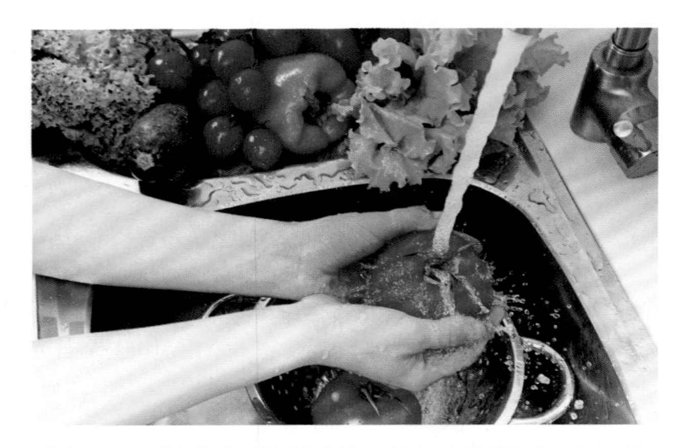

圖9-12　依據食材的不同，採用不同的清洗方式

(四)菜單設計製作

綠色飲食製備生產系統中對所提供的菜單應遵循健康、安全、天然、環保等原則，因此菜餚的規劃必須思考如何善用每一種食材，不像過去只取其中一部分的材料，其餘部位就不做他用，可能變成工作人員的伙食菜或全淪為熬煮高湯的素材，那是最後的使用價值才對，例如芥藍菜，可以將較嫩的芥藍菜部位汆燙淋醬，做成涼拌芥蘭苗，而較粗的芥菜梗可切段配上薄肉片做成沙茶肉片，較粗的芥菜葉則可切成細碎狀變成一道翡翠炒飯。類似如此材料運用的概念去構思餐廳的菜色，才能做到食材不浪費，也是節省食材成本的作法。綠色飲食的菜單製作應以保留材料本身的風味及特性為原則，烹調方式單純不複雜，因為過多的烹調程序都會降低材料的營養成分，建議多運用涼拌、汆燙、調拌、烘烤、蒸滷的烹調方法，口味上應以天然調味料去變化之，如醬油糖汁、三杯汁、油醋汁、鮮果調味汁，這些不難完成且又受喜愛的調味醬都可自己調製，一次可備好兩三次的用量，用

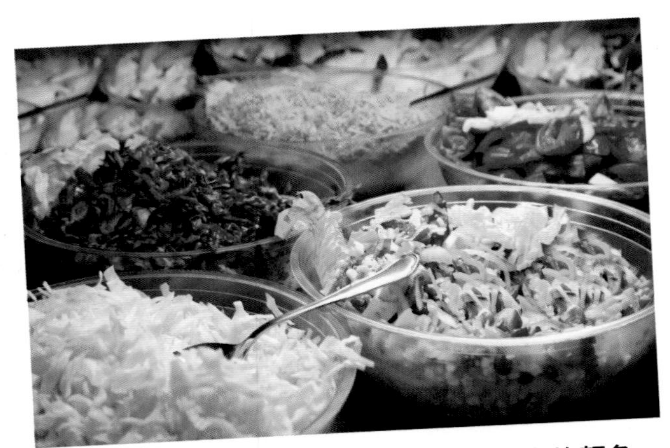

圖9-13　食物鮮艷的色彩來自食材本身的顏色

玻璃罐裝好放入冰箱冷藏，省錢、省時又安心，遠比採買市售已調好的方便醬料，雖然方便但是並不便宜，更重要的是內容成分遠超出消費者理解的複雜，長期食用，對身體健康必然有所影響。

再舉一例，一般廚師做菜多喜歡使用鮮味劑增加菜餚之鮮甜表現，過去以味精為主，後來味精因被冠上「中國餐館症候群」的元兇而減少使用，但取而代之的是濃度更高、顆粒更細緻的雞粉，大家都誤認這是一種純天然的鮮味劑而大量使用，甚至製造商的廣告還告知消費者做菜不需用鹽，用雞粉即可取代之，這是一種誤導。此外國人有喜歡使用沾醬的習慣，肉片有蒜茸醬、沙茶醬，吃粽子要沾甜辣醬，早餐食物則淋配醬油膏或番茄醬，諸多的醬都具高鹽量還有防腐劑的存在，這樣的飲食搭配難怪國人洗腎者多。實際上廚師可以利用食材剩餘的價值去製備搭配的調味料，例如蝦子，利用蝦仁做菜，蝦子去蝦殼，將蝦殼以烤箱烘烤乾燥再放入調理機中絞成粉末狀，就是天然的蝦粉，入菜做湯都有天然的鮮味。不用蝦也可用剩餘的魚骨頭烘乾或低溫油炸至乾酥，再磨成魚骨粉，一次製作可多次使用，既天然又安全，既美味又經濟。

菜單材料盡量以當地當季食材為佳，魚翅、鵝肝等不人道取得的食材，或毒魚、電魚等一網打盡等方式都應該避免。

四、善後處理

一般所謂的綠色飲食著重於飲食選擇與製作的菜餚是否符合天然、健康、安全等原則，但是在整個綠色飲食製備生產系統中，善後處理的程序更影響著環境是否因食物供應而受污染，所以對末端事務的處理必須要同樣重視，才能確保環境的安全性。

(一)廚餘及廢棄物處理

餐飲作業後勢必產生幾項末端產物，廚餘、垃圾、廢氣、污水等。其中垃圾部分在政府大力推動分類回收後頗見具體成效，從家庭到各機關單位，從幼童到老人家，都能有此認知與行動，廚餘的部分則各餐飲業者採用的處理方式並不一致，有的業者與養豬戶合作，由養豬戶前來收取；有的請人代為處理但不追問後續處理的過程，其實負責任的業者都應該要關注廚餘的最終用途才

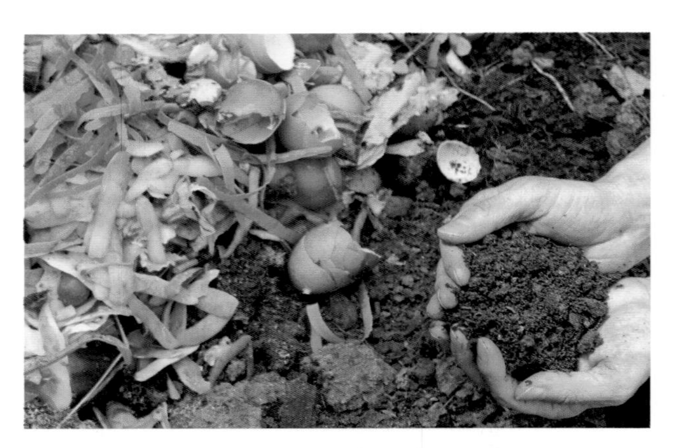

圖9-14 將一些廚餘變成肥料，既安全又環保

對，因為真的發生過不肖人士利用廚餘煉製劣質油品，再便宜出售給夜市店家使用，曾造成社會一陣恐慌。廢棄污水的排放應依照環保相關法規去進行，最為人詬病的是一般餐飲店廢水直接排放至水溝，廢氣則由一根鋁管導引至屋前自由排放至天空或壓入水溝，造成排水溝汙垢囤積。廢水、菜渣及油脂的問題應設置油脂截油器進行預防性處理，改善排水溝阻塞的困擾及減少臭味的產生。

(二)清潔保養

清潔保養的部分應注意的事項已在前項機器設備操作敘述中論及，最重要的是要區分設備器具髒污的程度與性質，然後採用適當的方式及天然的清潔用品去污，例如過於油膩的鍋具，可以先用紙巾擦過，減少油脂量，然後可以熱水清洗或以天然洗潔劑適量去污，沖洗乾淨。

(三)資源追蹤

對於餐廳營業製造出來的可用或不可再利用的垃圾，都應注意產出的重量，並且應瞭解可再利用的資源垃圾去處，以免有心人士將這些圾垃變成非法的物資牟利。而有些產出垃圾確實可以經過處理再變身為可資利用的材料，例如咖啡店的咖啡渣可以提供給紡織廠製成高科技除臭透氣的布料，寶特瓶做成衣服和袋子。國外對食材浪費或後續的利用已經積極啟動研發和宣傳，雖然國

內已有人投入研究廢棄資源再利用的可行性，但依舊不足，其實最佳的方式還是要從源頭減量控制廢棄物或廚餘的產生，才是根本的做法。且國內餐飲業者在「善後處理」仍處於消極做法，日本有將食物產品依期限的多寡展開不同的促銷策略，資訊公開透明化，讓消費者自行判斷選擇，便可再節省許多有用食物的浪費。許多研究也直指餐飲服務業和食品業對環境造成最大的衝擊，莫過於廢棄物的產生和未妥善處理；未來業者及消費者應多關注業者本身加強對一些廢棄物的減量措施及追蹤處理，才能因應蓬勃發展的餐飲業對環境造成的傷害。

第三節　從綠色餐廳到永續飲食

在歐洲的街頭常常可以看到高掛Bio或Organic的超市、餐館，或許對許多歐洲人士而言，已經體會到自然、單純、安全的飲食生活所帶來的樂趣和心靈的享受，並且以自己能夠為地球的永續發展盡一點力，而感到快樂和價值。台灣這幾年有一些熱心的群眾和商家慢慢聚合，組成綠色商家聯盟，漸漸地發揮出影響力，也讓一向訴求利潤至上的餐飲業者有了新思考，除了商業利益的攫取外，或許可以為社會和我們的生存環境做出一點貢獻。

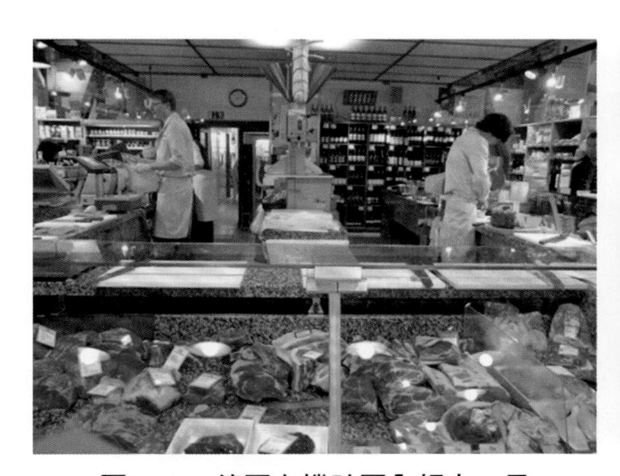

圖9-15　德國有機社區內超市一景

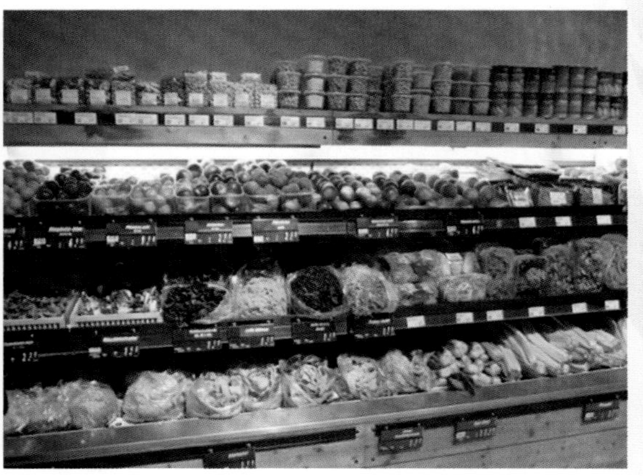

圖9-16　奧地利有機超市一隅

案例餐廳：永續餐廳——思想．起文化廚苑

(一)餐廳背景

思想‧起
一雙箸，食台灣味！
台灣本味‧在地創作‧自然食

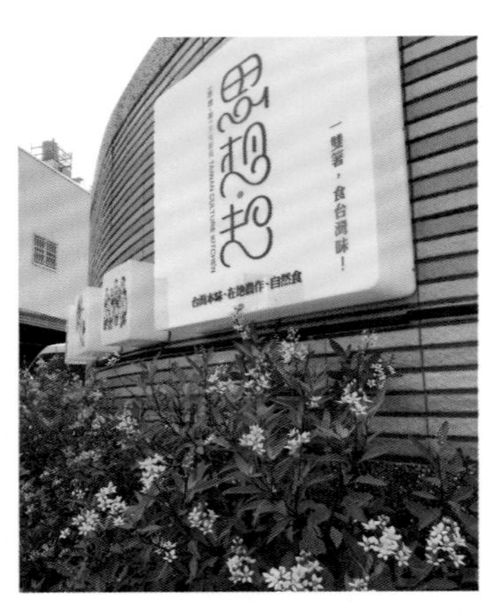

圖9-17　思想．起的招牌

思想．起文化廚苑成立於2020年年底，由從事教育三十年的學者退休後創立的綠色餐飲基地。成立宗旨是以實踐行動推廣台灣菜文化及綠色飲食教育，並發揮社區互動及弱勢關懷的影響力。

這是一家可容納十幾位客人的小餐廳，目前每星期只營運三個晚餐餐期，以客人的預約為主，開燈服務的時間是晚上6:00~9:30，協助的員工原則上自下午1:30上班到客人離開，完成善後清潔工作（理由：預約制讓餐廳方便計量採買，減少食材浪費。星期六、日儘量讓員工休息，可與家人相處，不要有需要工作而不能陪伴家人的遺憾。開燈服務的時間短，也可減少冷氣和照明能源的付出）。

(二)餐廳的特色

1.餐廳的環境非常注重綠美化

保留將近一半的面積做為庭園，栽種常用的香草辛香植物，如紫蘇、羅勒、薄荷。極受客人喜愛的甘甜香草水，是由園裏的紫蘇、薄荷、檸檬所構成。菜餚中的九層塔、辣椒，或裝飾性的花卉、植物葉片，更重要的是餐廳的綠色植栽和餐桌上的花草，都可在庭園裏取得。大片窗戶引自然風和光源入內，不僅環境優美，更節省許多綠美化的經費，並達到零里程零排碳的目標。

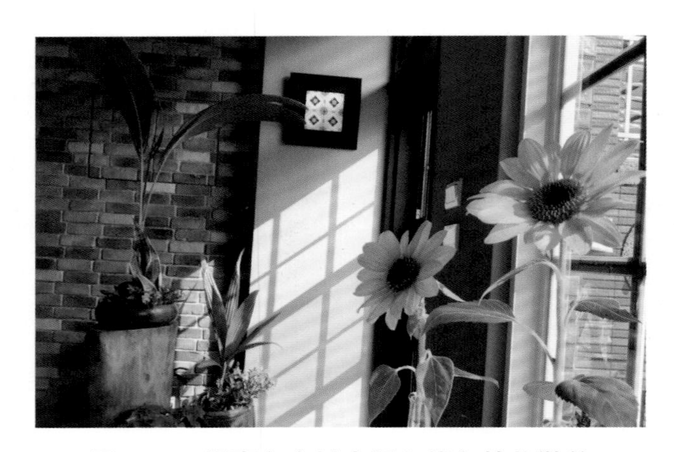

圖9-18　餐廳有自然光源和綠色植物裝飾

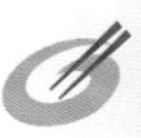

2.有論述的菜單設計

以台灣菜的特色文化構面為設計主軸，分別為原味體驗、台灣黑白切、複合味型（台灣菜17種味型可以變化）；第二層架構以「時光」為軸，從荷蘭時期到近代的特色食材或餐飲逐漸呈現，並且依季節性變化菜色、食材和味道，保留傳統的美味卻有耳目一新的視覺呈現。

95%的食材為本地生產，書面的菜單上清楚標註著食材的來源，提供好的漁貨、肉品和較多的農場蔬菜，並且提示客人綠色食材的用心。

3.清楚的食材來源與製程

餐廳大部分食材的來源均經過訪查瞭解後才進行採買，以肉品和水產品為主，蔬菜多由自家農場取回或小農處購得，每次的蔬果食材種類未必相同，主廚需隨機應變。食材的里程距離以中南部為主，國外的食材目前只有美國牛肉和日本干貝，未來希望能以國產牛肉取代，或去除牛肉這項食材。水產品如魚類、蝦子等，大都是國內以生態自然方式養殖，海洋漁獲則避免瀕危物種和產卵季的海洋魚類。廚房內的調味品（主要為鹽巴、醬油、糖類、醋、酒）和油品均有多款，可供選用變化。發酵類或醃漬類的食材多由自家手工製作備用，取原始辛香料調配製作餐廳需用的調味醬、調味粉、調味包，儘量不使用食品工業大量生產的調味醬。

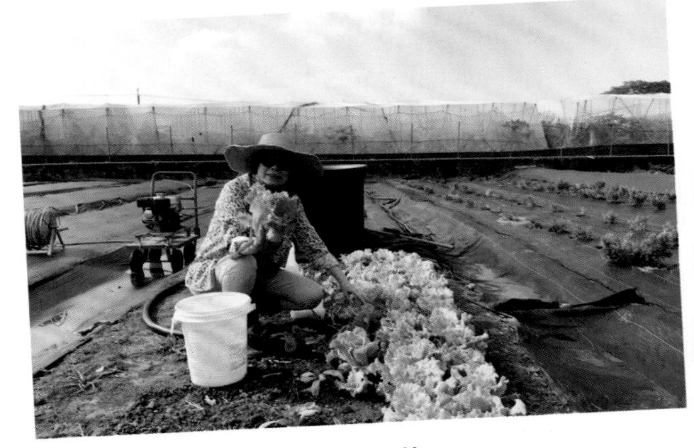

圖9-19　自家農場種植的蔬菜

4.安全烹調技法和營養安排，讓消費者吃到對的美味食物

儘量不使用油炸或過油的方式處理食材，以避免不健康的菜餚烹調並減少油品消耗。儘量不以粉類勾芡收汁方式完成菜餚，減少攝取不必要的澱粉，也讓菜餚具備清爽的口味。此外，思考整套餐飲的各類營養素搭配和進食的次序。

5.餐廚器具的使用與清潔

部分廚房機器設備選用二手設備，如水槽、洗碗機，不使用一次性的餐器具，不鼓勵外帶的食物服務，購買環保標章的清潔用品，或以肥皂清洗不同用途之布巾。請清潔專家教導訓練員工正確的清潔程序，如油膩的器具應先以紙巾擦拭後再清洗，與沒有油漬的餐器具應分開處理，減少清潔劑的消耗。

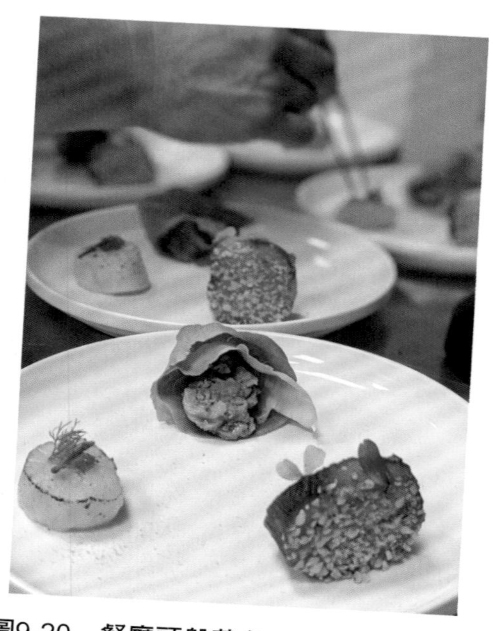

圖9-20　餐廳頭盤菜色：原味體驗—鮮甜酸鹹

6.教育員工珍惜資源

教導並貼文提醒員工（水槽旁牆壁貼有注意事項，以提醒員工採用正確的清潔消毒方法）；依季節調整戶外亮燈時間（如夏季6:30開燈，冬季6:00開燈）；採用省水標章馬桶；裝設省電電燈；廚房中設計排風系統，讓空氣更清新、溫度更適宜，可節省冷氣使用的時間；冷凍冷藏櫃外貼有食材分類區標示，拿取者可快速找到要用的材料，減少開關冰箱導致溫度上升而耗電；冰庫中不儲存過多的食材，保持冷氣循環暢通和乾淨；最後清洗留下的水，可用來刷洗水溝或澆灌植栽。

7.善後及廢棄物處理

廚房內用可重複使用的容器裝盛食材或剩餘材料，如保鮮盒、玻璃盒、不鏽鋼器具，減少保鮮膜或塑膠袋的使用。製作過程中產生的食材廢棄物或少數的廚餘，將裝桶送回農場製作堆肥，再用於農場耕種。各種廢棄物資則分類回收再出售，廢油由專業機構買走，並瞭解

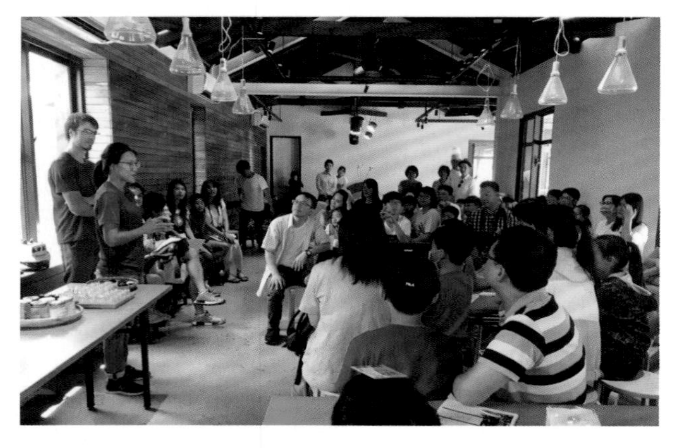

圖9-21　在新竹舉辦的小學生食農教育營

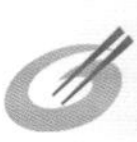

其用途。

8.教育和社會責任

思想・起文化廚苑除了供應餐食外，也致力於內部員工的綠色知識教育和態度的養成，更開闢了一些生活講座，為社會大眾提供免費綠色生活知識或學習交流，並針對小學學生提供食農教育營，往下紮根。

結　語

德、奧兩國積極努力推動綠色生活已有一段時間，至今綠色生活及產業不僅帶給兩國人民一個安心、有品質的生活，更使兩國成為綠色產業及知識輸出的國家，享有國際的聲譽及經濟上的成長。在台灣漸漸看到更多人追求綠色飲食和綠色生活的希望，有許多智識文人投入有機農業的耕種，從中發現了有機農業的辛苦來自於初期土壤和生態環境的培養復原，也許前幾年的收成慘澹，但是時間更久後，環境生態平衡了，土地肥沃了，作物就越來越豐饒了。綠色的餐廳更需要各方面的協調，努力才能成就一個對土地、對環境、對消費者都有良善影響，並且也要能永續經營發展的餐廳。目前台灣外食人口占比例約

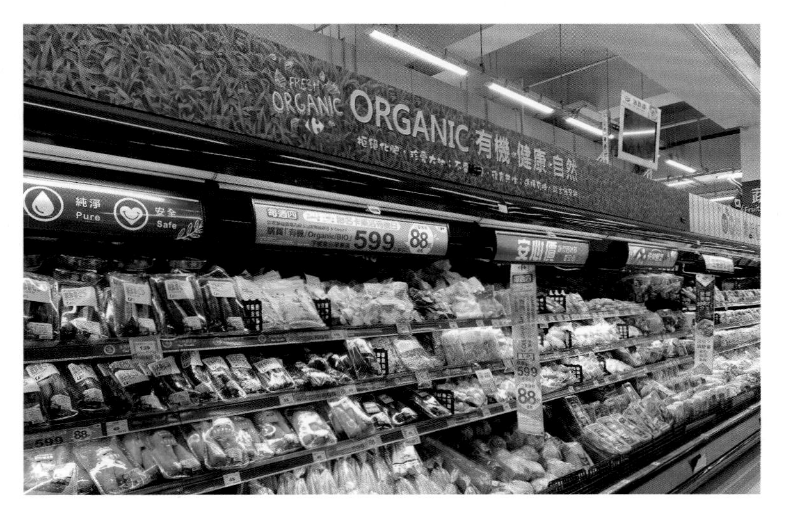

圖9-22　國內大型超市、量販店已有有機蔬果、食材的專區，供消費者選購

70%，從早餐到晚餐、宵夜，可以說幾乎每個人每天至少有一餐會是外食，尤其是這兩年受新冠疫情的影響，外食的頻率更增加了，可是人不出門，反而促使外送的行業蓬勃起來，免洗餐具和塑膠包材大量被運用，也製造了大量的汙染物，沒有了好的環境和良好的食材物資，人們必也無法過得舒適，吃得安心快樂。台灣經歷許多飲食安全重大事件，而在這些年來較少有相關的事件報導，代表國內的飲食安全問題已漸漸好轉，政府的環境及農業政策方向要正確，資訊應透明公開，而消費者更要強化自己在環境保護及食物安全方面的知識，並且確實行動實踐，台灣的環境才能永續發展，個人才能享受安心快樂的飲食生活！

參考書目

一、書籍雜誌部分

文長安（2009），〈從文明病——癌症的發生，談有機健康飲食〉，《中華飲食文化基金會會訊》，第15卷第1期。

〈吃不起的未來——新糧食戰爭〉，《商業週刊》，第1807期，2022年7月4日。

西野輔翼著、林虹均譯（2006），《抗癌食物活用事典》，三采文化。

〈在地健康鮮乳大搜查 跟我一起放牛去〉，《有機誌》，第26期，2008年12月。

〈行動綠生活 台灣不碳氣〉，《天下雜誌》，第450期，2010年6月。

朱慧芳（2009），《只買好東西》，新自然主義。

朱慧芳（2011），《只買好東西2——吃穿用的幸福學》，新自然主義。

曲黎敏（2009），《黃帝內經——養生智慧》，源樺。

〈你吃的蛋安全嗎？〉，《康健雜誌》，第157期，2011年12月。

〈吃出健康 無毒新飲食〉，《康健雜誌》特刊20號，2011年7月。

李美玲（2011），《生機全書》，積木文化。

李錦楓（1997），《食品知多少》，健康世界。

林文俐（2004），《生機飲食誌》，積木文化。

林倖妃（2011），〈食安等於國安——這頓午餐誰來把關〉，《天下雜誌》，第474期，頁106-127。

吳東傑（2007），《台灣的有機農業》，遠足文化。

施明智（1996），《食物學原理》，藝軒。

〈要命的恐怖食材〉，《今周刊》，第856期，2013年5月。

珍古德等著，陳正芬譯，《用心飲食——吃在地，吃當季，用飲食找回綠色地球》，大塊文化，2020年2月。

姜淑惠（1999），《這樣吃最健康》，圓神。

周綺淳（2011），《圖解食品安全全書》，易博士。

周成功（2004），〈基因改造的過去與未來〉，《科學發展》，第374期，頁57~61。

胡仲權（2004），《中醫養生藥膳學》，華立。

胡育誠（2003），〈基因治療的過去與展望〉，《科學發展》，第372期，頁43~45。

約翰・羅賓斯著，張國蓉譯（2004），《新世紀飲食》，琉璃光。

郭乃文、馬鴻文（2005/10），〈國內推動綠色餐廳之可行性探討〉，《2005年中華民國環境教育學術研討會論文集》。

《淨零2050——永續台灣夢》，《天下雜誌》，41周年特刊，2022年6月15日。

莊靜芬（1995），《怎樣吃最健康》，文經社。

曹健（2003），《你吃的安心嗎？——食品添加物的真相與健康排毒對策》，積木文化。
陳淑宜、謝美君（1997），《飲食革命》，書泉。
張湖德（2001），《中醫是怎樣養生的》，旺文社。
〈當令、在地、Eco food 吃對了愛自己〉，《康健雜誌》，第109期，頁31-70，2007年12月。
楊玲玲（1995），《怎樣吃最補》，文經社。
楊昭景（2010），《台灣紅麴》，國立高雄餐旅大學。
楊昭景（2012），《中華廚藝理論與實務》，華都。
《揭開美味陷阱專刊》，《商業週刊》特刊，2012年3月。
〈預警6℃ 食物大逃亡〉，《天下雜誌》，第436期，2009年12月。
鄭玉磐（2012），〈從農場到餐桌——政府為農產品安全把關〉，農委會網站，http://www.coa.gov.tw
趙濰等著（2009），《台灣有機食材地圖——健康從挑對食物開始》，麥浩斯。
潘子明（2003），〈2002年全球基因改造作物之發展〉，《生物產業》，第14卷第1期，頁44~52。
潘子明（2004），〈2003年全球基因改造作物之發展〉，《生物產業》，第15卷第1期，頁37~50。
潘永儒（2006），〈花蓮農業改良場——有機米產銷履歷TGAP介紹及產銷履歷記錄簿填寫說明〉，《有機米產銷履歷制度教育訓練手冊》，頁29~50。
劉怡如（2008），《台灣特產食材嚴選》，活泉書坊。
《簡單原則安心吃專刊》，《商業週刊》，2012年4月。
蘇遠志（2000），《基因食物面面觀》，元氣齋。

二、參考網站

行政院衛生福利部網站 http://www.mohw.gov.tw
行政院農業委員會網站 http://www.coa.gov.tw
有機誌 http://www.organic-magazine.com
有機農業全球資訊網 http://organic.niu.edu.tw/
維基百科 http://zh.wikipedia.org
綠色陣線協會 http://www.gff.org.tw
豐年社 http://www.harvest.org.tw

餐飲旅館系列

綠色飲食概論與設計

作　者／楊昭景、馮莉雅
出 版 者／揚智文化事業股份有限公司
發 行 人／葉忠賢
總 編 輯／閻富萍
地　址／22204 新北市深坑區北深路三段 258 號 8 樓
電　話／(02)8662-6826
傳　真／(02)2664-7633
網　址／http://www.ycrc.com.tw
E-mail／service@ycrc.com.tw
ISBN／978-986-298-409-3
印　刷／中山精緻印刷有限公司
初版一刷／2014 年 3 月
二版一刷／2022 年 11 月
定　價／新台幣 480 元

國家圖書館出版品預行編目（CIP）資料

綠色飲食概論與設計 = Green diet introduction and plan / 楊昭景、馮莉雅著. -- 二版. -- 新北市 : 揚智文化事業股份有限公司, 2022.11
面； 公分. -- (餐飲旅館系列)

ISBN 978-986-298-409-3 (平裝)

1.CST: 健康飲食 2.CST: 食物

411.3 111017950